中国古医籍整理丛书

铁如意轩医书四种

清·徐延祚 撰

朱鹏举 傅海燕 赵明山 校注

中国中医药出版社
·北 京·

图书在版编目（CIP）数据

铁如意轩医书四种/（清）徐延祚撰；朱鹏举，傅海燕，
赵明山校注.—北京：中国中医药出版社，2015.12
（中国古医籍整理丛书）
ISBN 978 - 7 - 5132 - 3012 - 4

Ⅰ.①铁…　Ⅱ.①徐…　②朱…　③傅…　④赵…
Ⅲ.①中国医药学 - 中国 - 清代　Ⅳ.①R2 - 52

中国版本图书馆 CIP 数据核字（2015）第 305462 号

中 国 中 医 药 出 版 社 出 版
北京市朝阳区北三环东路 28 号易亨大厦 16 层
邮政编码　100013
传真　010 64405750
三河市鑫金马印装有限公司印刷
各地新华书店经销

*

开本 710 × 1000　1/16　印张 25.25　字数 168 千字
2015 年 12 月第 1 版　2015 年 12 月第 1 次印刷
书　号　ISBN 978 - 7 - 5132 - 3012 - 4

*

定价　70.00 元
网址　www.cptcm.com

国家中医药管理局
中医药古籍保护与利用能力建设项目
组织工作委员会

主 任 委 员 王国强

副 主 任 委 员 王志勇　李大宁

执 行 主 任 委 员 曹洪欣　苏钢强　王国辰　欧阳兵

执行副主任委员 李　昱　武　东　李秀明　张成博

委　　　　员

各省市项目组分管领导和主要专家

　　（山东省）武继彪　欧阳兵　张成博　贾青顺

　　（江苏省）吴勉华　周仲瑛　段金廒　胡　烈

　　（上海市）张怀琼　季　光　严世芸　段逸山

　　（福建省）阮诗玮　陈立典　李灿东　纪立金

　　（浙江省）徐伟伟　范永升　柴可群　盛增秀

　　（陕西省）黄立勋　呼　燕　魏少阳　苏荣彪

　　（河南省）夏祖昌　刘文第　韩新峰　许敬生

　　（辽宁省）杨关林　康廷国　石　岩　李德新

　　（四川省）杨殿兴　梁繁荣　余曙光　张　毅

各项目组负责人

　　王振国（山东省）　　王旭东（江苏省）　　张如青（上海市）

　　李灿东（福建省）　　陈勇毅（浙江省）　　焦振廉（陕西省）

　　蔡永敏（河南省）　　鞠宝兆（辽宁省）　　和中浚（四川省）

项目专家组

顾　问　马继兴　张灿玾　李经纬

组　长　余瀛鳌

成　员　李致忠　钱超尘　段逸山　严世芸　鲁兆麟
　　　　　郑金生　林端宜　欧阳兵　高文柱　柳长华
　　　　　王振国　王旭东　崔　蒙　严季澜　黄龙祥
　　　　　陈勇毅　张志清

项目办公室（组织工作委员会办公室）

主　任　王振国　王思成

副主任　王振宇　刘群峰　陈榕虎　杨振宁　朱毓梅
　　　　　刘更生　华中健

成　员　陈丽娜　邱　岳　王　庆　王　鹏　王春燕
　　　　　郭瑞华　宋咏梅　周　扬　范　磊　张永泰
　　　　　罗海鹰　王　爽　王　捷　贺晓路　熊智波

秘　书　张丰聪

前　言

中医药古籍是传承中华优秀文化的重要载体，也是中医学传承数千年的知识宝库，凝聚着中华民族特有的精神价值、思维方法、生命理论和医疗经验，不仅对于传承中医学术具有重要的历史价值，更是现代中医药科技创新和学术进步的源头和根基。保护和利用好中医药古籍，是弘扬中国优秀传统文化、传承中医学术的必由之路，事关中医药事业发展全局。

1949 年以来，在政府的大力支持和推动下，开展了系统的中医药古籍整理研究。1958 年，国务院科学规划委员会古籍整理出版规划小组在北京成立，负责指导全国的古籍整理出版工作。1982 年，国务院古籍整理出版规划小组召开全国古籍整理出版规划会议，制定了《古籍整理出版规划（1982—1990）》，卫生部先后下达了两批 200 余种中医古籍整理任务，掀起了中医古籍整理研究的新高潮，对中医文化与学术的弘扬、传承和发展，发挥了极其重要的作用，产生了不可估量的深远影响。

2007 年《国务院办公厅关于进一步加强古籍保护工作的意见》明确提出进一步加强古籍整理、出版和研究利用，以及

"保护为主、抢救第一、合理利用、加强管理"的方针。2009年《国务院关于扶持和促进中医药事业发展的若干意见》指出，要"开展中医药古籍普查登记，建立综合信息数据库和珍贵古籍名录，加强整理、出版、研究和利用"。《中医药创新发展规划纲要（2006—2020)》强调继承与创新并重，推动中医药传承与创新发展。

2003～2010年，国家财政多次立项支持中国中医科学院开展针对性中医药古籍抢救保护工作，在中国中医科学院图书馆设立全国唯一的行业古籍保护中心，影印抢救濒危珍本、孤本中医古籍1640余种；整理发布《中国中医古籍总目》；遴选351种孤本收入《中医古籍孤本大全》影印出版；开展了海外中医古籍目录调研和孤本回归工作，收集了11个国家和2个地区137个图书馆的240余种书目，基本摸清流失海外的中医古籍现状，确定国内失传的中医药古籍共有220种，复制出版海外所藏中医药古籍133种。2010年，国家财政部、国家中医药管理局设立"中医药古籍保护与利用能力建设项目"，资助整理400余种中医药古籍，并着眼于加强中医药古籍保护和研究机构建设，培养中医古籍整理研究的后备人才，全面提高中医药古籍保护与利用能力。

在此，国家中医药管理局成立了中医药古籍保护和利用专家组和项目办公室，专家组负责项目指导、咨询、质量把关，项目办公室负责实施过程的统筹协调。专家组成员对古籍整理研究具有丰富的经验，有的专家从事古籍整理研究长达70余年，深知中医药古籍整理研究的重要性、艰巨性与复杂性，履行职责认真务实。专家组从书目确定、版本选择、点校、注释等各方面，为项目实施提供了强有力的专业指导。老一辈专家的学术水平和智慧，是项目成功的重要保证。项目承担单位山东中医药大学、南京中医药大学、上海中医药大学、福建中医药大学、浙江省中医药研究院、陕西省中医药研究院、河南省中医药研究院、辽宁中医药大学、成都中医药大学及所在省市中医药管理部门精心组织，充分发挥区域间互补协作的优势，并得到承担项目出版工作的中国中医药出版社大力配合，全面推进中医药古籍保护与利用网络体系的构建和人才队伍建设，使一批有志于中医学术传承与古籍整理工作的人才凝聚在一起，研究队伍日益壮大，研究水平不断提高。

本着"抢救、保护、发掘、利用"的理念，该项目重点选择近60年未曾出版的重要古医籍，综合考虑所选古籍的保护价值、学术价值和实用价值。400余种中医药古籍涵盖了医经、基础理论、诊法、伤寒金匮、温病、本草、方书、内科、外科、女科、儿科、伤科、眼科、咽喉口齿、针灸推拿、养生、医案医话医论、医史、临证综合等门类，跨越唐、宋、金元、明以迄清末。全部古籍均按照项目办公室组织完成的行业标准《中医古籍整理规范》及《中医药古籍整理细则》进行整理校注，绝大多数中医药古籍是第一次校注出版，一批孤本、稿本、抄本更是首次整理面世。对一些重要学术问题的研究成果，则集中收录于各书的"校注说明"或"校注后记"中。

"既出书又出人"是本项目追求的目标。近年来，中医药古籍整理工作形势严峻，老一辈逐渐退出，新一代普遍存在整理研究古籍的经验不足、专业思想不坚定等问题，使中医古籍整理面临人才流失严重、青黄不接的局面。通过本项目实施，搭建平台，完善机制，培养队伍，提升能力，经过近5年的建设，锻炼了一批优秀人才，老中青三代齐聚一堂，有效地稳定了研究队伍，为中医药古籍整理工作的开展和中医文化与学术的传承提供必备的知识和人才储备。

本项目的实施与《中国古医籍整理丛书》的出版，对于加强中医药古籍文献研究队伍建设、建立古籍研究平台，提高古籍整理水平均具有积极的推动作用，对弘扬我国优秀传统文化，推进中医药继承创新，进一步发挥中医药服务民众的养生保健与防病治病作用将产生深远影响。

第九届、第十届全国人大常委会副委员长许嘉璐先生，国家卫生计生委副主任、国家中医药管理局局长、中华中医药学会会长王国强先生，我国著名医史文献专家、中国中医科学院马继兴先生在百忙之中为丛书作序，我们深表敬意和感谢。

由于参与校注整理工作的人员较多，水平不一，诸多方面尚未臻完善，希望专家、读者不吝赐教。

国家中医药管理局中医药古籍保护与利用能力建设项目办公室
二〇一四年十二月

许序

"中医"之名立，迄今不逾百年，所以冠以"中"字者，以别于"洋"与"西"也。慎思之，明辨之，斯名之出，无奈耳，或亦时人不甘泯没而特标其犹在之举也。

前此，祖传医术（今世方称为"学"）绵延数千载，救民无数；华夏屡遭时疫，皆仰之以度困厄。中华民族之未如印第安遭染殖民者所携疾病而族灭者，中医之功也。

医兴则国兴，国强则医强。百年运衰，岂但国土肢解，五千年文明亦不得全，非遭泯灭，即蒙冤扭曲。西方医学以其捷便速效，始则为传教之利器，继则以"科学"之冕畅行于中华。中医虽为内外所夹击，斥之为蒙昧，为伪医，然四亿同胞衣食不保，得获西医之益者甚寡，中医犹为人民之所赖。虽然，中国医学日益陵替，乃不可免，势使之然也。呜呼！覆巢之下安有完卵？

嗣后，国家新生，中医旋即得以重振，与西医并举，探寻结合之路。今也，中华诸多文化，自民俗、礼仪、工艺、戏曲、历史、文学，以至伦理、信仰，皆渐复起，中国医学之兴乃属必然。

迄今中医犹为国家医疗系统之辅，城市尤甚。何哉？盖一则西医赖声、光、电技术而于 20 世纪发展极速，中医则难见其进。二则国人惊羡西医之"立竿见影"，遂以为其事事胜于中医。然西医已自觉将入绝境：其若干医法正负效应相若，甚或负远逾于正；研究医理者，渐知人乃一整体，心、身非如中世纪所认定为二对立物，且人体亦非宇宙之中心，仅为其一小单位，与宇宙万象万物息息相关。认识至此，其已向中国医学之理念"靠拢"矣，虽彼未必知中国医学何如也。唯其不知中国医理何如，纯由其实践而有所悟，益以证中国之认识人体不为伪，亦不为玄虚。然国人知此趋向者，几人？

国医欲再现宋明清高峰，成国中主流医学，则一须继承，一须创新。继承则必深研原典，激清汰浊，复吸纳西医及我藏、蒙、维、回、苗、彝诸民族医术之精华；创新之道，在于今之科技，既用其器，亦参照其道，反思己之医理，审问之，笃行之，深化之，普及之，于普及中认知人体及环境古今之异，以建成当代国医理论。欲达于斯境，或需百年欤？予恐西医既已醒悟，若加力吸收中医精粹，促中医西医深度结合，形成 21 世纪之新医学，届时"制高点"将在何方？国人于此转折之机，能不忧虑而奋力乎？

予所谓深研之原典，非指一二习见之书、千古权威之作；就医界整体言之，所传所承自应为医籍之全部。盖后世名医所著，乃其秉诸前人所述，总结终生行医用药经验所得，自当已成今世、后世之要籍。

盛世修典，信然。盖典籍得修，方可言传言承。虽前此 50 余载已启医籍整理、出版之役，惜旋即中辍。阅 20 载再兴整理、出版之潮，世所罕见之要籍千余部陆续问世，洋洋大观。

今复有"中医药古籍保护与利用能力建设"之工程，集九省市专家，历经五载，董理出版自唐迄清医籍，都 400 余种，凡中医之基础医理、伤寒、温病及各科诊治、医案医话、推拿本草，俱涵盖之。

噫！璐既知此，能不胜其悦乎？汇集刻印医籍，自古有之，然孰与今世之盛且精也！自今而后，中国医家及患者，得览斯典，当于前人益敬而畏之矣。中华民族之屡经灾难而益蕃，乃至未来之永续，端赖之也，自今以往岂可不后出转精乎？典籍既蜂出矣，余则有望于来者。

谨序。

第九届、十届全国人大常委会副委员长

许嘉璐

二〇一四年冬

王 序

　　中医学是中华民族在长期生产生活实践中，在与疾病作斗争中逐步形成并不断丰富发展的医学科学，是中国古代科学的瑰宝，为中华民族的繁衍昌盛作出了巨大贡献，对世界文明进步产生了积极影响。时至今日，中医学作为我国医学的特色和重要医药卫生资源，与西医学相互补充、相互促进、协调发展，共同担负着维护和促进人民健康的任务，已成为我国医药卫生事业的重要特征和显著优势。

　　中医药古籍在存世的中华古籍中占有相当重要的比重，不仅是中医学术传承数千年最为重要的知识载体，也是中医为中华民族繁衍昌盛发挥重要作用的历史见证。中医药典籍不仅承载着中医的学术经验，而且蕴含着中华民族优秀的思想文化，凝聚着中华民族的聪明智慧，是祖先留给我们的宝贵物质财富和精神财富。加强对中医药古籍的保护与利用，既是中医学发展的需要，也是传承中华文化的迫切要求，更是历史赋予我们的责任。

　　2010 年，国家中医药管理局启动了中医药古籍保护与利用能力建设项目。这既是传承中医药的重要工程，也是弘扬优秀民族文化的重要举措，不仅能够全面推进中医药的有效继承和创新发展，为维护人民健康做出贡献，也能够彰显中华民族的璀璨文化，为实现中华民族伟大复兴的中国梦作出贡献。

相信这项工作一定能造福当今，嘉惠后世，福泽绵长。

国家卫生与计划生育委员会副主任

国家中医药管理局局长

中华中医药学会会长

王国强

二〇一四年十二月

马 序

  新中国成立以来，党和国家高度重视中医药事业发展，重视古籍的保护、整理和研究工作。自 1958 年始，国务院先后成立了三届古籍整理出版规划小组，分别由齐燕铭、李一氓、匡亚明担任组长，主持制订了《整理和出版古籍十年规划（1962—1972）》《古籍整理出版规划（1982—1990）》《中国古籍整理出版十年规划和"八五"计划（1991—2000）》等，而第三次规划中医药古籍整理即纳入其中。1982 年 9 月，卫生部下发《1982—1990 年中医古籍整理出版规划》，1983 年 1 月，中医古籍整理出版办公室正式成立，保证了中医古籍整理出版规划的实施。2002 年 2 月，《国家古籍整理出版"十五"（2001—2005）重点规划》经新闻出版署和全国古籍整理出版规划领导小组批准，颁布实施。其后，又陆续制定了国家古籍整理出版"十一五"和"十二五"重点规划。国家财政多次立项支持中国中医科学院开展针对性中医药古籍抢救保护工作，文化部在中国中医科学院图书馆专门设立全国唯一的行业古籍保护中心，国家先后投入中医药古籍保护专项经费超过 3000 万元，影印抢救濒危珍、善、孤本中医古籍 1640 余种，开展了海外中医古籍目录调研和孤本回归工作。2010 年，国家财政部、国家中医药管理局安排国家公共卫生专项资金，设立了"中医药古籍保护与利用能力建设项目"，这是继 1982～1986 年第一批、第二批重要中医药古籍整理之后的又一次大规模古籍整理工程，重点整理新中国成立后未曾出版的重要古籍，目标是形成并普及规范的通行本、传世本。

为保证项目的顺利实施，项目组特别成立了专家组，承担咨询和技术指导，以及古籍出版之前的审定工作。专家组中的许多成员虽逾古稀之年，但老骥伏枥，孜孜不倦，不仅对项目进行宏观指导和质量把关，更重要的是通过古籍整理，以老带新，言传身教，培养一批中医药古籍整理研究的后备人才，促进了中医药古籍保护和研究机构建设，全面提升了我国中医药古籍保护与利用能力。

作为项目组顾问之一，我深感中医药古籍保护、抢救与整理工作的重要性和紧迫性，也深知传承中医药古籍整理经验任重而道远。令人欣慰的是，在项目实施过程中，我看到了老中青三代的紧密衔接，看到了大家的坚持和努力，看到了年轻一代的成长。相信中医药古籍整理工作的将来会越来越好，中医药学的发展会越来越好。

欣喜之余，以是为序。

中国中医科学院研究员

马继兴

二〇一四年十二月

校注说明

　　《铁如意轩医书四种》，又名《锦县徐氏医书四种》《奉天徐氏铁如意轩医书四种》，清代医家徐延祚撰。徐延祚，字龄臣，以字行，奉天锦县（今辽宁锦州市）人。徐氏生年不详，离世则在 1917 年 5 月 6 日。自幼聪颖，性格豪侠，因科举未中，弃儒而学医。曾于京师行医 20 余年，博览群书，临证多效。

　　《铁如意轩医书四种》包括《医粹精言》四卷、《医意》二卷、《医意脏腑图说》（又名《医意内景图说》）二卷、《医医琐言》二卷，凡十卷。其中，《医粹精言》撰于光绪二十一年（1895），系由《存存斋医话稿》《素问识》《吴医汇讲》《药征》《药征续编》等至少 50 种中日古医籍辑录而成，内容涉及医德、藏象、方药、诊法、治疗、养生、医学源流、医林掌故等众多方面；《医意脏腑图说》，亦撰于光绪二十一年，系由《经穴纂要》摘录而来，主要内容为脏腑骨度名位，兼涉经脉理论；《医意》撰于光绪二十二年（1896），主要内容由《理瀹骈文》摘录而来，个别篇章源于《金匮翼》，内容则以外治法为主，兼涉藏象、经络、诊法等；《医医琐言》撰于光绪二十三年（1897），内容广涉藏象、经络、本草、诊法、病因、病机、治法、养生、产褥、伤寒、痘疹等，其来源为《医断》《续医断》《东洞遗稿》《医余》及《世补斋医书》等。以上四书相继刊行，即为《铁如意轩医书四种》。

目前本书原刻存世。《医粹精言》的版本为清光绪二十二年春季铁如意轩刻本，王桂瑶题写书名；《医意》的版本为清光绪二十二年六月铁如意轩刻本；《医意脏腑图说》的版本为清光绪二十二年立冬铁如意轩刻本，谈国桓题写书名；《医医琐言》亦为铁如意轩刻本，史支源题写书名，虽具体刻印时间不详，但徐氏自序撰于清光绪二十三年，故最早亦当在此年。以上版本校刻精当，内容完整，错误少。本次整理，即以原刻为底本，以书中所引《素问识》《世补斋医书》《侣山堂类辨》《吴医汇讲》《存存斋医话稿》《经穴纂要》等书为他校本。在整理过程中，严格按照古籍整理原则进行，具体校注体例如下：

1. 底本竖排格式改为横排，繁体字改成规范简化字，加现代标点。

2. 凡底本表示文字位置的"右"一律改为"上"，不出校。

3. 底本引录文献，或删节或缩写，一般注明出处，有损文义者，出校注明。

4. 凡底本与校本互异，显系底本误脱衍倒者，予以勘正，出校说明；校本异文有参考价值者，出校说明。

5. 凡底本中因刻写致误的明显错别字，如"名"与

"各"不分，一律径改，不出校。

6. 凡底本中的异体字、古字、俗字，原则上径改为规范简化字，如"藏府"改作"脏腑"，"騐"改作"验"，"鎞"改作"刨"，"讝""谵"统一作"谵"等，不出校。但个别字词，因改为简化字有损文义，故予以保留。对于文中的疑难字、冷僻字、异读字均加注音，并加注释。通假字则于首见处出注，并征引书证。

7. 底本中不规范的药名，如桔更、伏苓、血结等，径改为桔梗、茯苓、血竭，不出校。

8. 原则上保留原文自然段落，个别冗长者，适当进行分段。

9. 文中插图系在底本原图基础上重新绘制而成，并随文插入编排。

10. 各书原有目录，为各卷及篇章之罗列，考虑排印效果，今据正文内容分别重新摘录目录，提至各书正文前。《医意脏腑图说》中，脏腑、骨骼名称繁多，不再列入目录。为查阅方便，全书新增总目录。

11. 各书序言原无标题，今据内容酌拟标题。

12. 底本中，《医粹精言》卷首记有"奉天徐延祚龄臣氏著""婿甫仁陈鸿寿、受业南海何起滨六皆、大兴王觐光莲汀、子道臻简廷、道庆幼龄参订"；《医意》卷首记有"锦县徐延祚龄臣"，卷尾记有"医意卷一终""医意卷二终"；《医意脏腑图说》卷首记有"锦县徐延祚龄臣辑"，卷尾记有"医意内景图说卷一终""医意内景图说卷二终"；《医医琐言》卷首记有"锦县徐延祚龄臣撰"，卷尾记有"医医琐言上卷终""医医琐言下卷终"及"续医医琐言终"等字样。兹一并删去，不出校。

总目录

医 粹 精 言

崔 序

  夫草郁则为腐，树郁则为蠹，人郁则为病。病而思有以愈之，其道綦①难。轩岐以下，诸书汗牛充栋。世之朝卢扁而夕和缓②者，亦难擢发计。大抵以多读古人之书，而能善通古人之意者近是。《桂岩子》③曰：我以不问，问则我神矣；彼以不对，对则彼情矣。旨哉斯言！虽不必为医者道，而不啻为医者道也。夫医者意也，药者瀹也，必通其意，而后用药物以疏瀹之，乃为善。若必泥一成之见，而欲强人之病以就吾说，几何而不为人费哉？余官京师时，内子病且笃，医者踵接于门，而知疾不为动，徐君龄臣至，服药不数贴而病爽然若失。余于是始得与龄臣交，然终愧未有以报也。未几旋里，而龄臣适有事于羊城，故友重逢，欣慰备至，亟为登报，以志铭感。旋又出其手著之《医粹精言》一书，问序于余。余受而读之，见其上下古今，浑融条贯。凡成书之沿误者，厘而正之；古人纷纭聚讼者，折而衷之，是真能多读书而通以意，闻古风而善为兴起者。夫龄臣不羁④才也，不获假尺寸柄，出其经济学问以医天下，仅存余绪，撰集是编。甚矣！龄臣之非得已也！然犹洽闻殚见，纯粹以精，其殆《淮南子》所谓"约而能张，幽而能明，弱而能强，柔而能刚，横四维而合阴阳，

---

  ① 綦（qí 其）：极。

  ② 朝卢扁而夕和缓：早晨请扁鹊诊治而至夜晚又改请医和医缓诊治，喻频繁更换医生。卢扁，相传扁鹊为卢国人，故称；和缓，指春秋时期秦国良医和与缓，相关事迹见于《左传》。

  ③ 桂岩子：汉·董仲舒撰。

  ④ 不羁：谓才行高远，不可拘限。

纮^①宇宙而章三光^②"者欤？由此言之，龄臣之志，其亦未可量也。是为序。

纮①宇宙而章三光②"者欤？由此言之，龄臣之志，其亦未可量也。是为序。

　　光绪二十二年丙申清明节记名道员用五品衔翰林院编修愚弟崔永安③拜叙并书

① 纮（hóng 红）：维系，包举。
② 三光：指日、月、星。汉·班固《白虎通·封公侯》："天有三光日月星，地有三形高下平。"
③ 崔永安：生卒不详。字磐石。汉军正白旗人。光绪进士，授编修，曾任直隶布政使护理直隶总督。

史 序

医，仁术也。乃或术而不仁，则医而贪；仁而无术，则医而庸。庸与贪，皆足以误人。古云不服药为中医，诚虑乎医之仁术难兼也。壬午秋，源在京供职，偶染沉疴，诸医束手，友人黄竹泉荐徐龄臣先生。源固久耳其名而未之见，遂延诊之，相证授方，一剂而病顿减。先生见源只身旅馆，慨然邀至其宅，俾得随时就诊，及一切药饵饮食，莫不调护周至，不匝月，而沉疴立起。源之出诸死地而生者，先生之所赐也。先生之术之仁，盖兼而有之。洎①乎源需次②粤东，每思之不置。今年秋，先生忽有事于文昌，道出珠江，即拟北上。源眷念高情，不忍遽去，为之挽留者再。先生许之，得以聚首一方，时相受益。案头有先生手辑《医粹精言》四卷，披而阅之，乃知先生平昔见解所及，与夫所治各证脉案，悉洞中窍要③，所谓不拘拘于古法，而自能与古法相吻合。神而明之，存乎其人。时欲假录，又苦卷夥，匪朝夕所可从事，怂惠付之手民④，俾同人扩其知识，广其见闻，而不为世之贪庸者所误，则源之言亦与先生之书相传不朽云。

光绪二十一年岁在乙未望江⑤史支源⑥谨序

---

① 洎（jì际）：到。
② 需次：旧时指官吏授职后，按照资历依次补缺。
③ 窍要：关键，要害。
④ 手民：指雕版排印工人。
⑤ 望江：今安徽省望江县。
⑥ 史支源：生卒不详。清光绪十八年起任南海县（今广东省南海市）县丞。

杨 序

　　粤自炎帝尝药，厥有《本草》；轩皇问难，始著《灵枢》。一日七十毒，辨论八十篇，古之圣人聪明天亶①，智周万类，犹必含咀以别其性，研究以晰其微，诚虑夫一之未精，以贻误天下后世也。世之庸医，窃窥一卷，意茫然若迷，遂以人命尝其技，何其谬哉！吾友徐子龄臣，少业儒，好经济，书诗文，有奇笔。一不得志于有司，遂弃去，走京师，以医名一时。病无大小，应手辄奏效，顾自以为弗善也。凡夫《四库》著录，《脉经》《肘后》之名篇，异域方书，日本朝鲜之古籍，博观约取，审问慎思，而又堂开思半，延名流而会讲②，职供医院，应列星而为郎③。二十年来，于此道三折肱矣。往岁中日构衅④，龄臣乃喟然曰：大丈夫不能为国家针膏肓，起废疾，化弱而为强，仅区区以医名，非国手也。于是上书当路，言和战利病近万言。凡三上，终不见用。遂

---

　　① 天亶（dǎn 胆）：谓帝王的天性。《书·泰誓上》："亶聪明，作元后。元后作民父母。"蔡沈集传："亶，诚实无妄之谓。言聪明出于天性然也。"

　　② 堂开思半，延名流而会讲：指徐氏曾开设思半堂行医，兼传授生徒。会讲，中国传统的学术研讨方式。

　　③ 职供医院，应列星而为郎：指徐氏曾在太医院任职。据《翁同龢日记》，清光绪二十年，徐氏为太医院医士。郎，郎官，官职。应列星而为郎，典出《后汉书·明帝纪》："郎官上应列宿。"

　　④ 构衅：构成衅隙，结怨。此指清光绪二十年（1894）中日甲午战争。

下津门①，渡靳台②，越申浦③，泛珠江，将遍览山川险要，以希一当。适侨寓羊城，因同人怂恿，出所著《医粹精言》以问世。夫医非霖所知，然宋清④高节，惟子厚能知，康伯⑤大名，虽女子亦晓。其学其名，霖信之；其书之精粹，有益于天下后世，且不至贻误于天下后世，霖信之，亦愿与人共信之矣。噫！梁公⑥名相，一砭坠疣；宣公⑦巨儒，手辑方技。以道得民为儒，以道救民为医。龄臣，儒者也，其为良医，不亦宜乎？

光绪二十二年岁在丙申花朝赐同进士出身
翰林院庶吉士乡愚弟杨锡霖顿首拜撰并书

---

① 津门：天津之别称。

② 靳台：疑即琴台，在今山东单县境内，为京杭大运河流经之地。靳，古"芹"字，芹、琴声同，例得通假。若果是琴台，则与徐氏所行路线相合。

③ 申浦：河流名，亦名申港。在江苏省境内，相传是战国时期春申君所开。

④ 宋清：唐朝长安药商，善于识药购药，并自配药为人疗疾而不计报酬。柳宗元（字子厚）曾作《宋清传》。

⑤ 康伯：指东汉隐士韩康。康字伯休，常采药名山，卖于长安，口不二价者三十余年。长安市妇孺皆知，后遁入霸陵山中隐居。《后汉书·逸民列传》中有其传记。

⑥ 梁公：指唐代名臣狄仁杰。因其追封梁国公，故称。下文所言"一砭坠疣"，典出唐代传奇《集异记》。

⑦ 宣公：指陆贽，唐代人，政治家，谥号宣，辑有《陆氏集验方》十五卷行世。

毛　序

　　顾亭林先生曰：君子之为学，以明道也，以救时也。士生寰中①，第沾沾于词章考据，内无以明道，外无以救时，于世何裨焉？吾友徐君龄臣，幼聪颖，性豪侠，绩学②未第，旋弃儒而就医，理探《灵》《素》，学贯岐黄，居京廿余年，活人无算。去冬予有事于粤，适徐君亦客羊城，出所著《医粹精言》示予。观其所作，悉动中肯綮③，不泥乎古人，不薄乎古人，且能高出乎古人，岂变而通之欤，直神而明之尔！持此以阅世，匪特可以医人，更可以医医，爰缀数语以质世之知徐君者。

岁在柔兆涒滩④春王正月皖江弟毛泽曜南甫拜叙

---

　　①　寰中：宇内，天下。

　　②　绩学：学问渊博。

　　③　肯綮（qìng qìng 庆）：筋骨结合的地方，比喻要害或关键。

　　④　柔兆涒滩：丙申年。此指清光绪二十二年丙申（1896）。柔兆，岁阳"丙"的别称。《尔雅·释天》："（太岁）在丙曰柔兆。"涒滩，岁阴"申"的别称。《尔雅·释天》："〔太岁〕在申曰涒滩。"古代岁星纪年法用岁阳和岁阴相配合以纪年。

英　序

近世不苦无医书，而患无医医之书。医书者，研精殚虑，心会神悟，而后能明，致功奏效之所由来，是皆未易几也。顾吾尝谓读医书可以已病，读医医之书，乃可以不病。龄巨徐先生所著《医粹精言》，以医发其端，而非仅为医家者言也。其于医世医国医身医心，盖深有所感，特于医焉寄之。夫待人之既病从而医之，可以为功，可以收名。善言医者，独于医之未病，无以为功，无以为名，此其效乃始于无形，著于无穷。今世之病亦多矣，濒于危者亦众矣，安所得无病者与之言医，以相要于不病？然病苟不至于不可已，则必有未病之一脉，以待吾施其治。夫审其未病之一脉，以救其所既病，与就其既病之一脉，以求其复而归于无病，此其旨微矣。先生善医者也，善言医者也，未识以鄙言为何如？酷热得雨，清风暂至，爰举以质之。

光绪丙申夏五月沈阳英启①书

---

① 英启：生卒不详。字子佑。清咸丰九年（1859）己未科进士，历官广东盐运使。著有《保愚轩诗文集》。

自　序

窃谓医书可读者，除汉唐以上之论，则可以读可以不读也。况近世著作家，各逞臆见，理多隔膜，其若非实能有辅翼圣经，与治法有益者，亦可以不必读矣。然多闻而择，多见而识，圣人且云。故于精粗参半之书，亦不妨取而读之，略其短而取其长，是在善用者耳。予究心岐黄二十余年，所读无虑数十百家，所用之法皆取决于古人，并因时因证而变通之，自无不与古人之意吻合。间有疑难怪异之症，有古法未经道及者，辄澄心凝思，按脉切理，仍于古法之中而求之。慎之又慎，确有心得，出而问世，所幸全活甚多。因不揣固陋，于临症之暇，仅就管见所及，著为是编，颜①之曰《医粹精言》。其立意持论，大半皆古人所未言，而于古人所已言者，暨各大家真知卓识之论，亦时出入其间，以与为发明。是否有当，予亦不自知，应俟方家再为指正。"精粹"云者，予非自命，特自勖②也。噫！天下事不粹不精，不可以有言；至粹至精，则尤不易言。医之一道，何独不然？予既以粹精自勖，尤愿见是篇者，各以粹精共勖，庶于圣人己立立人之道③，默有合焉，是则私心所窃幸也。

　　光绪二十一年乙未小阳月④奉天龄臣氏徐延祚识于羊城铁如意轩

---

　　①　颜：题字于书籍封面上，此指为书籍命名。

　　②　勖（xù 续）：勉励。

　　③　圣人己立立人之道：典出《论语·雍也》："子曰：……夫仁者，己欲立而立人，己欲达而达人。能近取譬，可谓仁之方也已。"

　　④　小阳月：农历十月。

目 录

卷 一

医非小道贱役

上古圣人，则法三才，阐明阴阳五行，运气循环之理，尝百草，明藏象，君臣问辨，疗人疾苦，深体上天生物之仁，诚重之也①。是以医之为道，与宓牺②画卦、后稷教稼并重，岂曰小道乎哉！医之可以寄死生者，亦无殊于托孤寄命之君子，岂曰贱役乎哉！医而明，亦能及物；医而名，亦足动众。士果抱道在躬登仁寿而免夭札，正可以佐朝廷康济斯民之治。何肯不自重而区区惟利是图，草菅人命，甘为技术之流哉？吾闻狄梁公功在社稷，而有脑后下针鼻端疣落之术；范文正公先忧后乐，而有"不为良相，即为良医"之愿。考《周官》之于疾医，何等郑重，自后世史官，列之方技，于是学士大夫羞为之，以此事委诸市井，而此中亦遂无人。然儒有君子儒，医岂无君子医欤？为荐绅先生者，宜何如作养之、顾惜之、引之使进于道③，斯后之学者，自接踵而兴起矣。岂可以小道贱役目之哉！

病不能不用医

人有病不能不用医。良医世罕有，其平稳有阅历者，尚不乏

---

① 上古……之也：本句录自清·朱陶性所作《伤寒补天石》序。
② 宓（fú伏）牺：即伏羲。
③ 医之……于道：本段录自清·陆懋修《世补斋医书·文十六卷·书曾文正公论史迁"扁鹊仓公传"后》，文字颇有删改，尤其是"范文正公"句后删去"我祖宣公称内相于朝，而谪宦忠州，亦有集录古今方之事。此三公皆大人，而皆能医，而皆谓之小人可乎"之文。

人。然必须于平日先知其本领能否胜任，始可以性命相托。若不知择医，任医所措，以致轻者变重，重者立危①。予是因此而成此集，俾医病两家皆知其慎重。为医者得是书，而可以旁通玩索之；病者览得是书，与医者周旋，一问答间，便知其贤否，而去取不误耳②。

病从口入③

古语云：祸从口出，病从口入。故善养德者，慎言语以远害；善养生者，节饮食以却病。况多杀物命，慈氏有戒，何曾日食万钱，惜福者不如是也。省华筵一席之资，养中人④数口之命，则养生即所以养德矣。又有一种嗜茶、嗜酒、嗜水果、嗜甘香饼饵之人，好尚之偏，病亦随之。口腹之累，明哲之士所⑤为，早慎于微也。

脾胃与肾元并重⑥

人身阴阳，虽禀于肾，而生生之气，源出于肝胆。清阳自左旁而升，乃阳升于阴也；脾土健运，而胃气始能下行，此浊阴从右而降，乃阴生于阳也。此一升一降，实为阴阳旋转之机枢，而与天地同其造化者。故天地节序有迁移，而人身气血亦应之。虚损之人，气血既亏，阴阳运行，不能循度，动多窒滞，故欲培其

---

① 不知……立危：本句录自清·陈修园《医学实在易·凡例》，惟以"危"易"死"。

② 与医……误耳：本句录自《医学实在易·凡例》。

③ 病从口入：本条录自清·王燕昌《王氏医存·卷五·病从口入》。

④ 中人：中等人家。

⑤ 所：《王氏医存》同，详文义，此后疑脱一"不"字。

⑥ 脾胃与肾元并重：本条录自清·章楠《医门棒喝·卷二·虚损论》，文字略有改动。

根本，必先利其机枢。医辈不知此理，而见病涉虚损者，徒用呆补之药，则气愈郁，反增其困。或致腹中胀满，大便秘结，或致头晕呕吐，脐腹跳动，不思饮食，痞塞不通等症，此皆由机枢之不利故也。然则何以利之乎？曰：清气出于肝胆，肝胆木也，惟喜凉润而条达，故宜疏利，勿壅遏也，宜柔润，勿克伐也。风以扬之，雨以润之，木有不欣欣向荣者乎？脾为阴土，喜香燥而温暖，暖则阳和，敷布健运不停；胃为阳土，喜滋润而通畅，畅则饮食脾气鼓动而化精微，生津液，周流浊泽下降，浊降清升，机枢自利矣。若肝阳过升，胃气被逆，或脾气困弱，饮食难消，皆当随时审察者，故治虚损而不知缓急先后进药之序者，未可与言治也。按：补偏救弊，转危为安，虽在良工之用心，尤要病者之调护，不然功不逮过，亦徒劳耳。

调养须知①

大病愈后，调养之方，往往不讲，而抑知此乃后一段工夫，所关者甚巨也。即如过饱者曰食复，恼怒者曰气复，疲于筋力者曰劳复，伤于色欲者曰女劳复，载在经书，世皆知之，尚有时而触犯，此外人所最易忽者，犹有三焉，不在诸复之条者也。虽病之已愈多日，而血气苟不充足，犯之随有酿成终身之患者焉。一曰淫欲。凡人房事，必摄周身之精华以泄，气血未充，七日未能来复，欲事频数，势必积损成劳，尪羸损寿。一曰劳顿。或远行，或作苦，疲弊筋力，当时不觉，将来肢体解㑊，未老先衰，其苦有莫可名者。一曰忍饥。愈后凡有觉饥，必得稍食，万毋强耐，过时反不欲食，强食亦不能化。是饥时既伤于前，强食又伤于后，

① 调养须知：本条录自清·刘奎《松峰说疫·卷二·论治·瘟疫统治八法》，改句首"瘟疫"作"大病"。

中州败而肺金损，则劳嗽、脾胃之病成矣。三者人多忽之，故不可不谨。

论天癸非精血①

天癸者，天一之气也。诸家俱即以精血为解，然详玩本篇②，谓女子二七天癸至，月事以时下；男子二八天癸至，精气溢泻。是皆天癸在先，而后精血继之，分明先至后至，各有其义，焉得谓天癸即精血，精血即天癸？本末混淆，殊失之矣。天癸者，天之水，干名也，故天癸者，言天一之阴气耳。气化为水，因名天癸。其在人身，是谓元阴，亦曰元气。人之未生，则此气蕴于父母，是谓先天之元气。第气之初生，真阴甚微，及其既盛，精血乃王，故女必二七、男必二八而后天癸至。天癸既至，在女子则月事以时下，在男子则精气溢泻，盖必阴气足而后精气化耳。阴气阴经，譬之云雨。云者阴精之气也，雨者阴气之精也，未有云雾不布而雨雪至者，亦未有云雾不浓而雨雪足者。然则精生于气，而天癸者，其即天一之气乎？可无疑矣。《质疑录》云：天癸者，天一所生之真水，在人身是谓元阴。

余按：《甲乙》作天水，吴氏③《诸症辨疑·妇人调经论》云：天癸者，天一生水也。又按：王注：任冲流通，经血渐盈，应时而下，天真之气降，与之从事，故云天癸也。总之，天癸者，非精非血，乃天一之真。马氏④直谓阴精，殊属谬解。今之医者，

---

① 论天癸非精血：本条录自日人丹波元简《素问识·上古天真论》"天癸"条，且改"简按"为"余按"。精，原作"经"，据文义改。

② 本篇：据《素问识》，本篇指《素问·上古天真论》。

③ 吴氏：指吴球，明代医家，浙江丽水人。

④ 马氏：指马莳，明代医家，著有《黄帝内经素问注证发微》《黄帝内经灵枢注证发微》。

并不知为阴精，竟以经血目之，尤为无识。

释“瘟”①

瘟疫之“瘟”，与温病之“温”，其义不同，何以言之？疫之行也，不论四时，而其症每异，何必冬伤于寒而春病者，与发热而渴、不恶寒者乎？考瘟之为名，犹疫也。《肘后方》曰：其年岁中有疠气，兼挟鬼毒相注，名为温病。又曰：道术符刻言五温，而所谓辟温诸方，亦辟疫之谓也。杨玄操注《五十八难》曰：温病则是疫疠之病，非为春病也。此说于经义则乖。《集韵》曰：瘟，乌昆切。疫也。据此，则瘟之为疫，其征甚确。而天下多热，许仁则②既有其言，此疫之所以亦名为温也。瘟疫重言，犹疫疠重言之例耳。《论衡·命义篇》曰：饥馑之岁，饿者满道，温气疫疠，千户灭门。又《治期篇》曰：人之瘟病而死也，先有凶色见于面部。并可以征瘟之为疫。但瘟本作“温”，其从“疒”者，盖后人所改写已。又《伤寒例》所谓“更遇温气，变为温疫”者，即对寒疫而言，亦是一种病也。要之，温之名义不一，亦犹伤寒之有谓寒气所中者，有谓邪气表实者，有谓外邪总称之类。学者不知，牵混为言者，误矣。

刀　圭③

陶氏④《本草·序例》云：刀圭，皆十分方寸匕之一，准梧桐子大。《医心方》引《范汪方》云：二麻子为一小豆，三小豆为一桐实，二十黍粟为一簪头，三簪头为一刀圭。《外台》《删繁》

---

① 释瘟：本条录自日人丹波元坚《伤寒论述义·伤寒论述义补》。
② 许仁则：唐代医家，生平不详。著《子母秘录》十卷，已佚。
③ 刀圭：本条录自日人丹波元简《医賸·卷中·刀圭》，文字有改动。
④ 陶氏：指齐梁间人陶弘景。

医粹精言

二五

车前草汤①方后云：一刀圭者，准丸如两大豆大。大汉《律历志》注云：六十四黍为一圭。按：数说似异，而其实大抵同。董谷②《碧里杂存》云：按：晦翁③《感兴诗》：刀圭一入口，白日生羽翰。然学者多不知刀圭之义，但知为妙药之名耳。同治十三年八月十五日④，忽悟"刀圭"二字，甚痛快，不知古人亦尝评及此否。三月初，在琉璃厂百货摊⑤买得古错刀一枚，京师人谓之长钱，其钱形正似今之剃刀。其上一环，正似圭璧之形，中一孔，即贯索之处。盖服食家举刀取药，仅满其上之圭，故谓之刀圭，言其少耳。刀即钱之别名。布也，泉也，错也，刀也，皆钱之类也。无年号款识，殆汉物乎？⑥又按：《千金》太乙神明丹方后云：凡言刀圭者，以六粟为一刀圭，一说曰三小豆为一刀圭。据以上诸说，六粟疑是六十粟之讹。

记　性⑦

汪讱庵云：金正希⑧先生尝言，人之记性皆在脑中。凡人外见

---

①　外台删繁车前草汤：《删繁》，即《删繁方》，北齐·谢士泰撰。虽其书早佚，但书中内容在唐·王焘《外台秘要方》、日人丹波康赖《医心方》中多有遗存。此云"《外台》《删繁》车前草汤"，是因本文有关《删繁》车前汤的资料是丹波元简从《外台秘要方》转引而来。

②　董谷：明代学者，字硕甫，浙江海宁人，生卒不详。

③　晦翁：即朱熹（1130—1200），晚号晦翁，宋代理学家。

④　同治十三年八月十五日：《碧里杂存》上卷·刀圭作"嘉靖十四年八月晦日"，《医賸》同。

⑤　三月初，在琉璃厂百货摊：《碧里杂存》上卷·刀圭作"前在京师"，《医賸》同。

⑥　按晦翁……殆汉物乎：此本为《碧里杂存》原文，《医賸》引用时未做改动，而徐氏颇有改易。

⑦　记性：本条录自《医賸·卷上·记性》，文字略有改动。

⑧　金正希：即金声（1589－1645），一名子骏，字正希，明代学者。

一物，必有一形影留在脑中，小儿脑未满，老人脑渐空，故皆健忘。愚思凡人追忆往事，必闭目上瞪而思索之，此即凝神于脑之意也。出于《本草备要》辛夷注。王惠源《医学原始》亦云：人之一身，五脏藏于身内，止为生长之具；五官居于身上，为知觉之具；耳目口鼻聚于首，最显最高，便与物接。耳目口鼻之所导入，最近于脑，必以先脑①受其象而觉之，而寄之，而剖之，而存之也。故云：心之记，正记于脑耳。《黄庭内景》② 亦言脑为泥丸宫，元神居焉，是必有本，何惑之有？

　　余③按：荷兰说人之精神在于脑中，故人断头立死，亦与《内景》之说符矣。而《五杂俎》④《谈荟》⑤ 断头而不死者数则，此皆人妖耳。

阴　阳⑥

　　夫阴阳之为义，大矣哉！自其浅言之，则气阳也，血阴也；自其深言之，阳有阳气，而阴亦有阴气。阴气为无形之气，随阳气循行于内外，不同于有形之阴血，独行于经脉之中也。阴血止谓之阴，阴气谓之为阴，亦可谓之为阳。

砭　石⑦

　　《南史·王僧孺传》：全元起欲注《素问》，访王僧孺以砭石，

---

① 脑：原脱，据《医媵》补。
② 黄庭内景：全称《上清黄庭内景经》，为道教经典著作。
③ 余：《医媵》作"予"，乃丹波元简自称。
④ 五杂俎：明代笔记著作，谢肇淛撰。
⑤ 谈荟：即《玉芝堂谈荟》，明徐应秋撰。
⑥ 阴阳：本条录自《伤寒论浅注·辨太阳病脉证篇》陈蔚按语。
⑦ 砭石：本条录自《素问识·异法方宜论》"砭石"条，且改"简按"为"余按"。

答曰：古人以石为针，必不用铁。《说文》有此"砭"字，许慎云：以石刺病也。《东山经》① 云：高氏之山多针石。郭璞云：可以为砥针，治痈肿。《春秋》：美疢不如恶石。服子慎注：石，砭石也。季世无复佳石，故以针代之耳。

余按：《山海经》：高氏之山，其上多玉，其下多针石。吴任臣《广注》：程良孺曰：或云金刚钻即其物也。

病愈先兆②

伤寒多日，忽觉浑身瘾疹发越而痒，此乃用药中病，阴阳分别，荣卫流行，病气自毛窍中出。他病亦然，小儿惊风发热、将产亦如是③。

按：发痒乃阳气初回之象，非风非血燥也④。有病久不得寐，一旦欲寐，别无余病，此为阴阳和而将愈之兆⑤。有大汗大下之后，邪气已退，正气已复，身凉脉微，鼾息酣睡，此亦吉兆也⑥。医者见之，当早为知病乃可以有欲愈之机，此由于用药中肯，而不可因其有身痒欲寐之象，而妄投以治痒安神等药。此乃将愈之时，药何庸⑦哉？

---

① 东山经：即《山海经·东山经》。

② 病愈先兆：本条主体内容录自日人丹波元坚《伤寒广要·卷三·辨证·愈候》，文字有改动，末二句为徐氏所增。

③ 如是：此后《伤寒广要》原有"《总括》"二字小注以明其来源。

④ 非风非血燥也：此后《伤寒广要》原有"《入门》"二字小注以明其来源。

⑤ 将愈之兆：《伤寒广要》原作"而愈也"三字，且其后有"《要诀》"二字小注以明其来源。

⑥ 此亦吉兆也：《伤寒广要》无"亦"字，而其后有"《明条》"二字小注以明其来源。

⑦ 庸：用也。

医必读书临症说①

读书而不临症，不可以为医；临症而不读书，亦不可以为医。苏长公②有言：药虽进于医手，方多传于古人。故惟读书多，乃能辨症，亦惟多读书，始能用方。彼之不用古方者，非弃古方也，非真以古方为不可用也，直未尝见一古方耳。善用方者，且读无方之书，不执方以治病，而方自与病合，而方自与古合。余持此论以临人病久矣。为此嘱学医者，当先读书而后临症，则自无望洋之叹。

世无医药说③

今之世，一有病无药之世也，一有病无方之世也，一有病无医之世也。徐灵胎尝云，医非人人可为④。夫《本经》《灵》《素》，上古之书，即非蓬心人所易领会，而如南阳一派，下及《脉经》《病源》《千金》《外台》之所言，则皆随时随地寻常习见之病，而皆视为鸟篆虫书，不可测识，曾不能用其一方一药，尚何医之足云哉！

逸病说⑤

医书充栋汗牛，有长于此者，便偏于彼，此其故总由其识见

---

① 医必读书临症说：本条除末句外，录自《世补斋医书·文十六卷·李冠仙〈仿寓意草〉序》。

② 苏长公：指苏轼。

③ 世无医药说：本条录自《世补斋医书·文十六卷·莫枚士〈研经言〉序》。

④ 为：原脱，据《世补斋医书》补。

⑤ 逸病说：本条录自《世补斋医书·文十六卷·逸病解》，文字略有改动。

不周，而用心则易有遗漏耳。即以逸病论之，人但知有劳病，而不知亦有逸病也，况逸病尤为富贵中常有之病也。向读刘河间《伤寒直格》，中列有八邪，稽其目，曰：外有风寒暑湿，内有饥饱劳逸。逸①乃逸豫②、安逸，所生病与劳相反。经云：劳者温之，逸者行之。行，谓使气运行也。则《内经》本有逸病，且有治法。乃后人引河间语，每作风寒暑湿、饥饱劳役。夫河间以内外八邪标题，既曰八邪，当有八病。故饱与饥对，逸与劳对。若作劳役，则只有七邪矣。此《内经》所以谓劳则宜从温养，逸则利于运行，早将劳与逸截分两病也。张子和云：饥饱劳逸，人之四气。陈无择云：疟备三因，饥饱劳逸。二子并能言之。审其病之为逸，便须用行湿健脾、导滞理气之法。凡人闲暇则病，小劳转健，有事则病反却，即病亦若可忘者，又有食后反倦，卧起反疲者，皆逸病也。流水不腐，户枢不蠹，其故安在？华元化曰：人体欲得劳动，但不当使极耳。动则谷气易消，血脉流利，病不能生。于此可悟王公大人，以③久逸之体，待漏入朝④，亦若同于风霜劳顿，而享上寿者，正赖有此小劳以治其逸。况每日五更，独得乾坤清气为多哉？

烟漏说⑤

自张洁古有"古方今病不相能"之说，人遂谓病非古方能治。然今人万病，皆古人所已言，未闻别有古人不知之病也。若今所

---

① 逸：原脱，据《世补斋医书》补。
② 逸豫：犹"安乐"。豫，快乐。
③ 以：原脱，据《世补斋医书》补。
④ 待漏入朝：每天都要早早地准时上朝。漏，漏壶，古代计时的工具。
⑤ 烟漏说：本条录自《世补斋医书·文十六卷·烟漏说》，文字略有改动。

有烟漏一症，则真是今病而为古人所未知，即为古人所未言。向闻烟客多肠燥，往往大便干结为脾约，而何以有烟漏？盖所称烟漏者，即下利也，即滞下也，亦即俗所谓痢疾也。人于伤寒之下利，且以漏底为名。况今以肠燥之人而忽有利，得不称为漏乎？至一加以漏之名，则既名漏，自当塞，则愈塞而愈漏者何也？以其非漏也，以其本是滞下，故以塞者滞之而更滞也。或因伤于饮食，或以感夫暑湿，或以湿多而成五泄，皆足以致滞下，其病多见于春夏秋之交。烟客病，即非烟客亦病，特烟客卧多行少，其气更易滞耳。或曰：然则烟漏一症，将何法以治之？余曰：此必不视为烟客，不名之为漏，仍从滞下正法，以通为止，则漏自止。人既曰漏，亦不必①定以非漏争也，但须知此漏之必得通而止，则正所以治漏，亦即所以治烟漏也。吾见滞下之以名为漏底，而卒至不起者，皆害于不为之通故，并于此发之。

　　又，烟漏之所以然者如是，是当推本于烟，为烟客筹调理之法。人身脏为阴，腑为阳，一呼一吸，以奉生身。及其病也，在腑为轻，在脏为重，一脏受病为轻，五脏皆病为重。人固罕有一病而涉五脏者，有之，自烟客始。夫人咽喉二窍，喉主气息，即气管也；咽主饮食，即食管也。喉系通于肺，呼吸出入，下通心脾肝肾，为气息之道路；咽系通于胃，水谷皆由此入，为饮食之道路。饮食下咽，熟软生硬皆能容受而停留胃中，其精微上输脾肺，其糟粕下入大小肠。人之以饮食伤而为病者，在腑而不及脏。若气管清净之地，不能容受些子②有形之物，而惟烟之人也，有气无形，随其人之本气相为呼吸。其呼也，上出于心肺；其吸也，下入于肾肝；而位乎其中，以司呼吸之出入者，则于脾。人之有

----

　①　必：原脱，据《世补斋医书》补。
　②　些子：亦作"些仔"。少许，一点儿。

脾也，本借胃中水谷气以生以化，今烟气径达脾中，较之饮食之入必由胃而后及脾者，其行倍速，是以烟才入喉，顷刻周流充达。对时不举，失烟气之充周，犹之过时不食，失谷气之荣养。其体倦，脾为病也；涕，肺为病也；汗，心为病也；泪，肝为病也；肠燥，肾为病也。至其为引①，必对时而作者，脾主信，脾之为最先也。故五脏俱病，而脾尤甚焉。平时调理，自当以健脾为主，兼补兼行，旁及四脏。昔林文忠公方②深合乎法。至于病名烟漏，实即滞下，则仍是腑病，不是脏病，不可不治其腑。此病真是今病，真古人所未知，然而药则仍是古人之药也。

不尽瘟病论

今夫瘟气者，时令或有不正，固亦必有之症也。然一时偶有之症，非时时常有之症；一人间染之疾，非人人必染之疾也。况京都为首善之区③，儒医荟萃之下，识见宜皆高超，乃无论何人何病，诊之者概以瘟气目之。即车马盈门，衣冠满户，都城奉为名医者，亦概以瘟气论之。顾人之禀赋各异，岂受病之皆同欤？抑或诊脉之未审耳？试思疏风、散火、消食、导气等剂，治瘟气者所必需也。然有瘟气者，瘟气因之而霍然；无瘟气者，则一被攻伐，必元气因之而颓然矣。况受瘟气之人，未有不素弱者，即治瘟气之时，尚宜调理其元气，奈何于无瘟气之人，竟敢克伐其元气？

---

① 引：此指烟瘾。
② 林文忠公方：林则徐谥号文忠，故称林文忠公。林文忠公方，或指十八味戒烟丸。据《饲鹤亭集方》引林文忠公方，该方由明党参、纹党参、橘红、杜仲、枣仁、茯苓、法半夏、玉竹、旋覆花、益智仁、罂粟壳、枸杞、炮姜、炙甘草、沉香、赤糖、红枣、烟灰组成。
③ 首善之区：最好的地方。

余于诊视之先，察其气色；诊视之际，求其精详。是瘟气者，固不敢矫同而立异；非瘟气者，亦不敢舍己而从人。为此谨启慎身君子，于延医调治之时，细加体验，勿为医药所误，是则余之厚望也夫！

用药机要①

医之神良，识病而已；病之机要，虚实而已。虚甚者必寒，实甚者必热。然常病易理，变病难知。形衰神惫，色夭②脉空，而知其虚；形盛神鼓③，色泽脉强，而知其实，不待智者决也。至实有羸④状，误补增疴⑤；大虚有盛候，反泻⑥含冤。阳狂与阴躁不同，蚁迹与发斑有异，似⑦非洞烛玄微者，未易辨也。

服药即得寐⑧

凡治病者，服药即得寐，此得效之征也。正以邪居神室，卧必不安，若药已对证，则一匙入咽，群邪顿退，盗贼甫去，民即得安。此其治乱之机，判于顷刻，药之效否，即此可知。其有误治乱投者，反以从乱，反以助虐，必致烦恼懊恼，更增不快，知者见几⑨，当以此预知之矣。

---

① 用药机要：本条录自明·李中梓《本草通玄·卷下·用药机要》。
② 色夭：原作"夭色"，据《本草通玄》乙正。
③ 神鼓：精神亢奋。鼓，激越，亢奋。
④ 羸：原作"嬴"，据《本草通玄》改。
⑤ 增疴：《本草通玄》作"益疾"，义胜。
⑥ 泻：原作"既"，据《本草通玄》改。
⑦ 似：《本草通玄》作"自"，义胜。
⑧ 服药即得寐：本条录自明·张介宾《景岳全书》卷十八·杂证谟·不寐。即，原作"既"，据《景岳全书》改。下"即"字同。
⑨ 几：苗头。几，原作"机"，据《景岳全书》改。

用药须知

夫治病最难，而用药则尤难。目今药店所卖之药，不依古炮①炙，只徒颜色好看，又真伪杂投，好歹不辨。即或有精通阴阳之医，方能中病，而点名具数之药，不惟无益，反觉有损。譬之五谷，最能养人，或腐朽湿蚀，则反伤人。而药材亦然。故医者病家，药材宜选择，炮炙要精工，二者所关甚大。余是以反复丁宁②，再三提揭③，果能方与药俱尽美尽善，则药到病除，医家病家俱获益无穷矣。然医为性命所关，易学难精，非得高人指示，医中三昧何能了然？是医有性命之学，能调燮阴阳，功补造化，斯为上医。余望举世皆为良医，使天下苍生尽登春台④，何乐如之？彼用药时，必须质坚性全者，方选入手，能人人皆然，处处尽是，庶办买药材之辈，坏药无用，选择自精。推其流弊，皆由病家悭吝⑤，总思价廉，不求功倍。在办药卖药者，概以假药坏药欺人，而病人所服，皆是有损之药，又安能起其沉疴哉？彼未得高人指示之医，用方用药，故每每误人，而不辨药之好歹真伪，不讲究炮炙生熟，以人命为儿戏者，充满宇内。吾愿病家，莫惜银钱，务求上品好药，而医家当细心代为选择，卖药家体贴天良，货真价实，不以假药坏药欺人，庶医持方以治病，病得药以全愈，亦不无小补云尔。

---

① 炮：原作"泡"，据文义改，与下文"炮炙要精工"合。
② 丁宁：嘱咐，告诫。
③ 提揭：犹"提挈"，揭示要领。
④ 登春台：春日登眺览胜之处，喻盛世和乐气象。《老子》："众人熙熙，如享太牢，如登春台。"
⑤ 悭（qiān 签）吝：吝啬；小气。

水弱火弱论①

阳虚者多寒，非谓外来之寒，但阳气不足，则寒生于内也。若待既寒，则火已败矣。而不知病见虚弱，而别无热证者，便是阳虚之候，即当温补元气，使阳气渐回，则真元自复矣。盖阳虚之候，多得之愁忧思虑以伤神，或劳逸不节以伤力，或色欲过度而气随精去，或素禀元气不足而寒凉致伤等证，皆阳气受损之所由也。欲补阳气，惟辛甘温燥之剂为宜，万勿兼清凉寒滑之品，以残此发生之气，如生地、芍药、天麦门冬、沙参之属，皆非所宜，而石斛、元参、知、柏、芩、连、龟胶之类，则又切不可用。

阴虚者多热，水不济火而阴虚生热也。此病多得于酒色嗜欲，或愤怒邪思，流荡狂劳，以动五脏之火，而先天元阴不足者，尤多此病。凡患虚损而多热多燥，不宜热食者，便是阴虚之候。欲滋其阴，惟宜甘凉醇静之物。凡阴中有火者，大忌辛温，如干姜、桂、附、破故纸、白术、苍术、半夏之属，皆不可轻用，即如人参、黄芪、枸杞、当归、杜仲之类，是皆阴中有阳，亦当酌宜而用之。盖恐阳旺水愈消，热增水益涸耳。然阴虚者，因其水亏，而水亏者，又忌寒凉。盖苦劣之流，非资补之物，其有火盛之甚，不得不从清凉者，亦当兼壮水之剂，相机间用，而可止即止，亦防其败，斯得资补之大法。

胞与为怀②

欲救人而学医则可，欲谋利而学医则不可。我之有疾，望医

---

① 水弱火弱论：本条录自《景岳全书·卷十八·杂证谟·虚损》。

② 胞与为怀：本条录自清·费伯雄《医方论·序》。胞与，"民胞物与"之省，语出宋·张载《西铭》"民吾同胞，物吾与也"，犹言泛爱一切人与物；怀，心意，情怀。胞与为怀，即言医家当以爱人为追求。

之救我者何如？我之父母妻子有疾，望医之相救者何如？易地以观，则利自淡矣。利心淡，则良心现，斯畏心生。平时读书，必且研以小心也；临症施治，不敢掉以轻心也。夫而后以局外之身，引而进之局内，而痛痒相关矣。故医虽小道，而所系甚重，略一举手，人之生死因之，可不徹①惧乎？

医医说②

前辈云：医人先当医医。以一医而治千万人，不过千万人计耳；救一医，便救千万人；救千万人，便救天下后世无量恒河沙数③人耳。余所以使学医者，先知医医，方不致误性命，可以积阴骘于冥冥中也。

医必读书④

夫为医者在读书，读而不能为医者有矣，未有不读书而能为医者也。

阴虚有二⑤

夫人生于阳而根于阴，根本衰则人必病，根本败则人必危矣。所谓根本者，即真阴也。人知阴虚惟一，而不知阴虚有二。如阴中之水虚，则病在精血；阴中之火虚，则病在神气。盖阳衰则气去，故神志为之昏乱，非火虚乎？阴亏则形坏，故肢体为之废弛，

---

① 徹：原作"敬"，据《医方论》改。
② 医医说：本条录自清·陈修园《医学三字经》，末句略有改动。
③ 恒河沙数：本为佛教语。形容数量极多，像恒河里的沙子那样无法计算。
④ 医必读书：本条录自《灵枢经》宋·史崧序，文字略有变动。
⑤ 阴虚有二：本条录自明·张介宾《类经·卷十五·疾病类》。

非水虚乎？今以神离形坏之症，乃不知水火之源，而犹以标治，鲜不危矣！

病有奇恒①

病生于外感、内伤，人所共知，而奇恒之病，知之者鲜矣。奇恒者，异于恒常也。俗医不知奇恒之因，见脉和缓，而用平易之剂，此又何异于毒药乎？余故曰：服平和之药而愈者，原不死之病，勿药亦可；服平和汤而后成不救者，医之罪也。

论肝无补法②

足厥阴肝，为风木之脏，喜条达而恶抑郁，故《经》云"木郁则达之"是也。然肝藏血，人夜卧则血归于肝，是肝之所赖以养者血也。肝血虚，则肝火旺。肝火旺者，肝气逆也。肝气逆，则气实，为有余，有余则泻，举世尽曰伐肝，故谓肝无补法。不知肝气有余不可补，补则气滞而不舒，非云血之不可补也。肝血不足，则为筋挛，为角弓，为抽搐，为爪枯，为目眩，为头痛，为胁肋痛，为少腹痛，为疝痛诸症。凡此皆肝血不荣也，而可以不补乎？然补肝血，又莫如滋肾水。水者木之母也，母旺则子强，是以当滋化源。若谓肝无补法，见肝之病者，尽以伐肝为事，愈疏而愈虚，病有不可胜言矣。故谓肝无补法者，以肝气之不可补，而非谓肝血之不可补也。

"痢""利"二字

按古方书中，"痢""利"二字通用。《伤寒论》中治利之法，

---

① 病有奇恒：本条录自《医学实在易·卷三·里证·阴虚下痢诗》。
② 论肝无补法：本条录自明·张介宾《质疑录·论肝无补法》。

有治泄利之方，有治滞下利之方，有治洞泻利之方，皆统治之曰下利。而治之之法，有上焦、中焦、下焦，因寒、因热，气分、血分之不同。学者熟读《灵枢》《素问》《伤寒》《金匮》等书，自能得其一贯之理焉。

伤寒痘疹痈毒辨①

许学士曰：能医伤寒，即能医痘疹；能医痘疹，即能医痈毒。盖能医伤寒者，知表里、阴阳、寒热、气血、邪正、虚实耳。伤寒之邪，从外而内；痘疹之毒，从内而外。若夫痈毒，有因于风寒暑湿之外袭者，有因于喜怒饮食之内伤者。是以伤寒、痘疹、痈毒，皆当审其表里虚实而治之。如痘症之表实者，当清解其表，里实者，即疏利其里；血热者凉血，气逆者理气；邪毒盛者，急宜清热解毒，正气虚者，又当兼补其正焉。气虚者补气，血虚者补血，表虚者固表，里虚者补里，是以治痘有寒热温凉之方，有攻解补泻之法。盖泻者泻其热毒，补者补其正虚。昔钱氏②痘方多用清凉，谓当清热解毒为要；陈氏③专用温补，谓血气充足而后能化毒成浆。此皆偏执一见，而不得中正之道者也。故为儿医者，当以二氏之方折中其间，审其邪正虚实而治之，万无一失矣。至于痈毒之症，与痘疹无二，而治法亦同。如阴毒在内而不起发者，即痘毒之内陷也；根盘收敛而高耸者，即痘之界地分明而起胀也；脓稠者，即痘之浆厚也；无脓者，即痘毒之不化也；能食者，即痘毒之尽发于外也；不能食者，毒气尚壅滞于内也；收口者，即

---

① 伤寒痘疹痈毒辨：本条录自清·张志聪《侣山堂类辨·能医伤寒即能医痘疹、能医痘疹即能医痈毒辨》。

② 钱氏：指钱乙，北宋名医，著有《小儿药证直诀》。

③ 陈氏：指陈文中，北宋名医，著有《小儿痘疹方论》《小儿病证方论》。

痘之结痂也；臭烂者，即痘之坍烂不收也。或解或攻，或补或泻，当以治痘之法治之。古来疡医咸以为痛痒疮疡皆属于火，惟以寒凉之药治之，或毒反冰伏而不起者，或始终用攻利之药，致正气虚脱而后成不救者。噫！为儿医疡医者，能潜心于《灵》《素》、仲景诸书，功德无量矣。

认疫治疫要言①

认疫之法②，较诸正伤寒、风温、温热、湿温、暑暍等门，迥乎大异者，即疫也；脉症不必大凉，而服大凉之药，似有害而终无害者，即疫也；脉症可进温补，而投温补之剂，始似安而渐不安者，即疫也。

至于治疫之法，总以"毒"字为提纲，凭他如妖似怪，自能体会无疑。君如不信，试观古今治疫之方，何莫非以解毒为主？吴又可之早用大黄，非解毒乎？张路玉之酷喜人中黄，而以童便配葱、豉为起手方，非解毒乎？叶天士之银花、金汁必同用，非解毒乎？至于犀角、黄连、生甘草等味，十方九用，非解毒乎？故嘉言喻氏有要言不繁，曰：上焦如雾，升而逐之，佐以解毒；中焦如沤，疏而逐之，佐以解毒；下焦如渎，决而逐之，佐以解毒。观其旨，上中下则有升疏决之异，而独于解毒一言，叠叠紧接，不分彼此，岂非反复丁宁，示人以真谛也哉？

---

① 认疫治疫要言：本条录自《吴医汇讲·卷六·认疫治疫要言》，个别文字有改动。原作者为顾祖庚。

② 认疫之法：《吴医汇讲》原作"疫疠之证，病家每每忌讳，医家故不明言，然口虽不必明言，心内还须认清，若认之不清，不但用药无效，而且开口便差。认疫若何？于闻见中但有两三人病情相同者，便要留心。留心若何？病有来踪去迹，怪怪奇奇，传变迟速，不近情理"。徐氏改作此四字，遂令文义不明。

外感内伤①

医书论外感内伤，莫不以内伤为不足矣。然劳倦伤有不足者，若饮食则有余者多，所以云内伤者，明其不因于外感耳，非以外感为实，内伤为虚也。

郁无虚病②

余按③：世间郁病最多，达、发、夺、泄、折，皆治郁法也，故凡郁无虚症。按④：郁之未成，其初甚微，可呼吸按导而去之。若强补而留之，留而不去，遂成痼疾。此谓病成即难去矣。又按⑤：养生之与去病，本自不同。今之医者，动以补剂去病，宜乎有害而无效也⑥。

果子药⑦

予每观世哑科疗病，至虚不多用参、附之属，至盛不多用硝、黄之辈，特主平稳之剂。至其危殆，不敢自省，然而以此驰名致

---

① 外感内伤：本条录自《世补斋医书·文十六卷·下工语屑》。

② 郁无虚病：本条录自《世补斋医书·文十六卷·下工语屑》，文字有改动。

③ 余按：此二字为徐氏所增。

④ 按：《世补斋医书》原作"张戴人曰"，徐氏改作一"按"字。

⑤ 又按：《世补斋医书》原作"戴人又曰"，徐氏改作"又按"二字。

⑥ 今之……无效也：《世补斋医书》原作"今人欲以补剂去病，宜乎不效"。

⑦ 果子药：本条录自《医賸·卷上·果子药》，文字有改动。

富者颇多。小儿医痘①，首善②咸推某矣。某用药极平易简少，俗所谓果子药。渠所谓吉凶分数，约日不差，人以此服之。予曰：此自其眼力高耳，胸中定耳。渠知痘无药也，顺不必服，逆庸服，险症亦只须果子药，可保无后怨。《仓公传》云：秦越人非能生人，人自当生者，秦越人能使之不死耳。此又可为一不必服药之明征矣。

矢　医③

吕东庄④《医贯评》云：热既入里，离表已远，驱出为难，故就大便通泄其热，从其近也。得汗而经热从汗解，非汗为害而欲袪之也；便矢而腑热从矢出，非矢为难而欲攻之也。医不察此，专与糟粕为敌，自始至终，但知消克泻下之法，求一便矢，以毕其能事，夭人生命。如是者曰矢医。近来辇毂⑤矢医极多，可叹矣！

---

①　小儿医痘：此前《医媵》原有"不特斯邦，尝阅明江邦申岁寒社《耳目日书》云"之文。

②　首善：《医媵》原作"杭城"，盖是引《耳目日书》之语，而徐氏改作"首善"。

③　矢医：本条录自《医媵》卷上·矢医，文字有改动。矢，通"屎"。《史记·廉颇蔺相如列传》："廉将军虽老，尚善饭，然与臣坐，顷之，三遗矢矣。"司马贞索隐："矢，一作屎。"

④　吕东庄：原作"徐东庄"，《医媵》同，考作《医贯评》者有吕东庄（即吕留良），且丹波元简《素问识·灵兰秘典论》"十二官"条曾引其说，故据改。

⑤　辇毂（niǎngǔ 捻古）：皇帝的车舆，此代指京城。《医媵》原作"斯邦"，指日本。

李士材治血①

近得《古今图书集成》，于《艺术典·医部汇考》一门遍读之，中有载李中梓语一条，云：予于诸血症之始，率以桃仁、大黄行血破淤之剂，折其锐气而后区别治之。虽获中病，然犹不得其所以然也。后遇四明②故人苏伊举，论诸家之术。伊举曰：吾乡有善医者，每治失血蓄妄，必先以快药下之。或问：失血复下，虚何以当？则曰：血既妄行，迷失故道，若不去蓄利淤，则以妄为常，曷以御之？且去者自去，生者自生，何虚之有？予闻之愕然，曰：名言也。昔者之疑，今释然矣。

观此一条，于血症一门，当知所变通也。俗医不明此理，一见失血，不问虚实，便用止涩，以致当去之瘀血不去，淤塞于内，即变生诸弱症，可不畏哉！

论治病不出气血痰郁③

人身之病，变端无穷，其治法则千态万状，有不可以一例拘者。丹溪之治病也，总不出乎气血痰三者，三者之中，又多兼郁。气用四君子，血用四物汤，痰用二陈汤，郁立越鞠丸以为定法。王节斋④极言之，而庸工学步邯郸，亦遂执此以为医之能事尽此

---

① 李士材治血：本条首段录自《世补斋医书》文十九卷·论李士材《医宗必读》以诸血证尽入虚劳门，末段为徐氏所撰。据《证治准绳·杂病·诸血门》，此论出自撄宁生《卮言》，或是滑寿之事，而与李中梓无涉。因《古今图书集成》转录时未明言出自《卮言》，且载于李中梓医论之后，致陆懋修误记于李氏名下，而徐氏承其误。

② 四明：今浙江鄞县。

③ 论治病不出气血痰郁：本条录自《质疑录·论治病不出气血痰郁》。

④ 王节庵：即王纶。纶字如言，号节庵，明代医家，著有《明医杂著》。

矣。夫丹溪之言，不过挈其大纲论之耳。若谓气病治气，血病治血，痰病治痰，郁病治郁，又何难哉？

外感内伤①

外感、内伤，为证治两②大关键，然去其所本无，复其所固有，两言可尽之。盖六淫外袭，身③中气血，日失和平，一切外感有余之症，有须汗吐下和之治，皆是去其所本无也。若七情受伤，腑脏有损，身中气血，日就亏耗，一切内伤不足之症，有须滋填培补之治，皆是复其所固有也。

外感挟食④

凡外感病，挟食者颇多，当思食为邪裹，散其邪则食自下。若杂消导于发散中，不专达表，胃汁复伤⑤，因而陷闭者有之。至若风多挟暑湿寒，或挟燥火，或恼怒，或劳倦，或房事，及肝气、宿瘕、诸血症，皆外感病之⑥不无有挟者，所贵随症制宜，斟酌尽善，庶无差误也。

气血痰郁四论⑦

杂症主治四字者，气、血、痰、郁也。丹溪治法，气用四君

---

① 外感内伤：本条录自《吴医汇讲·卷三·管见刍言》，原作者为清代医家何学渊。

② 两：原作"内"，据《吴医汇讲》改。

③ 身：原作"自"，据《吴医汇讲》改。

④ 外感挟食：本条录自《吴医汇讲·卷三·管见刍言》，原作者为清代医家何学渊。

⑤ 复伤：原作"伤复"，据《吴医汇讲》乙正。

⑥ 病之：原作"之病"，据《吴医汇讲》乙正。

⑦ 气血痰郁四论：本条录自清·程国彭《医学心悟·卷一·杂症主治四字论》。

子汤，血用四物汤，痰用二陈汤，郁用越鞠丸，参差互用，各尽其妙。薛立斋从而广之，气用补中，而参以八味，益气之源也；血或四物，而参以六味，壮水之主也；痰用二陈，而兼以六君，补脾以胜湿，治痰之本也；郁用越鞠，而兼以逍遥，所谓以一方治木郁，而诸郁皆解也。用药之妙，愈见精微。以愚论之，气虚者宜四君辈，而气实者，则香苏、平胃之类可用也；血虚者宜四物辈，而血实者，则手拈、失笑之类可用也；寻常之痰，可用二陈辈，而顽痰胶固，致生怪症者，自非滚痰丸之类不济也；些小之郁，可用越鞠、逍遥辈，而五郁相混，以致腹膨肿满、二便不通者，自非神佑、承气之类弗济也。大抵寻常治法，取其平善，病势坚强，必须峻剂以攻之，若一味退缩，则病不除，而不察脉气，不识形情，浪施攻击，为害尤烈。务在平时，将此气血痰郁四字，反覆讨论，曲尽其情，辨明虚实寒热，轻重缓急，一毫不爽，则临症灼然，而于治疗杂症之法，思过半矣。

辨脾胃升降[①]

余尝考治脾胃莫详于东垣，求东垣治脾胃之法，莫精于升降。夫升降之法易知，而升降之理难明。其在《经》曰：脾胃为仓廪之官，五味出焉。盖脾主生化，其用在于无形，其属土，地气主上腾，然后能载物，故健行而不息，是脾之宜升也明矣。胃者，水谷之海，容受糟粕，其主纳，纳则贵下行，譬如水之性，莫不就下，是胃之宜降也又明矣。故又曰：清气在下，则生飧泄；浊气在上，则生䐜胀。夫清气何？盖指脾气而言。不然，何以在下

---

① 辨脾胃升降：本条录自《吴医汇讲》卷七·辨脾胃升降，原作者为清代医家王鸣岗。辨，原作"辩"，据《吴医汇讲》改，与文中"以辨其升降之理如此"句合。

则飧泄也？其浊气何？盖指胃气而言。不然，何以在上则膜胀也？是非可为脾升胃降之一确证乎？由此而推，如仲圣所立青龙、越婢等方，即谓之升脾之清气也可；其所立三承气诸方，即谓之降胃之浊气也无不可。触类引伸，理原一贯，先圣后圣，其揆①一也。考东垣所著补中益气、升阳益胃各方，其论虽详于治脾，略于治胃，而其意则一脏一腑，升降各有主治，显然不可混者。其与先圣之理，又何尝相悖？而后先辉映，足以发明千古，良可师也。苟其颠倒错施，俾升降失宜，则脾胃伤；脾胃伤，则出纳之机失其常度，而后天之生气已息，鲜不夭札生民者已。余偶读东垣书，详究脾胃，以辨其升降之理如此。

论犀角升麻②

按：朱南阳③有如无犀角以升麻代之之说，以其同于一透也。朱二允④以此二味升降悬殊为辩，余谓尚非确论。夫犀角乃清透之品，升麻乃升透之味，一重于清，一重于升，其性不同，其用自异，未尝闻有异而可代者也。若夫风寒壅遏，疹点未透者，斯为升麻之任；而温邪为病，丹斑隐现者，又系犀角之司。如以升麻为代，其肺气热者，必致喉痛，甚增喘逆；营分热者，必致吐血，轻亦龂宣⑤。其误若此，岂可代乎！又，角生于首，故用为透剂，

---

① 揆：准则，原则。

② 论犀角升麻：本条录自《吴医汇讲·卷三·论犀角升麻》，原作者为清代医家唐迎川。

③ 朱南阳：指北宋名医朱肱。肱著有《南阳活人书》，故后世以朱南阳称之。

④ 朱二允：清代医家，生平不详。

⑤ 宣：病名，即牙宣。

二允以为下降之品，亦不可不辩①。余非敢轻议②前辈，实出婆心之不禁耳，故谨论之。

脏腑长短辩③

读《难经·四十二难》，有脏腑之长短、轻重、广狭、受盛之数，余窃以为未必然。如人轻重、长短不齐，饮食多寡不一，即可类推也。即长短，尚有以中指屈曲而取中节之罫角④以量之论，而受盛水谷之升合迥然各异。可见吾侪⑤看书，要在圆通活泼，未可拘泥成说也。

互相抵触⑥

读古人书，须识其补偏救弊，一片苦心。互相抵触，即是互相阐发处，所贵多读多看，融会贯通，由博反约，以求理明心得，临症无望洋之苦是已。若好为指摘，弃瑜录瑕，殊失钦承前哲之道，至矜家秘而执成法，头痛医头，寻方觅药，一切无方之书，置之高阁，此又孟浪之流，不足与语斯道者矣。

去宿食⑦

按：伤食恶食，人所共知，去宿食则食自进，老少同法。今

① 辩：原作"辨"，据《吴医汇讲》改。
② 议：原作"义"，据《吴医汇讲》改。
③ 脏腑长短辩：本条录自《吴医汇讲·卷三·脏腑受盛辩》，原作者为清代医家唐迎川。
④ 罫（guǎi 拐）角：此指中指中节的长度。罫，围棋盘上的方格。
⑤ 侪（chái 柴）：辈，类。
⑥ 互相抵触：本条录自《吴医汇讲·卷三·管见刍言》，作者为清代医家傅学渊。
⑦ 去宿食：本条录自徐灵胎《洄溪医案·外感停食》。

之医者，以老人停食不可消，止宜补中气，以待其自消，此等乱道，世反奉为金针，误人不知其几也。

谵语辩^①

谵语，乃心主神气内虚。言主于心，非关于胃。胃燥谵语而用承气汤者，乃胃络不能上通于心。胃气清而脉络能通之义，今人不明。少阴谵语，凡解谵语定属阳明，谓法当下，岂理也哉？

小便辨^②

小便不利，诸家解释，俱属膀胱，谓经云：膀胱者，州都之官，津液藏焉，气化则能出矣。夫气化则出者，言膀胱津液得太阳阳热之气，化膀胱之寒水，而后能出于皮毛，非津液下出之谓也。盖外出者，津液也；下出者，水道也。经云：三焦者，决渎之官，水道出焉。是小便注于膀胱而主于三焦。《伤寒论》热结膀胱，则以小便通闭而验血证，其余小便通闭，俱属三焦。

陶节庵^③

按：节庵所著《伤寒六书》，尽易仲景原方，参合后贤治法，在后人诚为便用，故世之嗜节庵者胜于仲景，以节庵为捷径，以仲景为畏途。节庵之书行，而仲景之书晦。如节庵者，可谓洁古、海藏辈之功臣，而在长沙，实为操莽^④也。本集采节庵之论颇多，然不能无遗议者，以节庵之功罪，不妨互见于世也。

---

① 谵语辩：本条录自张志聪《伤寒论集注·凡例》。
② 小便辨：本条录自《伤寒论集注·凡例》。
③ 陶节庵：本条录自《医方集解·发表之剂·桂枝汤》汪昂按语。
④ 操莽：指曹操、王莽。在封建正统观念看来，此二人为汉室之贼，故有此喻。

霍　乱①

张隐庵以"霍"作"藿"，未知何据。吴鹤皋云：手挥霍而目瞭乱，名曰霍乱。余按：此属臆解。《病源候论》云：霍乱者，由人温凉不调，阴阳清浊二气，有相干乱之时，其乱在于肠胃之间者，因遇饮食而变，发则心腹绞痛。其有先心痛者，则先吐；先腹痛者，则先利；心腹并痛者，则吐利并发。霍乱，言其病挥霍之间，便致撩②乱也。《文选·文赋》：纷纷挥霍。李善注：挥霍，疾貌。

失喑有二③

一曰舌喑，乃中风舌不转运之类是也；一曰喉喑，乃劳嗽失音之类是也。盖舌喑但舌本不能转运言语，而喉咽音声则如故也；喉喑但喉中声嘶，而舌本则能转运言语也。唐慧琳《藏经音义》④云：喑者，寂然而无声；哑者，有声而无说，舌不转也。其疗治之法，详于各书中，当细阅之。

鼠　瘘⑤

吴鹤皋云：鼠瘘，寒气陷脉为瘘，其形如鼠也。为病令人寒

---

① 霍乱：本条录自《素问识·通评虚实论》"霍乱"条，文字有改动，最重要一处是改"简按"为"余按"。

② 撩：原作"瞭"，据《素问识》改。

③ 失喑有二：本条录自《素问识·宣明五气》"搏阴则为喑"条，末句为徐氏所增。

④ 藏经音义：指《一切经音义》。

⑤ 鼠瘘：本条录自《素问识·骨空论》"鼠瘘寒热"条，且改"简按"为"余按"。

热。余按：《灵枢①·寒热》篇云：寒热瘰疬在于颈腋者，皆何气使生？岐伯曰：此皆鼠瘘寒热之毒气也，留于脉而不去者也。张②注云：瘰疬者，其状累然，而历贯上下也，故于颈腋之间皆能有之。因其形如鼠穴，塞其一复穿其一，故名之为鼠瘘。盖寒热之毒留于经脉，所以联络不止，一曰结核。连续者为瘰疬，形长如蚬蛤者为马刀。朱震亨曰：瘰疬不作寒热者可生，稍久转为潮热者危。是也。《淮南·说山训》：狸头愈鼠，鸡头已瘘。《说文》：瘰，漏创也；瘘，肿也，一曰久创。知是二字俱漏疮之谓。盖其状累然，未溃者为瘰疬，已溃而脓不止者为鼠瘘。

带下瘕聚③

吴鹤皋云：带下，白赤带下也；瘕聚，气痛不常之名。马元台④：瘕聚者，乃积聚也。《大奇论》曰：三阳急为瘕。按：后世有八瘕者，亦因七疝之名，而遂有八瘕名目，即蛇瘕、脂瘕、青瘕、黄瘕、燥瘕、血瘕、狐瘕、鳖瘕是。《内经》无之。张志聪云：瘕者，假血液而时下汁沫；聚者，气逆滞而为聚积也。高士宗云：带下，湿浊下淫也；瘕聚，血液内瘀也。

余按：赤白带下，昉⑤见于《病源》。而古所谓带下，乃腰带以下之义，疾系于月经者总称带下。《史记》扁鹊为带下医，《金匮》有带下三十六病之目，可以见也。虞庶注《二十九难》云：

① 枢：原作"素"，据文义改。

② 张：指明代医家张景岳。

③ 带下瘕聚：本条录自《素问识·骨空论》"带下瘕聚"条，文字有改动，最重要一处是改"简按"为"余按"。

④ 马元台：即马莳，明代著名医家，字仲化，又字玄台，后人为避康熙讳，改为元台。

⑤ 昉（fǎng 访）：开始。

瘕者，谓假于物形是也。

脏　燥①

　　孕妇喜笑怒骂如见鬼神，非颠狂也，乃脏燥，书有明言。《金匮》用甘麦大枣汤，乃真神验。余常用此方治男妇室女无端而病，如颠如狂者，随手皆应，乃知古人制方神奇，又知脏燥不仅胎病。惜世人误作颠狂邪祟，至使病者不死于病而死于药，死于医，可叹也。故先医有言：学医先学认证。认证矣，尤须谨于用药。

治吸食洋烟病要法②

　　近来人有烟瘾，治病与无烟瘾有别。有烟瘾者，食后即侧卧吸烟，知其胃脘停食也；瘾半过，口干而饮茶水，旋又侧卧吸烟，知其胸间停水也。爱食水果生冷，腹中多湿寒也。烟火作热，因燥化痰而伤肺；寒食作积，夹湿成滞而伤脾。渗湿化痰，润燥消积，固肺健脾，乃治瘾者要法。

扶　阳③

　　今人只是爱服清凉药④，动云我有火病，难服辛温之品。后延之医，悉皆趋承附和，不言上焦有火，即云中下积热，及至委顿，亦不知变迁。或遇明眼之医，略启扶阳之论，不觉彼此摇头，左

---

　　① 脏燥：本条录自《王氏医存·卷十二·脏燥》。

　　② 治吸……要法：本条录自《王氏医存·卷十三·治吸食洋烟病要法》，首句为徐氏所增。

　　③ 扶阳：本条大字部分录自《扁鹊心书·卷上·须识扶阳》清·胡珏按语，小字部分为徐氏所增。

　　④ 爱服清凉药：《扁鹊心书》作"爱趋死路"。

右顾盼，不待书方，而已有不服之意矣。比岁冬初，请醇邸①脉，余用桂枝，诸医皆为②不宜。后服至十数剂，剂剂皆有桂枝，并用附子等，连服多日，精神、饮食、安寐俱见起色，并觉身体作痒，此皆阳气有回转之兆。俗医不知，偏用滋阴蛮补之味，以致药日投而病愈重，不知早为变迁，诚可谓下愚不移也。生今之世，思欲展抱负，施桂、附尚且难入，而针砭灼艾之说，更断乎不能行也。

经络③

近世时医，矢口言经络部位乃外科治毒要法，方脉何借于此？嗟嗟！经络不明，何以知阴阳之交接、脏腑之递更？疾病情因，从何审察？夫经络为识病之要道，尚不肯讲求，焉望其宗主《内经》，研究《伤寒》，识血气之生始，知荣卫之循行，阴阳根中根外之理？不明神机或出或入之道，不识师徒授受，唯一《明医指掌》《药性歌括》，以为熟此尽可通行，用药误人，全然不辨。或遇明医，揤捂扯拽④，更将时事俗情乱其理，谈恐露出马脚，唯一周旋承奉。彼明理人，焉肯作恶，只得挽回数言，以盖其误。如此时医，诚为可耻。

痧症治法⑤

今所谓痧疾者，乃六淫邪毒、猛恶厉气所伤。凡所过之处，血气为之凝滞不行，其症或见身痛，心腹胀满绞痛，或通身青

---

① 醇邸：指醇亲王奕譞（1839—1890），咸丰帝同母弟，光绪帝生父。
② 为：通"谓"。《墨子·公输》："宋，所为无雉兔狐狸者也。"《战国策·宋策》"为"作"谓"。
③ 经络：本条录自《扁鹊心书·卷上·当明经络》清·胡珏按语。
④ 揤（zhī知）捂扯拽：言信口胡说。揤捂，支撑。扯拽，胡扯。
⑤ 痧症治法：本条录自清·陈修园《金匮方歌括·卷三·腹满寒疝宿食方附方·外台走马汤》，为清·林士雍按语。

紫，四肢厥冷，指甲色如靛青，口禁①牙关紧闭，不能言语，或心中忙乱，死在旦夕。是邪毒内入矣，宜泻其毒，或刺尺泽、委中、足十指，必使络脉贯通，气血流行，毒邪自解矣。轻者即用刮痧之法，随即服万病解毒丹，即药肆中所制紫金锭。或吐，或下，或汗出，务使经气流通，毒邪亦解。或吐泻不止，腹痛肢厥，大汗，脉微欲绝者，宜用白通汤、通脉四逆汤、四逆汤等，以回阳气，以化阴邪，庶毒厉之邪渐消。若口不开者，当从鼻孔中灌之。《集验良方》有云：行路之人，路中犯此痧症者，不得不用刮痧之法。刮后或其人不省者，宜用人水尿拌土，将此土环绕脐中，复使同行之人向脐中溺之，使中宫湿，则气机转运，血脉流行矣。

痧症辨②

尝考医籍，除圣经贤论外，凡诸家之论，多首标病名，次列症状，继以方药。若某病因于某邪，故现某症，全不辨晰叙明，未尝不废书三叹。如《医方集解》之方下，所注治某病某病，而不道其所以然，浅学不辨宜否，因而误人。虽自欠究心，亦古书有以害之也。即如痧证之名，起于后世，古方书名干霍乱。霍乱者，感杂错邪气，上吐下泻，挥霍撩乱也。其邪闭结，欲吐不能，欲泻不得，而有暴绝之虞，则名干霍乱也。如邪留营卫，按经穴刮之，气血流行，邪从毛孔而泄，肤现红点沙子，后世痧症之名所由起也。上古治外邪，多用针砭。今之挑痧、放痧，亦针砭之意耳。若近俗所称吊脚痧者，即古书所谓霍乱转筋也。转筋入腹

---

① 禁：通"噤"。闭口不言。前蜀杜光庭《墉城集仙录·徐仙姑》："诸僧一夕皆僵立尸坐，若被拘缚，口禁不能言。"

② 痧症辨：本条录自《医门棒喝·卷四·痧胀论》，文字有改动。

者死。因邪入脏，由肝传脾，木克土为贼邪，肝主筋，脾位于腹，故转筋入腹则死。治法必辨六气之因、虚实之异，非可通套混治。每见有名专科治痧者，虽常见效，但不明六气为病之因，凡遇头胀、胸闷、腹痛等症，概指为痧，混用辛散开窍、破气破血之药，致气血伤残，邪仍不解。其所以名专科者，惟习痧症《玉衡》《大全》等书，而圣经所论阴阳六气之理未曾体究，但知其病用某方，某方治某病。若其症其因，千变万化，似是而非者，则莫能辨也。痧胀书始于近代，补古未备，原有济世之功，惜未详论六气之理，以明其源，但称为痧，而叙证状，多列名目，浅学未能细辨，每与杂病牵混。夫痧者，杂症中之一症，今名目多于杂症，使人目眩而莫知其绪。如吴又可之论瘟疫，亦不明六气变化之因，混指温病为瘟疫，悖经旨而误后学，余于"释'瘟'"中略已辨之①。若痧症之因，实与瘟疫一类，以其邪气郁遏，故变症尤多卒暴，如《内经》云"厉大至，民善暴死"是也。要皆不出六气与秽恶酿成，故夏秋常多，冬春较少，而一方中病状相类，亦如瘟疫之传染。惟瘟疫由膜原传变，痧症之邪，浅深不一，皆由郁闭使然。现症不同，其为疫邪则同也。以六气错杂闭郁，但开其郁即为治痧之大法。然不识六气为病之理，则必误将杂病作痧而治。虚实不分，混投痧药，斯害也已。古人著书之心，原欲济世，不善读者，多以滋害。《孟子》曰：尽信书则不如无书。倘不明圣经源流，则难免因名昧实之弊，操术者不可不察焉，岂独痧症、瘟疫而已哉？

---

① 余于"释'瘟'"中略已辨之：《医门棒喝》作"予于'温暑提纲'已详辨之"。

虚秘治法①

余历观古人用通药，率用降气等药，盖肺气不下降，则大肠不能传送。又老人虚人，津液少大便秘，经云涩者滑之。又有肝阳虚风上旋，血燥便秘，以息风调中助少阴肾药为治。今人学不师古，妄意斟酌，每至大便秘燥，不问虚实，即以快药荡涤之，以阴药滋补之，必致旋秘旋开，兼生他病，可不慎哉！

医药不可偏执论②

近时学医者，拘守一家，偏执己见，殊不知时有寒暑，地有燥湿，贵贱贫富，虚实有别，老壮妇儿，强弱各异。况人之素禀，有阴阳之偏胜；病之流布，有今古之不均。或一人之身而寒热各位，病之传化又首末殊情，疾症之所以万变而不可穷极也。是以药之补泻温凉，治之擒纵缓急，倘举一而废百，其贻害不可胜道。奈何今世医家，往往坚持异说，胶柱不移。如学刘张朱李四家，断断然③务立门户，最不能无偏。故元儒许鲁斋《论梁宽甫病症书》，既辨其失曰：近世论医，有主河间刘氏者，有主易州张氏者。张氏用药，依准四时阴阳升降而增损之，正《内经》"四气调神"之义。医而不知者，妄行也。刘氏用药，务在推陈致新，不使少有拂郁，正造化新新不停之义。医而不知者，无术也。然而

---

① 虚秘治法：本条除"又有"一句二十四字外，前后文字皆录自宋·陈自明《妇人大全良方·卷八·妇人大便不通方论第六》所引初虞世之语，而文字略有改动。

② 医药不可偏执论：本条除段首"近世学医者"以下十六字与段末"随其人之脏腑虚实"等九十五字为徐氏所增，其他文字皆录自《药治通义·卷一·用药勿偏执》丹波元坚按语，而文字颇有改动。

③ 龂（yín 垠）龂然：争辩貌。《史记·鲁周公世家论》："甚矣鲁道之衰也！洙泗之间龂龂如也。"

主张氏者，或未尽张氏之妙，则瞑眩之剂，终莫敢投，至失机后时而不救者多矣。主刘氏者，或未悉刘氏之蕴，则劫效目前，阴损正气，遗祸于后日者多矣。能用二家之长，而无二家之弊，则殆庶几乎！真达者之见，后学之炯戒。若缪仲淳、李念莪诸人，又谓后世元气转薄，治当以补养为主，出《神农本草经疏》《医宗必读》。而其弊失之畏葸①。又此间有借口古方者，谓病皆有毒，治当以攻伐为主，而其弊失之疏暴。余早尝②谓《素问》之叙年寿，与今时不异，明是人之禀赋，固无今古之差，则不可言后世专宜补药。唐笠山《吴医汇讲》有管凝斋《古今元气不甚相远说》，其意与余所见者③符。轩岐之书，间及调养；仲祖之方，不乏救阳。而病之属虚者，非填补不能愈，则不言治病专在攻伐，可谓持正之言矣。大抵医者先入为主，偶有屡次得效之药，则僻意倾倒，滥用也不顾。或张皇其说，诧以传世，则自误误人，其为害又岂可胜道哉！学者深惩前辙，潜研轩岐、仲景之法，旁及诸家之所长，反覆寻讨，裒④以为我用，平心静气，务消除门户之见。每对病者，精加甄辨，随其人之脏腑虚实，阴阳寒热，按六经之法，遵仲景之方。设或偶有不合，亦必兼以诸大家之论出入其间，以意消息治之。此权衡在我，头头是道，幸勿拘执偏补偏攻之法。随症施方，神而明之，变化由人，是即医之能事矣。其一家之言，何足深信也。

烦　躁⑤

同一烦躁也，太阳之烦躁用青龙，阳明之烦躁用白虎，少阴

---

① 畏葸（xǐ 喜）：畏惧。
② 余早尝：《药治通义》原作"故祖考蓝溪府君，尝著《平言》一篇，以纠驳之。大旨"，可知其本是丹波元坚祖父丹波元惠的观点。
③ 余所见者：《药治通义》原作"祖考"，指丹波元惠而言。
④ 裒（póu 抔）：聚集。
⑤ 烦躁：本条录自《世补斋医书·文十六卷·下工语屑》。

之烦躁用真武，故所贵乎分经者知其异，尤在知其同也。

咳　嗽①

　　凡咳嗽初起，多因风寒。经云：皮毛者，肺之合也。余每见今人患此症，不知解肌，遽投六味，若加五味、麦冬之类，为祸更烈。是闭门逐寇也，必变成痨。可不慎哉！

---

　　① 咳嗽：本条录自清·陈修园《医学从众录·卷一·虚痨续论》，末句四字为徐氏所增。

卷　二

桂为诸药先聘通使

　　人手之骨节，左右各十八，合之为三十六；足之骨节，左右各十八，合之为三十六。合计四肢骨节七十二，七十二候，七十二节，天人同具此数也。七十二节属四肢，四肢属脾胃。胃为坎，坎为月，月为戊，戊为土，土生水，水归海，海起潮，潮应月。月至中秋而愈明，潮至中秋而特大。桂至中秋而自芳，则又何必月中之桂，亦何必非月中之桂。凡字从肉旁者作月，月桂即肉桂。肉桂即箘桂，箘从囷，廪之圆者为囷，箘桂其圆如竹。箘桂即今之肉桂、厚桂也。然生发之机在枝干，故仲祖方中所用俱是桂枝，即牡桂也。《神农本草经》云：箘桂，味辛温，主百病，养精神，和颜色，为诸药先聘通使。先聘通使者，取乎圭之义也。桂字从圭，圭所以通信，信为土德，故从土。何休《公羊传》注云：月者，土地之精也。潮以时至而有信，桂得中央土臭之香，当月明潮应之秋，而桂也飘香，则桂之为物可知也。月也，潮也，桂也，皆通乎土者也，故桂为诸药先聘通使也。坤坎皆土，故字皆从土。《先天图》坎位乎正西，邵子①以土系之坎，而谓水生于土。此所以月生于西，而潮亦自西而趋东，桂亦取乎桂林西土所产也。《后天图》坤亦位乎西南，先后天一理也。月之生明，惟赖此震之一阳，震三生木，桂为木也。《难经》谓肝木主色，邵子谓木之神不二，《说文》谓桂为百药之长，则桂之主百病、养神、和颜色也固宜。

---

　　① 邵子：指北宋理学家邵雍。字尧夫，谥号康节，著有《皇极经世书》《伊川击壤集》等。

又节者，即关节也。两肘、两腋、两髀、两腘，皆机关之室；周身三百六十五节，皆神气之周行。桂助君火之气，使心主之神而出入于机关，游行于骨节，故主利手足步履动转维艰也。时医以桂枝发表，禁不敢用。自唐宋以后，罕有明其旨，所以余用桂枝，宜其招谤也。噫！桂枝之屈于不知己也，将何时得以大申其用哉！

龟　板①

冯梦祯②《快雪堂集》载：王节斋③先生素工医，抚蜀时患虫病，访知青城山有隐者能治，招之不来，乃躬造之。一宿隐者脉之，云：此虫病也。问何以致此？乃诘其尝所服药。云：素服补阴丸。曰：是矣。其虫乃龟板所致。龟久生之物，惟败板入药，不得已用生解者，须酥炙极透，应手如粉者良。少坚，得人之生气，其生气复续，乃为虫耳。此非药饵所治，公自今寿尚可三年，犹及生子。公遂归，三年生子而卒。龟板良药，制法一乖，取祸如此。以节斋之善医，尚有此失，医可轻言哉？按：王节斋《本草集要》云：龟乃阴中至阴之物，禀北方之气而生，故能补阴血不足。又方家以其灵于物，故用以补心甚效。此说盖出于丹溪，王氏深信丹溪，不啻④笔之于书，自用以取祸如此，抑似愚焉。然龟板为虫之说，亦难信据。而又《紫桃轩杂缀》⑤所载一事，殆与此相类。云：昔润州一大老⑥，惟喜服食。所制补剂，中用龟

---

① 龟板：本条除末段外录自《医滕·卷下·龟板》。
② 冯梦祯：明代学者，字开之，浙江秀水（今浙江嘉兴）人。
③ 王节斋：即王纶，字汝言，号节斋，明代医家。著有《明医杂著》。
④ 不啻（chì赤）：不只，不止。
⑤ 紫桃轩杂缀：笔记类著作，明·李日华撰著。
⑥ 大老：德高望重之人，或资深望重的高官。

板，饵之垂十年，颇健朗。晚岁忽患虫膈，厌厌①就尽，乃谒白飞霞②。飞霞诊视良久，曰：此瘕也。公岂饵龟板药饵耶？今满腹皆龟，吾药能逐之。其在骨节肤腠中者，非吾药所能也。公可速治后事。乃与赤丸数粒，服之下龟如菽大者升余，得稍宽，不数月仍毙。易箦③时验小遗，悉有细虫，仿佛龟形，其得气而传化如此。可畏哉！

考龟、鳖、水鱼、山瑞、鮥等物，形状相类。与苋菜同时食之，龟鳖皆能复生。曾于清明时，将鮥与苋用刀同琢至碎，转瞬悉变小鮥，蠕蠕④生动矣。物理之相生如此，不可不慎。

内结七疝⑤

马元台云：内者，腹也。腹之中行，乃任脉所行之脉路，则宜其为病若是。《难经·二十九难》云：其内苦结，男子为七疝，女子为瘕聚。七疝，乃五脏疝及狐疝、癃疝也。出于《刺逆从》篇⑥、《脉要精微论》《大⑦奇论》《脉解》篇、《阴阳别论》《灵·邪气脏腑病形》等篇。再考之《内经》注，吴鹤皋云：七疝，寒、水、筋、血、气、狐、癃也。张隐庵注《四时刺逆⑧从》篇云：七病者，乃总诸病为言。如本注所言者六也，《邪气脏腑病形》篇所言者一

---

① 厌（yān 淹）厌：微弱貌。

② 白飞霞：即韩懋，字天爵，号飞霞道人，又曾改名白自虚，人称白飞霞。著有《医通》一书。

③ 易箦（zé 责）：更换床席，指人将死。箦，床席。

④ 蠕蠕：原作"蠕蠕"，据文义改。

⑤ 内结七疝：本条录自《素问识·骨空论》"内结七疝"条，文字有改动，最重要的一处是改"简按"为"余按"。

⑥ 刺逆从篇：指《素问·四时刺逆从论》。

⑦ 大：原脱，据《素问识》补。

⑧ 逆：原脱，据《素问识》补。

也，盖以诸经之疝所属有七，故云七疝。若狐、癫、冲、厥①之类，亦不②过为七疝之别名耳。后世如巢氏所叙七疝，则曰厥、癥、寒、气、盘、胕③、狼，虞庶《难经注》依巢氏释之④。至张子和，非之曰：此俗工所立谬名也。于是亦立七疝之名，曰寒、水、筋、血、气、狐、癫。吴注本之。学者当以经旨为宗。

余按：七疝，考经文，其目未明显，姑从马、张之义。王永辅⑤《惠济方》以石、血、阴、气、妬、肌、疝、癖为七疝，亦未知何据。李中梓《必读》别立七疝之名，分癀与癫，误甚。

经验阳症论

阳明症鼻流清涕，即寒在阳明。寒者阴也，气者阳也，阳遇阴则成形，阳气冲开阴气则无形，不流清涕，亦不生痰。凡阳明症，鼻筑不通而流清涕者，古法用葛根汤治之，却每多不效。余治偶病鼻筑气滞流涕者，用：

附片两姜汁炒　生干姜两

治之即效。

治久病气弱，鼻筑不通者，用：

四味回阳饮蜜泡参、炒均姜⑥、姜汁附片、炙粉甘草。加蜜芪二两五，久服自愈。

---

① 狐、癫、冲、厥：指狐疝、癫疝、冲疝、厥疝4种疾病。

② 不：原脱，据《素问识》补。

③ 胕：原作"肘"，《素问识》同，据《诸病源候论·卷二十·七疝候》改。

④ 之：原作"氏"，据《素问识》改。

⑤ 王永辅：明代医家，生平不详。

⑥ 均姜：均姜，产于均州（今湖北省丹江口市均县镇）的干姜，为道地药材。均，原作"均"，据文义改。

阳症十六字

目张不眠，声音响亮，口臭气粗，身轻恶热。

六经切要

凡治病以六经为本，分火弱水弱为宗。《伤寒集注》① 辨阴症、阳症十六字心传，最捷最佳。

经验阴症论

阴症者，其人目露，眼膛青，眼睛睁不开，眼皮重，眼睛涩，耳常鸣，鼻常注，舌干不渴，睡醒犹甚，头重难抬，一身尽重，心常跳虑，静坐尤甚，欲寐不寐，面色青黑，无有血色，常常有病，又似无病，反饱作胀，饮食不消，及生诸虫，四肢无力，吐血咳嗽，呛出眼泪，气骤人昏，起则欲倒，半身不遂，麻木不仁，暴脱不知人事，舌卷耳聋，声音常失，腹常阴痛，心气常痛，起包起块，心中不安，若猫抓之状，莫可名言，虽夏天亦常畏寒，足膝时刻怕冷，手足心烧，遗精滑精，痔疮痔漏，脱肛便血，妇女崩带。以上种种，皆阴症病形者也。

阴症十六字

目瞑嗜卧，声低息短，少气懒言，身重恶寒。

看病法

凡脸青黑者是阴症，脸红者是阳症，戴阳症者脸亦红。戴阳

---

① 伤寒集注：清代医家舒诏（驰远）著，凡十卷。徐氏所引辨阴症、阳症十六字见该书卷十"六经定法"。

者，阴症似阳也。

辨舌苔法

凡舌苔黄，亦有虚火、实火之分。医者凡见舌黄，即言实①火，不分虚实，概用芒硝、大黄，误人不浅。不知实火始用芒硝、大黄下之，虚火则用回阳、理中汤温之。实火舌苔黄者，如火炕物太过生黄色；虚者舌苔黄者，如物湿坏，亦生黄衣。平日人强壮，大便结燥，口渴喜饮冷，舌苔黄者，方是实火，当下，用凉药。若平日人无精神，四肢无力，饮食无味，反饱作胀，舌苔黄者，乃是虚火，当燥，用热药。

咳嗽印证

凡治弱症咳嗽吐血，症不必多分，总要认定水弱与火弱的病源。今医者治此数病，多用生血滋阴之药，虽血止而咳生。倘用清肺润肺之药治之，十有九死。若不分虚火、实火，一概用滋阴之药，亦误人不浅。盖虚火宜热，实火宜凉。实火者，如柴炭之火，以水淋之，其火即息。故治实火，用凉药即愈。虚火者，如湿物之发烧，以水淋之，其烧可退，不将湿物晒干，终久必坏。故治虚火，用热药即愈。今之医虚火者，每以凉药治之，其病虽松，根总未除，恰如湿物发烧，以水淋退是也。余初医咳病，未得其法，亦从时治之，全不见效。曾于冬时，求治咳嗽者六七人，尽是脸青面黑。观前医所治，皆用滋肾水之药，服之多反饱作胀，精神全无，遗精盗汗，胸中不安。因将天时印证之，如天色黑即是冷，人面黑，谅总是冷，乃用人参、黄芪、白术、甘草、干姜、附片、砂仁、半夏、蔻仁等药，而人人皆愈。余以后治病，总分

---

① 实：原作"寒"，据文义改。

水弱、火弱、气虚、血虚，余无别法。

口 臭

凡口臭，除阳明实火外，皆宜服热药。医者见口臭，即言是火，此说无凭。火者阳也，阳既无声无臭，无形无影，有何臭气？臭者，弱气也，阴气也。阴则有形有臭，故口臭治法，亦宜热不宜凉。

虫疾印证

又治一虫症，诸医尽用杀虫药治之，不效。余初用六经中乌梅丸，治以杀虫，亦不效。乃将地理印证之，如水中生虫，火中不生虫，凡物湿朽者生虫，干燥者不生虫，因以附子理中汤加花椒二钱，炒汗，去核、胡椒三钱，红糖调服，久服全愈。此亦一法。

呕①

同一呕也，发热仍恶寒而呕者，属太阳；寒热往来而呕者，属少阳；不恶寒，但恶热而呕者，属阳明。当分三阳而治之。其无寒不热之呕，则专取诸中焦。其有渴甚而呕者，必以饮水多之故。呕甚而渴者，必以津液伤之故。先渴后呕，先呕后渴，病异而治不同。

治不必顾忌②

按：治法用药有奇险骇俗者，只要见得病真，便可施用，不

---

① 呕：本条录自《世补斋医书·文十六卷·下工语屑》。
② 治不必顾忌：本条除末句与小字部分外，余皆录自明·孙志宏《简明医彀·卷一·要言一十六则·临病须知》。

必顾忌。即如病有临危，原属有余，失于攻下所致，虽至几微欲绝，犹当攻下取效。若久泻久痢，至于滑脱不禁，则宜却止而后调之。如国家以刑治奸盗，以兵却虏寇，不得已而用权，权不离经，非霸术也，王道也。乃有医家谬称王道，一味平补调停，此可施于不足，不可施于有余，则邪气得补而愈盛，是速其危也。比年醇邸病，原因肝阳内炽，而医家骤用攻下，致阳气内郁不通。继用滋阴之品，反致阴血凝涩，而阳气更不得通畅矣。是以神火不能游行于关节，则手足动履维艰，内风鼓动，而脐腹胁肋跳动，头晕呕吐，大便秘塞，甚至声喑嘶哑，谷食少进，精神气血俱形羸顿，病亟矣。群医束手之际而予诊，用通调阳气之药，不十数剂，王之病自是渐有转机矣。后因用鹿茸以通督脉之法，而我皇太后以鹿茸性热，恐与病有碍，传旨停止。盖自是而醇邸亦便①，不服他医之药矣。又有遇危难症，如大黄、附子，迥若霄壤，恐致杀人，而惟用中和之方，无大热大寒，救疗而死，其杀人一也。故张隐庵谓：服平和汤而愈者，原不死之病；服平和汤而后成不救者，医之罪也。

中　风②

　　《伤寒论》中风，乃是伤寒中之一证，宋以后呼为伤风者是也。而《金匮》中风，乃《灵》《素》所谓偏枯，后世中风之称昉于此。夫《伤寒论》《金匮》，原是一书，而同成仲祖之手，理宜无以一中风之名互称两种之病。然《魏志》注引《曹瞒传》云：魏太祖阳③败面喎口，叔父怪而问其故，太祖曰：卒中恶风。叔父以告嵩，嵩惊愕，呼太祖，太祖口貌如故。嵩问曰：叔父言汝中风，已差乎？太祖曰：初不中风。魏武与仲景氏同汉末人，知当

①　便：安。
②　中风：本条录自《医媵·卷上·中风》，文字略有要改动
③　阳：假装。

时有此语。又按：后汉朱浮《与彭宠书》：伯通独中风狂走。此以狂为中风，后世狂风、心风等之称，盖有所由。均①之东汉语，所指递殊，不可不知也。若夫后世紫白癜风、落架风、食迷风之类，"风"字竟不可穷诘焉。盖风善行而数变，凡病变动移易不定者，以风呼之也耶？录以俟②识者。

以心治心③

尝读养生书，每以一心疗万病，盖谓心病则身病，七情俱忘，六窗俱闭，眼耳鼻舌心意。元气浑沦④，百脉皆畅，又何病焉？推之，治一切心病药所不及者，亦宜设法以心治心。弓影蛇杯，解铃系铃，此固在慧心人。与物推移，无法之法，可意会而不可言传也。

劳症不同⑤

古人所谓虚劳，皆纯虚无阳之症，其脉极虚芤迟，故用桂枝及建中等汤，与近日之阴虚火旺、吐血咳嗽而脉数者正相反，误治必毙。近日吐血咳嗽之病，乃是血症，有似虚劳，其实非虚劳症也。

《伤寒杂病论》论⑥

按仲祖自序言，作《伤寒杂病论》合十六卷，则伤寒、杂病

---

① 均：衡量，比较。
② 俟（xī溪）：等待。
③ 以心治心：本条录自《王氏医存·卷十·以心治心》。
④ 浑沦：自然，质朴。
⑤ 劳症不同：本条录自清·徐灵胎《兰台轨范·卷二·虚劳·〈金匮〉》。
⑥ 伤寒杂病论论：本条录自清·柯琴《伤寒论翼·卷上·全论大法第一》，改动个别文字之外，又增末句二十三字。

未尝分为两书也，凡条中不冠①伤寒者，即与杂病同义。如太阳之头项强痛，阳明之胃实，少阳之口苦咽干目眩，太阴之腹满吐利，少阴之欲寐，厥阴之消渴、气上撞心等症，是六经之为病，不是六经之伤寒，乃六经分司诸病之提纲，非专为伤寒一症立法也。观五经提纲，皆指内症，惟太阳提纲为寒邪伤表立，因太阳主表，其提纲为外感立法。故叔和将仲祖之合篇全属伤寒，不知仲祖已自明其书不独为伤寒设，所以太阳篇中先将诸病线索，逐条提清，比他经更详也。其曰：太阳病或已发热，未发热，必恶寒，体痛，呕逆，脉阴阳俱紧者，名曰伤寒。是伤寒另有提纲矣。此不特为太阳伤寒之提纲，即六经总纲。观仲祖独于太阳篇，别其名曰伤寒，曰中风，曰中暑，曰温病，曰湿痹，而他经不复分者，则一隅之中，可以寻其一贯之理也。其他结胸、脏结、阳结、阴结、瘀热发黄、热入血室、谵语如狂等症，或因伤寒，或非伤寒，纷纭杂沓之中，正可思伤寒、杂病合编之旨矣。盖伤寒之外，皆杂病，病不脱六经，故立六经而分司之；伤寒之中，最多杂病，内外夹杂，虚实互呈，故将伤寒、杂病而合参之。此握要法也，学者于《伤寒》书熟读而详玩之，可知其精妙矣。

膀胱所藏之津液，随太阳之气运行于肤表，犹司天之应泉下，天气之下连于水论②

经云：怯然少气者，是水道不行，形气消索也。此言膀胱之津水随太阳之气运行于肤表，润泽于皮毛，如水道不行，则毛腠夭焦矣。《灵兰秘典论》曰：膀胱者，州都之官，津液藏焉，气化

① 冠：原作"贯"，据《伤寒论翼》改。
② 膀胱……水论：本条录自《伤寒论集注·伤寒论本义》。

则能出矣。谓膀胱所藏之津液，随太阳气①化而出行于肤表，非溲溺也。故太阳气有所阻，则水亦结于胸胁矣。至于小便通利，乃三焦之气化，三焦主决渎之官也。又《灵枢·口问》篇曰：液者，所以灌濡空窍者也。故液竭则精不灌，则目无见，补天柱经挟颈。此言膀胱之津液上濡空窍，若液竭于上，则目无所见，故补太阳经之天柱于挟颈间。由此推之，则太阳之应司天在泉，如天气之下连于水，义可知矣。

太阳之气，若天道之运行于地外，
而复出入于地中论②

《五运行大论》曰：天垂象，地成形，七曜纬虚，五行丽地。地者，所以载生成之形类也。虚者，所以列应天之精气也。地为人之下，在太虚之中，大气举之也。此言地居天之中，而天道运行于地之外，日随天道环转，故有昼夜之开阖晦明。又曰：天气下降，气流于地；地气上升，气腾于天。故燥胜则地干，暑胜则地热，风胜则地动，湿胜则地泥，寒胜则地裂，火胜则地固。天气主司天在泉，运行于五运之外，而复通于地之中，是以有寒暑往来，行生长收藏之令。夫五脏者，地之五行也。地之五行，化生人之五脏。三阴之气，五脏之所生也。是以三阳在外，三阴在内。太阳之气，外行于三阳，内行于三阴。又《灵枢经》云：太阳主外，太阴主内。五脏三阴之气，在太阴所主之地中。朱夫子③曰：天之形虽包于地之外，而其气常行于地之中。其论是矣。

----

① 气：原脱，据《伤寒论集注》补。
② 太阳……中论：本条录自《伤寒论集注·伤寒论本义》。
③ 朱夫子：指南宋理学家朱熹。

太阳应天道而运行于三阴三阳之外论①

经云：太阳者，巨阳也，为诸阳主气。言阳气之咸归于太阳也，故太阳应天道之居高卫外。夫阳因而上，卫外者也。阳因而上者，天体居高而在上；卫外者，环绕于地之外，而太阳气亦如之。《著至教》云：三阳，天为业。三阳者，太阳也，谓太阳之功业犹天也，故五脏六腑之俞，皆归于太阳。通体之内，太阳在肤表之第一层，六气在皮腠之第二层，故《伤寒论》中有通体之太阳，有分部之太阳。通体之太阳犹天，分部之太阳犹日，所谓"阳气者，若天与日"之义。又肺气合太阳于皮毛，肺属乾金而主天；心气为阳中之太阳，心合君火而主日，则太阳天日之义益明矣。夫风寒暑湿燥火，天之阴阳也，三阴三阳上奉之，太阳主天之阴阳，运行于六气之外，六期环会，七日来复，是太阳之中有六气也。

论标本六气之化由吾身阴阳之所感②

百病之生，总不出于六气之化。如感风寒暑湿燥火而为病者，病天之六气也。病在吾身，而吾身中又有六气之化。如中风，天之阳邪也，病吾身之肌表，则为发热咳嗽；在筋骨，则为痛痹拘挛；在肠胃，则为下痢飧泄，或为燥结闭癃；或直中于内，则为霍乱呕逆，或为厥冷阴寒。此表里阴阳之气化也。如或感吾身之阳热，则为病热；感吾身之阴寒，则为病寒；感吾身之水湿，则为痰喘；感吾身之燥气，则为便难。如中于腑，则暴仆而卒不知人；中于脏，舌即难言，而口唾涎沫。又如伤寒，天之阴邪也，

---

① 太阳……外论：本条录自《伤寒论集注·伤寒论本义》。
② 论标……所感：本条录自清·张志聪《黄帝内经素问集注·至真要大论》。

或中于阴，或中于阳。有中于阳而反病寒者，有中于阴而反病热者，是吾身之阴中有阳，阳中有阴，标本阴阳之气化也。如感吾身中之水湿，则为青龙、五苓之症；如感吾身中之燥热，又宜于白虎、承气诸汤。此止受天之一邪，而吾身中有表里阴阳变化之不同也。又如夏月之病，有手足厥冷而成姜、桂、参、附之症者，盖夏月之阳气，尽发越于外，而里气本虚，受天之风暑，而反变为阴寒，皆吾身之气化，非暑月之有伤寒也。是以神巧之士，知标本之病生，则知有标本之气化；知标本之气化，则能用标本之治法矣。故知标与本，用之不殆，明知顺逆，正行无间。此之谓也。逆者，以寒治热，以热治寒；从者，以热治热，以寒治寒。如阴阳寒热之中，又有病热而反寒者，如厥深热亦深之类是也。又有病寒而反热者，如揭去衣被，欲入水中，此孤阳外脱，急救以参、附之症。粗工不知，言热未已，寒病复始，同气异形，迷胗①乱经。此之谓也。

伤寒命名②

仲祖伤寒名书之旨，昔人谓六淫之气寒为首，太阳为寒水之经，十二经之首，寒伤太阳寒水之经，故名伤寒。按此而论，仍未知伤寒名书之本旨也。余谓读《伤寒论》，当求其所以立法之意，所以命名之意。不审其论之何以名伤寒，则何怪人视《伤寒》书为治伤寒而立论也，而不知《伤寒》书为万病统领而立论也。凡病之为风、为寒、为温、为热、为湿温者，古皆谓之伤寒。乃人知风与寒为《伤寒论》中病，而于温与热，谓不可用《伤寒论》中方，其意若

---

① 胗：同"诊"。《黄帝内经素问集注》作"诊"。
② 伤寒命名：本条录自《世补斋医书》文十六卷·伤寒有五论一，文字略有改动。

曰方既出于《伤寒论》，自是治寒方，必非治温法，岂有治温而用治寒方者？于是一遇温热病，无不力①辟伤寒方，更无人知温热之病本隶于《伤寒论》中，而温热之方并不在《伤寒论》外者。仲景《伤寒论》自序云：撰用《素问》《九卷》《八十一难》。则欲读《伤寒论》，必先于《素问》求之。《素问》曰：热病者，皆伤寒之类也。又曰：凡病伤寒而成温者，先夏至日为病温，后夏至日为病暑。又《难经·五十八难》曰：伤寒有几？答曰：伤寒有五：有中风，有伤寒，有湿温，有热病，有温病。伤寒者，病之总名也；下五者，病之分证也。伤寒为纲，其目则五：一曰中风，二曰伤寒，三曰湿温，四曰热病，五曰温病。明说伤寒有五种焉。病既来自伤寒，是当从病之来路上立论，论即从病之来路上命名，故仲景《伤寒论》之"伤寒"字，即《难经》"伤寒有五"之"伤寒"字，非"二曰伤寒"之"伤寒"字也。学者知命名之意，是《伤寒》书乃治杂病之统书也，非专治伤寒之一种书也，是为得矣。

圣经贤论②

《本草》《灵》《素》，圣经也；《伤寒》《要略》，贤论也。贤论犹儒者之③《四书》，圣经犹儒者之本经。奈千古以来，天下之医只求方技以行术，不求经旨以论病。仲祖《序》云"不念思求经旨，以演其所知；各承家技，终始顺旧；举世昏迷，莫能觉悟"者是也。夫《伤寒论》，虽论伤寒，而经脉脏腑、阴阳交会之理，凡病皆然，故内科、外科、儿科、女科，皆当读《伤寒》书也。不明《四书》者，不可以为儒；不明《伤寒》者，不可以为医。

---

① 力：原作"利"，据《世补斋医书》改。
② 圣经贤论：本条录自《伤寒论集注·凡例》。
③ 之：其后原衍"之"字，据《伤寒论集注》删。

《经》① 云非其人勿授，《论》② 云传与贤人，甚哉人之不易得也！

山中宰相③

按：古称医士为山中宰相，谓能燮理阴阳，调和气味，操生杀之柄耳。《记》④ 云：医不三代，不服其药。许学士曰：谓能读三代之书。予以为世代相传，又能读书好学，犹簪缨世胄⑤，士之子而恒为士也。若仅守遗方，以为世传，何异按图索骥？夫天有四时之气，地有五方之异，人之百病，变幻多端，即如伤寒一症，有三百九十七法，可胶执遗方，能通变时疾乎？赵括徒读父书，尚至丧师败绩，况无遗书可读乎？守祖父之业而不好学者，可方⑥草庐诸葛乎？伊川⑦曰：医不读书，纵成仓扁⑧，终为技术之流，非士君子也。卢不远⑨先生曰：当三复斯语。

论《医宗必读》⑩

明季李士材先生所著医书数种，内有《医宗必读》一书，固

---

① 经：指《内经》。下引"非其人勿授"语出《素问·金匮真言论》。
② 论：指《伤寒论》。下引"传与贤人"语出《伤寒论·平脉法》。
③ 山中宰相：本条录自清·张志聪《侣山堂类辩·卷上·医以力学为先》。
④ 记：指《礼记》。
⑤ 簪缨世胄：指世代做官的人家。簪缨，古代官吏的冠饰；世胄，世家子弟，贵族后裔。
⑥ 方：比拟。
⑦ 伊川：指北宋学者程颐（1033—1107）。颐字正叔，洛阳伊川（今河南伊川县）人，世称伊川先生。
⑧ 仓扁：指仓公淳于意与扁鹊。此指名医。
⑨ 卢不远：即明代医家卢复。复字不远，号芷园，钱塘（今浙江杭州）人。著有《芷园覆余》《芷园臆草题药》《芷园臆草勘方》《芷园臆草存案》及《芷园日记》等。
⑩ 论医宗必读：本条录自《吴医汇讲·卷九·论〈医宗必读〉》，文字略有变动，原作者为清代医家徐叶壤。

已脍炙人口矣。然余窃有议焉。夫必读者，轩岐之书也，越人、仲景之书也，下此而《脉经》《千金》《外台》以及近代诸名家书，虽不能尽读，或取其十之六七，或取其十之三四，不可不读矣。苟守长沙博闻强识之训，以探本穷源，则是书又为浅医画限之书矣。改其名曰"不必读"，其庶几乎！

四大家辩①

李士材《读四大家论》一篇，本自王节斋，大意谓三子补仲景之未备，而与仲景并峙也。然仲景医中神圣，德备四时，三子则伯夷、伊尹、柳下惠而已。试观《玉函金匮方》中，黄芩、白虎，已开河间之先也；建中、理中，已开东垣之先；复脉、黄连阿胶，已开丹溪之先也。然则谓三子得仲景之一德，而引伸条畅之则可，谓三子补仲景之未备，则未确也。

张刘朱李②

仲景立方之祖③，医中之圣，所著《伤寒》《金匮》诸书，开启屯蒙学者，当奉为金科玉律，后起诸贤不可相题并论。所谓四大家者，乃张子和、刘河间、李东垣、朱丹溪也。就四家而论，张刘两家，善攻善散，即邪去则正安之义，但用药太峻，虽有独到处，亦未免有偏胜处，学者用其长而化其偏，斯为得之。李朱两家，一补阳一补阴，即正盛则邪退之义，各有灼见，卓然成家。

---

① 四大家辩：本条录自《吴医汇讲》卷九·四大家辩，原作者为清代医家徐叶壎。

② 张刘朱李：本条录自清·费伯雄《医醇賸义·卷一·四家异同》。

③ 祖：原作"主"，据《医醇賸义》改。

无如①后之学者，宗东垣则低诃②丹溪，入主出奴，胶执成见，为可叹也。殊不知相反实以相成，前贤并非翻新立异。即发热一证而论，仲景谓凡热病者，皆伤寒之类也，故有桂枝、麻黄等汤，以治外感之发热，丹溪则以苦寒治阴虚之发热。各出手眼，补前人所未备，本随症治症，未尝混施。乃宗东垣者，虽遇阴虚发热，亦治以甘温，参、芪不已，甚而桂、附；宗丹溪者，虽遇阴虚发热，亦治以苦寒，参、麦不已，甚而知、柏，此尚何异操刀乎？非东垣、丹溪误人，不善学东垣、丹溪者，自误以误人也。吾愿世之学者，于各家之异处，以求其同处，则辨证施治，悉化成心，要归一是矣。

庸医杀人③

人之死于病者少，死于药者多。今行道之人，先学利口，以此杀人，即以此得名，是可概也！

汗吐下和四法④

汗吐下和，乃治疗之四法。经曰：在上者涌之。其高者因而越之。故古人治病，用吐法者最多。朱丹溪曰：吐中就有发散之义。张子和曰：诸汗法，古方多有之，惟以吐发汗者，世罕知之。今人医疗惟⑤用汗下和，而吐法绝置不用，可见时师之缺略。特补涌吐之治方，药虽简而法不可废也。若脉浮用四物汤、四君引吐，

---

① 无如：无奈。

② 低诃：诋毁。低，通"抵"。《管子·心术上》："天之道，虚其无形，虚则不屈，无形则无所低赶。"

③ 庸医杀人：本条录自《医学三字经·卷二·伤寒瘟疫》。

④ 汗吐下和四法：本条录自清·汪昂《汤头歌诀·涌吐之剂》。

⑤ 惟：原作"淮"，据《汤头歌诀》改。

又治小便不通，亦用吐法，是又在用者之圆神矣。

司天运气不足凭①

张倬②《伤寒兼证析义》云：谚曰：不读五运六气，检遍方书何济？所以稍涉医理者，动以司运为务，曷知《天元纪》等篇本非《素问》原文，王氏取《阴阳大论》补入经中，后世以为古圣格言，孰敢非之，其实无关于医道也。况论中明言，时有常位而气无必然，犹谆谆详论者，不过穷究其理而已。纵使胜复有常，而政分南北，四方有高下之殊，四序有非时之化，百步之内，晴雨不同，千里之外，寒暄各异，岂可以一定之法而测非常之变耶？

治法杂记③

腰痛属虚者固多，而因风寒、痰湿、气阻、血凝者亦不少。一概蛮补，必成痼疾，不可不审。

头风有偏正之殊，其病皆在少阳、阳明之络，以毫针刺痛处数穴立效。其外有疮毒入头，名杨梅头痛，此乃外科之症，另有治法。

近人患心胃痛者甚多，十人之中必有二三，皆系痰饮留于心下，久成饮囊。发作轻重疏数，虽各④不同，而病因一辙，治法以涤饮降气为主。凡病竟有时代之不同，如近三十年中，咳嗽吐血者，十人而五，余少时此病绝少，亦不可解也。

---

① 司天运气不足凭：本条录自《医学三字经·附录·运气·张飞畴运气不足凭说》。

② 张倬（zhuō 桌）：清代医家，清初名医张璐次子。

③ 治法杂记：本篇各段皆录自《兰台轨范》，文字略有改动。

④ 各：原作"名"，据《兰台轨范》改。

按：泄泻乃一时寒暖不调，水谷①不化，或冒暑伤湿等症，当择清淡消散之品，一二剂即愈。若脾胃虚寒火衰等泻，宜用理中固肾之方，随症酌用可也。

噎膈有真假之殊，真膈病乃胃口枯槁之症，百无一治。书中论有格脉格症，而其形象俱未详载，必临症多，乃能识其真耳。

伤饮恶饮，此乃常理。若胸中有水，则津液下流，反口干思水，但不能多饮耳。

按：关格之症，《内经》《伤寒论》所指不同。《内经》所云，是不治之症；《伤寒论》所云，则卒暴之疾，当于通便止呕方法随宜施治可也。

肺痿全属内症，肺痈乃系外科，轻者煎药可愈，重者脓血已聚，必得清火消毒、提脓保肺等药，方能挽回，否则不治。所以《金匮》云始萌可救，脓成则死也。

水肿之病，千头万绪，虽在形体，而实内连脏腑，不但难愈，即愈最易复，病复即更难再愈。所以《内经》针水病之穴多至百外，而调养亦须百日，反不若臌胀之症，一愈可以不发。治此症者，非医者能审定病症，神而明之，病者能随时省察，潜心调摄，鲜有获全者。水为有形之物，故按之即起；肤胀为无形之气，故按之不起。肠覃乃肠外恶气所结，故月事仍下；石瘕乃胞中恶血所凝，故月事不行。各有定理也。至石水则在少腹之中，水结不散之症。若臌胀则非气非水，脏腑皮肉俱坚肿，邪盛正衰，难为治矣。

热入里则外恶寒，清里热则恶寒自解，然亦须详审有表无表，方为精密。况属汗出多之病，无不恶寒者，以其恶寒汗出，而误认寒，即用热剂，则立危矣。

---

① 谷：原作"穀"，据《兰台轨范》卷五·泄泻改。

今世痰饮之症，十居三四，患之者无不胃疼呕逆，乃普天下医家无人能知之者。人立一说，治无一效，言之慨然。

诸病之中，惟咳嗽之病因各殊，而最难愈，治之稍误，即贻害无穷。余以此症考求十余年，而后稍能措手。故集中所载之方，至灵至验，学者当潜心参究，治之自有得心应手之妙，勿轻视也。

《金匮》等书，治疸病之方最多，然用之或效或不效，非若他症之每发必中者。何也？盖疸之重者，有囊在腹中，包裹黄水，药不能入，非决破其囊，或提其黄水出净，必不除根。此等病当求屡试屡效、和平轻淡之单方治之，专恃古方，竟有全然不应者。

药治杂记[①]

一药之用，或取其气，或取其味，或取其色，或取其形，或取其质，或取其性，或取其所生之时，或取其所成之地，各以其所偏胜而即资之疗疾，故能补偏救弊，调和脏腑。深求其理，可自得之。

一病各有所因，治病者必审其因而治之，所谓求其本也。如同一寒热也，有外感之寒热，有内伤之寒热，有杂病之寒热，其治法只有不同。时医见本草有治寒热之语，遂以治凡病之寒热，非惟不效，而且有害。自宋以来，往往蹈此，病皆本草不讲之故耳。

《内经》云：五脏六腑之精，皆上注于目。故目虽属肝之窍，而白乃肺之精也。五行之中，火能舒光照物，而不能鉴物，惟金之明乃能鉴物。时医每治人之目疾，火以苦寒，虚以滋阴，而不知火能烛物、金能鉴物之理，故所治多不效也。

---

① 药治杂记：本篇各段皆录自清·徐灵胎《神农本草经百种录》，文字略有改动。

凡物之生于天地间，气性何如，则入于人身，其奏效亦如之。盖人者，得天地之和气以生，其气血之性肖乎天地，故以物性之偏者投之，而亦无不应者。余可类推。

五味各有所属，甘味属土，然土实无味也。故《洪范》论五行之味，润下作咸，炎上作苦，曲直作酸，从革作辛，皆即其物言之。惟于土则曰稼穑作甘，不指土而指土之所生者，可知土本无味也。无味即为淡，淡者五味之所从出，即土之正味也，故味之淡者皆属土。

凡药之质轻而气盛者，皆属风药，以风即天地之气也。但风之中人各有经络，而药之受气于天地亦各有专能，故所治各不同。于形质气味，细察而详分之，必有一定之理也。

人身有气中之阳，有血中之阳。气中之阳走而不守，血中之阳守而不走。凡药之气胜者，往往补气中之阳；质胜者，往往补血中之阳。如附子暖血，肉桂暖气，一定之理也。然气之阳胜，则能动血，血之阳胜，则能益气，又相因之理也。桂，气分药也，而其验则见于血，其义不晓然乎！

人之生理谓之仁，仁藏于心；物之生机在于实，故实亦谓之仁。凡草木之仁，皆能养心，以类相应也。

凡人邪气郁结，津液不行，则为痰为饮。痰浓稠，为火之所结；饮清稀，为水之所停。故治痰则咸以降之，治饮则淡以利之。若投以重剂，反拒而不相入，医者不可以不知也。

人身五行，金衰则为火所侮。凡有余之火不能归藏其宅，必犯肺与大肠。得清肃之气以助之，则火不能伤而自归其宅，不治火而火自退，此从本之治，医之良法也。

血在经络之中，流行不息，故凡用行血补血之药，入汤剂者为多，入丸散者绝少。故古人治病，不但方不能苟，即法亦不可易也。

地黄饮子①

按：中风有真、类中之分。此治少阴气厥之方，所谓类中风也，故全属补肾之药。庸医不察，竟以之治一切中风之症，轻则永无愈期，甚则益其病而致死。医家病家终身不悟，殊堪悯恻。

小续命汤②

按：续命为中风之主方，因症加减，变化由人，而总不能舍此以立法。后人不知此义，人自为说，流弊无穷，而中风一症，遂十不愈一矣。

半夏附子③

时医以半夏、附子坠胎不用，干姜亦疑其热，而罕用之。而不知附子补命门之火以举胎，半夏和胃气以安胎，干姜暖土脏使胎易长，俗子不知。

生化汤④

时医相传，生化汤加减治产后百病。若非由于停瘀而误用之，则外邪反入于血室，中气反因以受伤，危症蜂起矣。可不慎乎！

补中益气汤⑤

按：东垣之方，一概以升提中气为主，如果中气下陷者，最

① 地黄饮子：本条录自《兰台轨范·卷二·风》，文字有改动。
② 小续命汤：本条录自《兰台轨范·卷二·风》。
③ 半夏附子：本条录自《医学三字经·卷二·妇人经产杂病》。
④ 生化汤：本条录自《医学三字经·卷二·妇人经产杂病》，文字略有改动。
⑤ 补中益气汤：本条录自《兰台轨范·卷一·通治方》。

为合度。若气高而喘，则非升、柴所宜，学者不可误用也。

归脾汤[①]

按：补脾有二法：一补心以生脾血，一补肾以壮脾气。此方乃心脾同治之法，补后天以生血，即所以调经。

煎药法则[②]

汤剂每一两，用水二瓯为准，多则加，少则减之。如剂多水少，则药味不出；剂少水多，又煎耗药力也。凡煎药，并忌铜铁器，宜用银器或瓦罐、砂锅，洗净封固，令小心看守。须识火候，不可太过不及。火用木炭为佳。其水须新汲味甘者，流水、井水、沸汤等各宜。方若发汗药，必用紧火热服。攻下药亦用紧火，煎熟下硝、黄，再煎温服。补中药宜慢火温服，阴寒急病亦宜紧火急煎服之。又有阴寒烦躁，及暑月伏阴在内者，宜水中浸冷服。

《内经》治法[③]

按：《内经》治病之法，针灸为本，而佐之以砭石、熨浴、引导、按摩、酒醴等法，病各有宜，缺一不可。盖服药之功，入肠胃而气四达，未尝不能行于脏腑经络。若邪在筋骨肌肉之中，则属有形，药之气味不能奏功也。故必用针灸等法，即从病之所在，调其血气，逐其风寒，为实而可据也。况即以服药论，止用汤剂，亦不能尽病。盖汤者荡也，其行速，其质轻，其力易过而不留，

---

① 归脾汤：本条录自《兰台轨范·卷一·通治方》。
② 煎药法则：本条录自清·蒋士吉《医宗说约·卷首·药性炮制歌·煎药法》，文字略有改动。
③ 内经治法：本条录自清·徐灵胎《医学源流论·卷上·方药·汤药不足尽病论》。

惟病在营卫、肠胃者，其效更速。其余诸病，有宜丸宜散宜膏者，必医者预备，以待一时急用，视其病之所在而委曲施治，则病无遁形。故天下无难治之病，而所投辄有神效，扁鹊、仓公所谓禁方者是也。若今之医，只以一煎方为治，惟病后调理，则用滋补丸散，尽废圣人之良法，即使用药不误，而与病不相入，则终难取效。故扁鹊云：人之所患，患病多；医之所患，患道少。近日病变愈多，而医之之道愈少，此痼疾之所以日多也。

寒嗽用小青龙

柯韵伯治咳嗽，不论冬夏，不拘浅深，但是寒嗽，俱用小青龙汤，多效。方中驱风散寒，解肌逐水，利肺暖肾，除痰定喘，攘外安内，各尽其妙。盖以肺家有沉寒痼冷，非麻黄大将不能捣其巢穴，群药安能奏效也？[①] 予按：水饮风寒，固不外乎小青龙，而春秋温燥咳嗽，当以辛凉清解之法，如桑皮、象贝、花粉、连翘、麦冬、沙参、橘红之类以治之，不可轻用辛温，是所当知也。

《金匮》用小青龙[②]

又《金匮》治痰饮咳嗽，不外小青龙汤加减。方中诸味皆可去，惟细辛、干姜、五味不可轻去，即面热如醉加大黄以清胃热及石膏、杏仁之类，总不去此三味。学者可不深思其故也。徐忠可《金匮辩注》有论。

---

① 柯韵伯……奏效也：此部分录自《医学三字经·卷一·咳嗽》。
② 金匮用小青龙：本条录自《医学三字经·卷一·咳嗽》。

医学入门①

人之百病，不外三因：一者外因于天，风寒暑湿之六淫是也；二者内因于人，喜怒忧恐之七情及饮食、房劳是也；不内外因者，金刃、跌扑、虫兽、笞杖之所伤是也。

按：伤寒，外因也，而《伤寒》经旨，风寒暑湿之六气，咸所俱载矣。其间分析表里、阴阳、寒热、气血、邪正、虚实，靡不备悉。明乎伤寒之道，千般病难，不出于范围焉！故医学入门，当从伤寒始，先难其所难，而后易其所易。若不明于伤寒之理，治疗总能有功，亦未可以医名也。

脉理穷源②

医理本属无穷，脉学真实难晓，必须潜心参悟，始可以有豁然贯通之妙。余自弃儒就医，十数年于兹，研究诸书，并无一字之师，惟于脉尤得《素》《灵》、仲景不传之秘。余之拙集，仅就管见所及，而言及数条，非全豹也，读者不可以因此而便弃置诸脉书③于不览也。

按：脉理源流，已详《灵》《素》《难经》之内。仲景著六经证治，理法精详，实可统治万病，似可不必再论矣，而中有脉症互举，阐发《内经》未发之义者。惟在学者能读《内经》、仲景书，神而明之，即可知脉之纲领矣。今特拈出缓脉一条，以统全身脉症诊治之法，由此而入手，则庶乎可以得脉之巧也。旧诀以

---

① 医学入门：本条录自《侣山堂类辨·卷上·医学入门》，文字略有改动。

② 脉理穷源：本条主要内容录自清·周学海《三指禅》卷一"总论"与"二十七脉名目"。

③ 书：原脱，据文义补。

缓为极平脉，余二十六部为病脉。定清缓脉，便可定诸病脉；精熟缓脉，即可以知诸病脉。脉之有缓，犹权度之有定平星也。

附缓脉七言律于下：按：缓，和缓也。张太素曰：应指和缓，往来甚匀。杨元操①曰：如春初杨柳舞风之象。

四至调和百脉通，浑涵元气此身中。

消融宿疾千般苦，保合先天一点红。

露颗圆匀宜夜月，柳条摇曳趁春风。

欲求极好为权度，缓字医家第一功。

按：不浮不沉，恰在中取；不迟不数，正好四至。欣欣然，悠悠然，洋洋然，从容柔顺，圆净分明。微于缓者即为微，细于缓者即为细。虚实长短，弦弱滑涩，无不皆然。至于芤革紧散，濡牢洪伏，促结动代，以缓为权度，尤其显而易见者也。

候　脉②

古以动数候脉，是吃紧语。须候五十动，乃知五脏缺失。今人指到腕骨，即云见了。夫五十动，岂弹指间事耶？故学者当诊脉、问症、听声、观色，斯备四诊而无失。

《内经》论"独"③

《内经》论脉，有独小者病，独大者病，独疾者病，独迟者病，独热者病，独寒者病，独陷下者病。

---

① 杨元操：即杨玄操，元为"玄"之讳字。杨氏为唐代医家，著有《黄帝八十一难经注》《素问释音》《黄帝明堂经注》《本草注音》，均已亡佚。

② 候脉：本条录自明·李时珍《濒湖脉学·代》引柳东阳语。

③ 内经论独：本条录自明·李中梓《诊家正眼·卷一·七诊》。

按：九候之中，有独见之脉，而与他部不同，即按其部而知其①病之所在也。七者之中，既言独疾，则主热；既言独迟，则主寒；而又言独寒独热者，何也？必于阴部得沉微迟涩之脉，故又言独寒也；必于阳部得洪实滑数之脉，故又曰独热也。陷下者，沉浮而不起者也。

微妙在脉，不可不察②《素问》语

凡虚实之变迁，寒热之消长，表里之进退，阴阳之胜复，气机一动，无不形之于脉。而太阴行气于三阴，阳明行气于三阳。《素问》语。脏病则取之于寸口，寸口，手太阴之脉，在手大指鱼际之下。腑病则取之于冲阳。冲阳，足阳明之脉，在足次指陷谷之上。寸口在手，冲阳在足，手足之动，脉气原于经络，而神通于脏腑，故精于脉者，不饮上池之水，而操隔垣之明。仲景脉法，大含元气，纤入无伦，文字隐深，义理奥衍，较之六经病证，更为难解，所谓微妙而元通也。《吕览》有言：精而熟之，神将告之。非神将告之也，精而熟之也。精熟仲景脉法，游心于虚静之宇，动指于冲漠③之庭，以此测病，亦不啻④鬼谋而神告也。

脉气流行，应乎漏刻，呼吸有数，动静无差，是为平脉。一有病作，而浮沉迟数，大小滑涩，诸变生焉，乖常失度，偏而不和，始于毫厘之参差，成于度量之悬隔。仲景脉法，自微而著，由始及终，精粗悉具，洪纤毕陈，可谓法全而意备矣。而其变化纷纭，绝态殊状，总不出此一章中，盖下穷其委，而此约其要也。

---

① 其：原作"止"，据《诊家正眼》改。
② 微妙在脉不可不察：本条录自清·黄元御《伤寒悬解·卷一·脉法上篇》。
③ 冲漠：虚寂恬静。
④ 不啻：不异于。

脉有宜忌①

凡病内虚者，脉弱为宜，洪大则病；外感者，阳脉为宜，阴脉则忌。

有神者吉，和缓者吉，合于时令者吉，与面上五色中见那一色相生者吉，反是者凶。只此数语可遵，其余皆不经之言，不可信也。

脉贵有神②

按：无病之脉，不求神而神在，缓即为有神也。方书以有力训之，岂知有力未必遂为有神，而有神正不定在有力。精熟缓字，自知所别裁。

微　细③

叔和释脉，云细极谓之微。夫不知微者薄也，属阳气虚；细者小也，属阴血虚也。薄者未必小，小者未必薄也。盖营行脉中，阴血虚，则实其中者少，脉故小；卫行脉外，阳气虚，则约乎外者怯，故薄。况前人用"微"字多取"薄"字意，试问"微云淡河汉"④，薄乎？细乎？故《伤寒论》少阴论中脉微欲绝，用通脉四逆主治，回阳之剂也；厥阴脉细，欲用当归四逆主治，补血之

---

①　脉有宜忌：本条录自清·陈修园《时方妙用·卷一·切脉·脉有宜忌》。

②　脉贵有神：本条录自《三指禅·卷一·脉贵有神》。

③　微细：本条录自清·陈修园《伤寒论浅注·辨厥阴病脉证篇》引沈尧封语。

④　微云谈河汉：出自孟浩然《省试骐骥长鸣》，言两三抹微云飘在银河间。河汉，银河。

剂也。两脉阴阳各异，岂堪混释！

有胃气者生①

按：四时之脉，和缓为宗，缓即为有胃气也。万物皆生于土，久病而六脉中稍带一缓字，是为有胃气，其生可预卜耳。

诊　脉②

切诊之道，贵于精诚，嫌其扰乱，故必虚心而无他想，身静而不言动，复后可以察脉之微，而不失病情也。若躁动不安，瞻视不定，轻言谈笑，乱说是非，不惟不能得脉中之巧，适足为旁观者鄙且笑也。

督脉起于少腹③

杨玄操注《二十八难》：督之为言都也，是人阳脉之督纲。李时珍云：督脉起于会阴，循背而行于身之后，为阳脉之总督，故曰阳脉之海。张隐庵云：少腹，小腹也。余按：《庄子·养生主》：缘督以为经。《释文》李颐云：督，中也。朱子云：督，旧以为中。盖人身有督脉，循脊之中，贯彻上下，又上至颠，下至尾闾。人之阳气虚则头目不清，大便秘涩。见医书。再，衣背当中之缝，亦谓之督。见《深衣》注，皆中意也。考督，又作襡、裻。刘熙《释名》曰：自脐以下曰水腹，水汋所聚也。又曰：少腹，少，小也，比于脐上为小也。《太平御览》云：腹下旁曰少腹。《御览》之说非也。

---

① 有胃气者生：本条录自《三指禅·卷一·有胃气者生》。
② 诊脉：本条录自《诊家正眼·卷一·脉诊要诀》。
③ 督脉起于少腹：本条录自《素问识·骨空论》"督脉者起于少腹"条，文字有改动，最重要一处是改"简按"为"余按"。

詹王论脉①

詹东图《明辨类函》云：医者之审病，曰望曰闻，以及曰问曰切，盖以切脉验之望问闻也。先审之有形声，以终审之无形声，内外本末具知之矣。脉之有浮沉弦数固矣，然浮沉弦数之中，其端各又至烦。苟非问以证闻，闻以证望，原始要终，以求其是，既参又伍，以求其当，脉之所指冥冥，虽求必失之矣。古人置切脉于望问之终，非谓其症断尽于脉耶，而脉之不可无望闻问审矣。又云：切脉而断之不差者，所恃先有望也、闻也、问也。予谓问尤急焉，欲得其身之所疾病，与疾之所自始，详在问也。今之医者，自负其明，故不问而切脉，一以脉断，即病者欲以其故告，訑訑然②曰：我切得之矣，无烦言也。如斯而得一当，且为不免为幸中，万一失之，如病者何？故医而自负恃，不求细详，最为大病，人命死生在兹，可以轻试而漫投也！

王兆云《湖海搜奇》亦云：脉理吾惑焉。盖自太史公作《史记》，已言扁鹊饮上池水，三十日能隔垣视见人五脏，特以诊脉为名，则其意固可知矣。今以两指按人之三部，遂定其为某腑某脏之受病，分晰七表八里九道，毫毛无爽，此不但世少其人，虽古亦难也，世不过彼此相欺耳。

二氏之论，宜为诊家之正眼矣。

畏恶反辨③

药之相须、相使、相恶、相反，出北齐徐之才《药对》，非上

---

① 詹王论脉：本条录自《医媵·卷上·詹王论脉》。
② 訑（yí 仪）訑然：自得貌。
③ 畏恶反辨：本条录自《侣山堂类辨》卷下·畏恶反辨。

古之论也。聿①考《伤寒》《金匮》《千金》诸方，相畏、相反者多并用。有云相畏者如将之畏帅，勇往直前，不敢退却；相反者彼此相忌，能各立其功。圆机之士，又何必胶执于时袭之固陋乎？

李士材意治②

李中梓，字士材，有文名，并精医理，名重一时。金坛王肯堂宇泰，亦精岐黄术，年八十患脾泄，群医咸以年高体衰辄投滋补，病愈剧。乃延李诊视，诊毕，语王曰：公体肥多痰，愈补则愈滞，当用迅利药荡涤之，能勿疑乎？王曰：当世知医，惟我二人。君定方，我服药，又何疑？遂用巴豆霜下痰涎数升，疾③顿愈。鲁藩某病寒，时方盛暑，寝门重闭，床施毡帷，貂被三重，而犹呼冷。李往诊之，曰：此伏热也。古有冷水灌顶法，今姑变通用之。乃以石膏三斤，浓煎作三次服。一服去貂被，再服去貂帐，服三次而尽去外围，体蒸蒸流汗，遂呼进粥，病若失矣。其医之神效类如此，特素自矜贵，非富贵家不能致也。

徐何辩症④

苏城徐秉楠、青浦何书田，皆精轩岐术，名噪一时。时金阊刘氏，饶于财而仅有一子，春患伤寒，势已危，群医束手，遂以重金延二人。徐至，诊视久之，曰：伤寒为百病长，死生系于数日之内，苟识病不真，用药不当，则变异立见。古有七日不服药之说，非谓伤寒不可服药，谓药之不可轻试也。若见之未审，宁不用药，岂可妄投以速其殆？故医者必先辨六经之形症，切其脉

---

① 聿（yù 玉）：语气助词。
② 李士材意治：本条录自清·毛祥麟《墨余录·李中梓》。
③ 疾：原作"痰"，据《墨余录》改。
④ 徐何辩症：本条录自《墨余录·徐何辨症》。

理，察其病情，究其病之所在而后施治。如太阳、阳明，表症也，宜汗之。少阳则半表半里，宜和解之。太阴邪入于里，少阴入里尤深，均宜下之。若手足厥冷、自汗亡阳者，又宜温之。至厥阴病，则寒邪固结，非投大热之剂不能除。此等症势虽危，但能对病用药，始终无误，不难治也。今诊少君之症，为两感伤寒。两感者，如太阳受之，即与少阴俱病，以一脏一腑同受其邪，表症里症，一齐举发，两邪相迫，阴阳皆病。救表则里益炽，救里则表益急，譬之外寇方张而生内乱，未有不覆其国者。察其形症，变在旦夕，虽和缓复生，能措手乎？言未已，阍人①报何先生至。徐退入夹室。何入诊之，曰：冬伤于寒，而春病温，盖寒必从热化。今身反不热，而脉形潜伏，此热邪深陷，势将内闭矣。顷按脉时，曾于沉伏中求之，左右尺寸得弦，右则微缓。见症耳聋胁痛，寒热若有若无，兼之中满囊缩，时或身冷如冰。夫脉弦而耳聋胁痛者，病在少阳，盖脉循于胁络于耳也。中满囊缩，右脉微缓者，病在厥阴，盖脉循阴器而络于肝也。邪入阴分既深，故身冷如冰耳。辨其形症，是少阳、厥阴俱病也。古人治少阳症，谓用承气下之反陷太阳之邪，麻黄汗之更助里热之势，故立大柴胡汤一方，解表攻里，两得其宜。今齿枯②舌短，阴液已竭。若投柴胡、承气解表峻下之剂，则更劫其阴，是速其殆也；若以厥阴论治，而进桂、附等回阳之品，是抱薪救火耳；若以石膏、黄连、苦寒之药，非惟不能拨动其邪，正助其冰搁之势。然医家必于绝处求生，方切脉时，两手虽奄奄欲绝，而阳明胃脉一线尚存，因思得一线之脉，即有一线之机，反覆研求，惟有轻可去实一法，以轻清之品，或可宣其肺气，冀得津液来复，神志略清，可再图

---

① 阍（hūn 昏）人：守门人。
② 枯：原作"枮"，据《墨余录》改。

别策，勉拟一方服之。于寅卯之交有微汗，则可望生机，否则势无及矣。是时，徐独坐室中，使仆往探，索方观之，乃大笑曰：是方能愈是病耶？果然，可将我招牌去，终身不谈医道矣。言为何仆窃闻，达于主。何谓刘曰：闻徐先生亦在此，甚善。今晚虽不及相见，明日立方必与共，千万为我留。何舟泊河沿，遂下宿。徐欲辞归，刘苦留之。服药后，至四鼓果得汗，形色略安。天未明，何至复诊，喜形于色，曰：尺脉已起，可望生矣。但必留徐先生，余为郎君疗此病，徐若去，余亦去耳。刘唯唯。徐悉病有转机，无以自容，急欲辞归。刘曰：何曾有言，先生去，彼必不留。儿命悬于先生，惟先生怜之，虽日费千金亦不吝。徐闻，知前言之失，默然无语。何一日登岸数次，不数日，病者已起坐进粥。乃谓①刘曰：今病已愈，我返棹②。徐先生已屈留多日，谅已欲归。但前有招牌一说，或余便道往取，或彼自行送来，乞代一询。徐遂乞刘周旋，刘设席相劝，至为屈膝始得解。何归，适侄某亦患伤寒病剧，举家惶惶。何诊之，形症与刘似，曰：易耳。遂以前法一剂，不应，再进而气绝矣。何爽然曰：今日始知死生在命，非药之功，医之能也。因函致徐，自陈其事而请罪焉。由是闭门谢客，不言医者数年。

药　征③

《书》曰：若药不瞑眩，厥疾弗瘳。《周官》曰：医师掌医之政令，聚毒药以供医事。由是观之，药，毒也。而病，毒也。药

---

①　谓：原作"为"，据《墨余录》改。

②　返棹（zhào 照）：乘船返回。

③　药征：本篇主体内容录自日人吉益东洞《药征》及村井杶《药征续编》，个别字句录自《医断》。

毒而攻病毒，所以瞑眩也①。自后世道家之说混于疾医②，以药为补气养生之物，不知其为逐邪驱病之设也，可谓失其本矣③。甚至诸家本草所说药能，尤多谬妄不经。盖药性惟一也，其能亦惟一也。若如本草所云功能之多，诚有未敢尽信。余读伤寒书，而知一方有一方之妙用，一药有一药之功能。是以特就长沙方中核其功能，择录数十种，以为征信。俾学者于临病用药之际，不致误于本草句下也，可知经方中无一味虚设之药，一药中无许多泛治之能，暨旁治者，亦非药之本性，读《伤寒》方者，即知其梗概也。余也笃信好古，因用仲景之方，而知其用药之义，各有专能去取，其④例甚严，并无丝毫假借之药，诚上古之圣方也。亦真知药之功能也，医者取之以疗疾，无有不愈者。但人不肯读《伤寒》书，或读之而不求甚解，是以不知经方之妙、药性之能也，无怪世之医者治疗寡效，动多贻误也。可慨也矣！

石膏⑤　主治烦渴也，旁治谵语烦躁身热。

滑石　主治小便不利也，旁治渴也。

芒硝　主软坚也，故能治心下痞坚、心下石硬、小腹急结、结胸燥屎、大便硬，而旁治宿食腹满、小腹肿痞等诸般难解之毒也。

甘草　主治急迫也，故治里急、急痛、挛急，而旁治厥冷、烦躁、冲逆等诸般急迫之毒也。

人参　主治心下痞坚、痞硬、支结也，旁治不食、呕吐、喜

---

① 书曰……眩也：本段录自《药征·自序》。

② 疾医：吉益东洞将以张仲景为代表的以治病为目的，不涉气、阴阳、五行等医理的医家称为疾医。

③ 自后……本矣：本段录自《医断·毒药》。

④ 其：原作"綦"，据《药征》改。

⑤ 石膏：自此至"牡蛎"录自《药征》。

唾、心痛、腹痛、烦悸。

桔梗　主治浊唾、肿脓也，旁治咽喉痛。

术　主利水也，故能治小便自利、不利，旁治身烦疼、痰饮、失精、眩冒、下利、喜唾。桂枝附子去桂加术汤证曰小便自利，桂枝去桂加苓术汤证曰小便不利。

白头翁　主治热利下重也。

黄连　主治心中烦悸也，旁治心下痞、吐下、腹中痛。

黄芩　主治心下痞也，旁治胸胁满、呕吐、下利也。

柴胡　主治胸胁苦满也，旁治寒热往来、腹中痛、胁下痞硬。

贝母　主治胸膈郁结痰饮也。

细辛　主治宿饮停水也，故治水气在心下而咳满，或上逆，或胁痛。

芍药　主治结实而拘挛也，旁治腹痛、头痛、身体不仁、疼痛腹满、咳逆、下利、肿脓。

茵陈　主治发黄也。

麻黄　主治喘咳、水气也，旁治恶风、恶寒、无汗、身疼、骨节痛，一身黄肿。

地黄　主治血证及水病也。

葶苈　主治水病也，旁治肺痈、结胸。

大黄　主通利结毒也，故能治胸满、腹满、腹痛，及便闭、小便不利，旁治发黄、瘀血、肿脓。

大戟　主利水也，旁治掣痛、咳烦。

甘遂　主利水也，旁治掣痛、咳烦、短气、小便难、心下满。

当归　芎劳　本草以当归、芎劳治血，为产后要药。按仲景氏治血方中，无此二药者多，而治他证之方中，亦有此二药，如奔豚汤、当归羊肉汤、酸枣仁汤是也。由是观之，不可概为治血之药也。

牡丹皮　仲景之方中桂枝茯苓丸、八味丸、大黄牡丹皮汤，以上三方虽有牡丹皮，而不以为主药也，如此之类，皆从其全方之主治而用之，如征姑阙焉，以俟后之君子也。

附子　主逐水也，故能治恶寒、身体四肢及骨节疼痛，或沉重，或不仁，或厥冷，而旁治腹痛、失精、下利。

半夏　主治痰饮、呕吐也，旁治心痛逆满、咽中痛、咳悸、腹中雷鸣。

芫花　主逐水也，旁治咳、掣痛。

五味子　主治咳而冒者也。

栝蒌实　主治胸痹也，旁治痰饮。

葛根　主治项背强也，旁治喘而汗出。

防己　主治水也。

香豉　主治心中懊恼也，旁治心中结痛及心中满而烦也。

泽泻　主治小便不利冒眩也，旁治渴。

薏苡仁　主治浮肿也。

薤白　主治心胸痛而喘息咳唾也，旁治背痛、心中痞。

干姜　主治结滞水毒也，旁治呕吐、咳、下利、厥冷、烦躁、腹痛、胸痛、腰痛。

杏仁　主治胸间停水也，故治喘咳，而旁治短气、结胸、心痛、形体浮肿。

大枣　主治挛引强急也，旁治咳嗽、奔豚、烦躁、身疼、胁痛、腹中痛。

橘皮　主治吃逆①也，旁治胸痹停痰。

吴茱萸　主治呕而胸满也。

瓜蒂　主治胸中有毒，欲吐而不吐也。

---

① 吃逆：即呃逆。

桂枝　主治冲逆也，旁治奔豚、头痛、发热、恶风、汗出、身痛。

厚朴　主治胸腹胀满也，旁治腹痛。

枳实　主治结实之毒也，旁治胸满、胸痹、腹满、腹痛。

栀子　主治心烦也，旁治发黄。

酸枣仁　主治胸膈烦躁、不能眠也。

茯苓　主治悸及肉瞤筋惕也，旁治小便不利、头眩、烦躁。

猪苓　主治渴而小便不利也。

水蛭　主治血证也。

龙骨　主治脐下动也，旁治烦惊、失精。

牡蛎　主治胸腹之动也，旁治惊狂、烦躁。

赤石脂①　主治水毒下利，故兼治便脓血。

栝蒌根　主治渴。

蜀漆　主治胸腹及脐下动剧者，故兼治惊狂、火逆、疟疾。

生姜　主治呕，故兼治干呕、噫、哕逆。

桃仁　主治瘀血、少腹满痛，故兼治肠痈及妇人经水不利。

巴豆　主治心腹胸膈之毒，故兼治心腹卒痛胀满、吐脓。

蜜　主治结毒急痛，兼助诸药之毒。

䗪虫　主治干血，故兼治少腹满痛及妇人经水不利。

虻虫　主治瘀血、少腹硬满，兼治发狂、瘀热、喜忘及妇人经水不利。

阿胶　主治诸血证，故兼治心烦不得眠者。

胶饴　其功有似甘草及蜜，故能缓诸急。

知母　主治烦热。

以上六十三品，皆据经方中择其性之功能而有征者尽录之。

---

① 赤石脂：自此至"知母"录自《药征续编》。

其余①一二方剂，但使用之，故无所取其征者。如粳米之于白虎汤、附子粳米汤、竹叶石膏汤、麦门冬汤、桃花汤证也，小麦之于甘草小麦大枣汤证也，赤小豆之于瓜蒂散证也，胶饴之于大小建中汤二证也，鸡子白之于苦酒汤证也，矾石之于矾石丸、硝石矾石散、矾石汤三证也，土瓜根之于土瓜根散证也，干苏叶之于半夏厚朴汤证也，瓜子、瓜瓣之于大黄牡丹皮汤、苇茎汤二证也，皂荚之于皂荚丸、桂枝去芍药加皂荚汤二证也，蜀椒之于大建中汤证也，秦皮、白头翁、檗皮之于白头翁汤二方证也，山茱萸、薯蓣之于八味丸证也，是皆日用试效者也。然只在于成方妙用而已，不必在于取其一味之功用何如，故无所取其征者②。但粳米之于方也，凡七首，此物之于民食也，其功最大，而其治病之功亦多，而《本草》不载者，何哉？惟陶弘景《别录》，始载粳米治病之功，曰：益气，止烦，止渴，止泄。不过此四功也。盖仲景之用粳米也，白虎汤三方证曰大烦渴，或曰舌上干燥而烦、欲饮水数升，或曰口燥渴，或曰渴欲饮水、口干舌燥，或曰热、骨节疼烦，竹叶石膏汤证曰逆欲吐，麦门冬汤证曰大逆上气，大逆者上逆也，上逆则必烦渴，烦渴则舌上必干燥，是粳米有止烦止渴之功也；桃花汤证曰下利，又曰下利不止，附子粳米汤又能治腹痛下利，是粳米有止泄之功也。故陶弘③景尝见此数方之证，以为粳

---

① 以上……其余：《药征续编》原作"上七十又八品，仲景"，"七十又八品"指包括胶饴、知母在内的七十八味药，村井杶认为这些药物仲景使用不多，故其主治兼治无从考证。徐氏既将《药征》《药征续编》合并改编，不得不改动此文。

② 取其征者：此后《药征续编》原有"东洞翁于此七十余品盖阙如"十二字，徐氏删之。

③ 弘：原作"宏"，疑为避清乾隆帝爱新觉罗·弘历御讳而改，兹为求与上文一律，据《药征续编》改。

米止烦、止渴、止泄也。益气者，是其家言①，非疾医之事矣。近世称古方家者，以为民生常食之物，安能治此病毒？是未知粳米之功取征于此七方也。夫粳米若作谷食，则实为氓民②生命；若作药物，则又为治病大材。犹生姜、大枣，作之菜果，则尽以养性；作之药物，则大有力于治病毒也。虽然仲景之用粳米也，其主治有未可悉知者，唯存而不论亦可也。《肘后方》有粳米一味治卒腹痛之方，又附子粳米汤之治腹中雷鸣切痛，桃花汤之治下利腹痛。由此观之，似亦偏取粳米之功矣，亦犹小麦之治急也③。此外方药，俟他日再为考征焉④。

医药箴言

医门之志，分为两等，一曰活人，一曰获利。此趋向之端也，可勿慎诸！

不悟长沙之旨，不读刘李诸家之书，而部书自足，偏尚可知，虽曰活人，苦无活法，未博而约，一隅之见耳。

读方书须不能多，必求其熟，熟则自然生巧，从未见巧从生手出者。

古人著书，心极天人，后人字字究心，才是体贴古人处，才

---

① 道：原作"其"，据《药征续编》改。

② 氓（méng 蒙）民：百姓。

③ 犹小麦之治急也：此后《药征续编》原有"如彼白籔酒，则中华人家常所造酿者也。经日易损，故不能久藏蓄之。我邦饮物，未尝用白籔酒矣。故无敢造酿者，假令医家虽欲常藏蓄之，未能每每酿之，则岂得备于不虞矣乎？苟亦每每造酿之，不堪其费之多也，故若遇胸痹之病，则白籔其何所取之？是我古方家之所叹也！呜呼！皇和与中华土宜之所然也，我其无如之何而已"一段文字，徐氏删之。

④ 以上……征焉：此段录自《药征续编》，文字颇有改动，其最要者以如前所揭。

是自己长进处。

有学识而无人知，我之运塞，彼之缘浅；无学识而有人知，众之见短，医之幸长。

病涉疑难，医无真见，亟当却之，勿误其事。若强不知以为知，便是病人一副毒药。

寒热虚实，在平日辨之有素；补泻温凉，须临症用之得宜；不辨而用，贼①人多矣。

古方原足治病，然施之有愈有不愈者，非方之不善，乃病貌同而病因异也，故医者要会认病，不可执方。

当用之药不可失时，若曾看得分明，而复犹豫不决，以致病日益进，药且无及，是谁之咎欤？

病现败象，或因误治致逆。设若再误，是既入井，而又下之以石，可不审之又审乎！

若治一病，或致失手，虽病家容或不言，而自咎奚可轻贷？且必今后留神，深鉴前辙。若治病已极尽心，或病者变生叵测，而借谪②不免频闻，固是在我无愧，莫愠人言。

有独断之明，胆大不为妄大；执一隅之见，心粗的是真粗。要于塞通通塞之中，勘出通通塞塞，心粗者鲜得其情；不教虚实实虚之候，误施实实虚虚，胆大者贵严其法。

无卓识不可以为医，失厚道曷足以济世？卓识自然烛理，厚道则不沽名，二者兼之，便不愧轩岐子弟矣。谄佞见长者，卓识何在？侥幸为功者，厚道奚存？

---

① 贼：伤害。
② 借谪（zhé 折）：受到责备。谪，谴责，责备。

铁如意轩医书四种——九六

辚辚①车马之医，未必非装腔作势；寂寂蓬荜②之士，或竟可济困扶危。延医者不以冷暖动情，患病者定应吉凶各别。

　　病者望医如待仙佛，医者救病如降甘霖。现在得度法也，医家若肯早临，病家必不见怪。尝有句云：病者求医似望仙，医人切莫故迟延；不徒举室怆惶甚，床簀呻吟最可怜。

　　医者治病不至诚，无以察病之根源；病家延医不至诚，不能感医之谆切。语云诚无不格，良有以也，医者病者均熟思之。

　　信医者当信于平日，勿信于暂时。平日之所信，我在清静局边，冷眼看得分明；暂时之所信，我落倥偬③队里，旁听反滋疑惑。

　　悯疾苦而荐医，若知医不确，婆心不是仁心。信纰谬而服药，徒以药撞缘，执见并非烛见。病人祸福之机，未尝不倚伏在此。

　　人有富贵贫贱，病无彼此亲疏，医当一例诊之，不失心存普济。尝见重富贵而畏葸者，补恐不宜，攻防太峻，药失用当之机，致成败证。又轻贫贱而骄傲者，朝来厌早，暮请嫌迟，懒应无钱之召，无意救人。斯二者，岂独交相有失，其如方寸④云何？佛经曰：一切世界俱为平等。可为医家作如是观。

　　富者病一年，裕一年的调理，勤一年的伏伺⑤；贫人病一日，损一日的工佣，添一日的债负。医者但加意于有余，不垂怜于不足，难言济世，直是忍人⑥。

---

　　①　辚辚：车行声。
　　②　蓬荜：犹言蓬居，指居住条件简陋。荜，通"荜"。《韩非子·外储》："荆庄王有茅门之法。"《说苑·至公》"茅门"作"荜门"。
　　③　倥偬（kǒngzǒng孔总）：匆忙。
　　④　方寸：指心。
　　⑤　伏伺：服侍。
　　⑥　忍人：残忍的人。

富家之病轻而致重者，重在着忙中无主，而妄剂杂投。初则药不合病，继则药难治药，可不慨哉！贫家之病凶而转吉者，吉在无措力不能，而平心以俟。既然病不乱医，自然病不添病，洵有道也。

病深药浅，力未能瘳，勿疑而中止；病浅药深，反生他变，当法以治之。斟酌其间，岂草率从事者乎？

表散之药，煎宜小熟；调和之药，煎宜中熟；补益之药，煎宜透熟：乃取其汁味与病相当耳。病家每不知此，是在医者嘱令如法也。

引经报使，药引所由称也。药引用多，必紊乱乎君臣；药引好奇，恐不洽乎宣导；既多又奇，使人隐僻难求，奔驰莫购①。何曾有益病人，无非妄市能事，光明之士必不为之。

私僻单方及草头方子，服之亦尝愈病。但有不愈者，不惟不愈，且益变，是乃见似为真，妄拟妄逞，轻信轻试之误也。愿有识者达而尝之，则效否有理可评，授受无诡幻之设矣。

考正穴道以施针刺，轩岐奥妙，达者有几？可托手于村婆市媪乎？多为客忤、惊痧，偶然奏效，遂致痞疳、瘰疬，恒受其殃，明眼者当不被若辈模糊者。

天时盦郁②，搅乱脾胃阴阳，证名霍乱。不得吐利者，饮以盐汤，引之作吐，亦因而越之之义也。每见证非霍乱，辄饮盐汤，吐则伤中，不吐则涎音旋胃，且变膈中胀满、投谷反闷等证。夫微水尚有此禁，况医药之大误乎！

风热干③人，亦微恶风寒，所谓几几者是也。病家误以为寒

---

① 购：原作"构"，据文义改。

② 天时盦（ān 安）郁：指气候闷热。盦，覆盖。清·王夫之《张子正蒙注·太和》："一甑之炊，湿热之气……若盦盖严密，则郁而不散。"

③ 干：原作"于"，据文义改。

重，从而加衣覆①盖，大人变为燥渴，小儿变为惊怵，医当指明习弊以开悟之。夫渴者热也，惊者风也，热极生风，理必然耳。何世习比比然乎！

病人久饿，身似潮热，得食反吐，而脉细微，执云表未尽故发热，表有滞故作吐，更从而表散消导之，使病枵腹②告穷，不虚汗眩冒，则热呕益甚，非大误乎？此际粥米救之，捷于药剂。

糖性每热，冰糖并不生津，勿因其名之美，使病者不时噙之，既燥舌又滋热也。

食不爽口，以茶泡而导之，亦细故也。久久如此，每令人噎，且致作吐，干食全不下矣。故君子不可不防其微也。

治病委之医家，养病却在自己。养之不善，勿尽谓医之不善也。人在病中，惟宜静息。每怪问候者相率嗔阒③，使病人免④力应答，得不损气耗神乎？问候者均宜谅之。

用药分量法则附：慎用辛热苦寒

古方自《灵》《素》至《千金》《外台》，所集汉晋宋齐诸名方，凡云一两者，以今之七分六厘准之；凡云一升者，以今之六勺七抄⑤准之。此说本诸《伤寒论注》⑥《吴医汇讲》亦备载之。

---

① 覆：原作"複"，据文义改。
② 枵（xiāo 消）腹：空腹，谓饥饿。
③ 嗔（tián 田）阒：堵满房门。嗔，盛貌。阒，门户。
④ 免：通"勉"。《荀子·王制》："使百吏免尽，而众庶不偷，冢宰之事也。"王念孙《读书杂志·荀子补遗》："免尽，当为尽免。免与勉同。尽勉，皆勉也。勉与偷对文。"
⑤ 抄：量词。《孙子算经》卷上："量之所起，起于粟。六粟为一圭，十圭为一撮，十撮为一抄，十抄为一勺，十勺为一合，十合为一升。"抄，原作"秒"，据《吴医汇讲·卷九·考正古方权量说》改。
⑥ 伤寒论注：王丙（号朴庄）著，陆懋修曾将其刊行于《世补斋医书》中。

盖医之用药，求其中窍，不在多也，但拨之使转，即行所无事矣。顺者生，逆者死，不贵其药之重，而贵①效之速也。药必有毒，非毒无以驭病，非节制无以驭毒，故药之分量不可不慎也②。

余在京中见同道之有用大剂治病者，每阅其方中至热之姜、附亦不过四五钱，至寒之芩、连亦不过三四钱，皆以北方之气禀醇厚，虽用药偏重，尚不至有伤胃气。近见岭南之行道者，用姜、附、吴萸等大辛热之品，硝、黄等大苦寒之物，每味用至七八钱，甚至两许，未知何所本也。查辛热最伤胃阴，苦寒最伤胃气，虽岭南为温热卑湿之地，温药凉药在所不忌。然大寒大热之症，亦未见如此之甚也。病者遭此辣手，每至胃伤，不能下咽，何不幸之甚也！盖人之禀赋不同，偏阴偏阳者在所常有。偏于阳不足者，以调阳气之药治之；偏于阴不足者，以滋阴气之药治之。其寒热温平，随所加减，自无偏胜之弊。若岭南温热之区，人感湿热之病者居多，纵有虚病，而辛热之剂亦当慎用。况病之虚由于湿热伤气者多，由于湿热伤阴者尤多。治病不推其源，不按方土，不按节候，率尔操觚③，是诚杀人之具也。医家病家皆当知古之分量，每两即今之七分六厘，每升即今之六勺七抄，斟酌慎用，是所厚望焉。

---

① 贵：原无，据文例补。

② 盖医……慎也：本段本于《吴医汇讲·卷九·考正古方权量说》，文字改动较大。

③ 操觚（gū 孤）：执简书写，此谓开具处方。

卷 三

外治须知①

六气变化之病，千头万绪，不一而足；诊治之法，不仅以一汤方尽之，亦当穷其变化而推治之。内治之法，固不可不用，而外治之方，亦颇能佐内治之不逮。《兰台轨范》云：有人专用丹溪摩腰方治形体之病，老人虚人极验，或加入倭硫黄②、人参、鹿茸、沉香、水安息，或单用麻油，黄蜡为丸，如胡桃大，烘热摩腰，俟腰热扎好，一丸可用数次。若腹中病亦可摩。此见外治之法，古未尝不行也。又王晋三云：喉风急症，舍吹鼻通肺之外，治无别法。陈修园于鹤膝风症云：有雷火针及陈芥子末，葱涕、姜汁调涂外治二法，不可不知。此见外治之法，今亦重之。又《汇参》③ 云：金沸草散原治伤寒痰嗽，或以熏舌胀，遂愈。此见内治方可移为外治也。

大凡上焦之病，以药研细末嗜鼻取嚏，发散为第一捷法，不独通关急救闻药也。连嚏数十次，则腠理自松，即解肌也；涕泪痰涎并出，胸中闷恶亦宽，即吐法也。盖一嚏实兼汗吐二法，不必服葱豉汤也。

前贤治伤寒、中风、伤风、时疫、温症由肺逆传，尤宜取嚏、喉风、赤眼、牙疼等症，皆有嗜药，亦使病在上者从上出也。其方多

---

① 外治须知：本条主要内容录自清·吴师机《理瀹骈文》之"略言"与"续增略言"。

② 倭硫黄：由日本进口的硫黄。

③ 汇参：指清·蔡宗玉所辑《医书汇参辑成》。金沸草散熏舌胀，见于该书卷二十"舌"。

以皂角、细辛为主，藜芦、踯躅花为引，随症加药。如伤风热，头痛赤眼，喉肿牙痛者，用羌活、防风、荆芥、川芎、白芷、薄荷、细辛、蔓荆子、踯躅花、雄黄、硼砂、青黛、黄连各一钱，生石膏、风化硝各二钱，鹅不食草二钱，僵蚕一钱五分，蝉蜕五分、皂角一两研末，含水吹鼻。含水者，但取其气上行，不令药入喉也。毛养生治重伤风，单用鹅不食草一味研嗡，涕泪出即清爽，可与此方相证。

王好古解利伤寒，用藿香、藜芦、踯躅花研末嗡鼻，此方可代藿香正气散用，亦可合不换金正气散用。如治冬月正伤寒头痛者，以麻黄易藿香亦可。

中风吐痰用皂角、藜芦、明矾嗡鼻，或以人参、藜芦并用，一取其相反为用，一取其攻补兼施也，虚人宜之，又斟酌活变之法也。

大头瘟及时毒焮肿、喉痛，用延胡一钱五分、川芎一钱、藜芦五分、踯躅花二分五厘嗡鼻，嚏出脓血、痰涎为度。

时感及湿温等症，用辟瘟散：苍术五钱，细辛三钱，大黄、贯众、姜厚朴、法半夏、川芎、藿香、羌活、柴胡、前胡、生甘草、防风、白芷、荆芥、独活、枳壳、香附、薄荷、陈皮、神曲炒、石菖蒲、草蔻仁、香薷、广木香、丁香、雄黄、桔梗各一钱，朱砂五分，皂角二两，研末嗡鼻。曾有发热头疼、恶寒无汗并吐泻者，用此取嚏而汗自出，泻亦止。是发散之中即兼升提，一法两用，较服升药尤速。外症肠出不收及产妇子宫不收，取嚏即收，亦是此意。凡欲升者，均可以嚏法升之也。

又，夏月治湿病者，以瓜蒂、赤小豆含水嗡鼻，清肺金而水自下趋，胸中之水或吐或泻而出。小便不通，探吐提气而水自下，则知嚏法能上升，亦能下降也。如不用嗡，可用湿纸包药塞鼻，亦同古治。喉闭不能下药者，每用窒鼻法，得嚏而喉自宽。

又，治鱼卡喉者，用大蒜窒鼻不令透气，其骨自下。盖其气能达到也，故窒鼻亦能得效。虚人或参以吸法。如治血虚头痛，用熟地煎汤，置壶中吸其气法。产妇有用四物煎汤，令药气满房吸受法。膈冷嗅附子，脾寒嗅肉桂，即以窒鼻为嗅，亦无不可，此代内服之一法也。吸与内服同，但不对即可去之，不至于留患耳。

至上焦之病，尚有涂顶顶为百会穴。此一穴与腿上三里穴、背后膏肓穴、脚底涌泉穴，百病皆治。覆额、额属天庭，主百病。病人黑气出天庭者凶，故急症多用生姜擦天庭治之、罨①眉心眉心属肺，主咽喉。吕祖有一枝梅试法，小儿多治此，点眼眼主五脏，肝病尤宜治此、塞耳耳属肝肺肾，又鼻口相通，故鼻衄、齿衄、牙痛及疟疾者每治耳，擦项项为太阳经风门、天柱所属，风常从此入脑。又截衄有涂项方及肩，又有扎指中指属心，鼻衄分男左女右扎此。产妇鼻衄，非此不救。疟疾亦有扎指法。又大指外侧一韭叶许，名少商穴，治喉症用三棱针刺之即散、握掌掌亦属心，心主汗，故握药能发汗，治积聚及老人虚寒便秘。握药又能下积。中风用萆麻仁半粒，捣烂涂掌上，摊掌如纸薄，掌上置碗，以热水冲入碗中，静坐片时，亦能发汗、敷手腕大指二指手背微处为经渠穴，治牙痛久而不愈，用蒜泥敷之，过夜起一水泡，挑破，愈。并治喉痹、涂臂黄疸②有涂臂大肉方。又内关穴在腕上，积三个中指长即是曲泽穴，在臂膊弯上三寸是，疟疾治此。又曲池穴即臂弯，为手三阴所汇之处，乃治手经要穴也之法，膻中即心口，为上焦诸病之所生也。凡病皆宜治此，其皮最簿易透，或连下胃脘穴贴、背心前后心相应，病多从俞入，故有擦背法，及心背两面夹贴之法两处，尤为上焦要穴，治病握总之处。太阳穴，则头痛者所必治也。

中焦之病，以药切粗末，炒香布包缚脐上为第一捷法。炒香

① 罨（yǎn 眼）：覆盖。
② 疸：原作"疸"，据文义改。下"疸"字同。

则气易透，且鼻亦可兼嗅。如古方治风寒，用葱、姜、豉、盐炒热布包掩脐上。治霍乱，用炒盐包置脐上，以碗覆之，腹痛则止。治痢，用平胃散炒热缚脐上，冷则易之。治疟，用常山饮炒热缚脐上，其发必轻，再发再捆，数次必愈是也。此法无论何病，无论何方，皆照用。昔人治黄疸，用百部根放脐上，酒和糯米饭盖之，以口中有酒气为度。又有用干姜、白芥子敷脐者，以口中辣去之，则知由脐而入，无异于入口中，且药可逐日变换也。又治伤寒食积、寒热不调者，用一寒一热之药为饼，置脐上，以熨斗盛炭火熨之，或空中运之。治阴症者，用炮姜、附子、肉桂、麝香、吴萸末绵裹放脐上，上盖生姜片，以葱切成碗粗一大束，扎好放姜上，熨斗熨之，或铁烙烙之，葱烂再易。此是加一倍法，皆所以逼药气入肚也。治风痛者，敷药后以桑枝燃火逼之。治乳痛者，捣葱铺乳上，以瓦罐盛炭火逼之，汗出而愈，亦是此意。畏炭火者，用瓦罐盛热汤，或糠火熨之，或手摩之，皆可治。不热症不用火，以冷水逼之。治寒热交混者，冷热互熨之。此在临症制宜矣。至背后脾俞、胃俞有须兼治者，又有熏脐、蒸脐、填脐法太乙熏脐法、附子填脐法及布包轮熨等法。如脾实者，用枳壳、陈皮炒熨。脾虚者，用糯米炒熨，能助脾运。阴寒症，用吴萸、蛇床子炒熨之类。

下焦之病，以药或研或炒，或随症而制，布包坐于身下为第一捷法。如水肿，捣葱一斤坐身下，水从小便出。小便不通亦然。水泻不止，艾一斤坐身下，并可缚脚心至膝盖。微火烘脚，泻自止是也。一属前阴，一属后阴，凡有病宜从二便治者仿此。治疝者，用灶心土，或净砂炒过，加川椒、小茴香末，拌匀，隔裤坐之，并用布袋盛药夹囊下，又是一法。妇人痨症，有烧热砖，淋药水，布包，垫毡片坐法。痨多属肝肾之损，故治在下部，此又一法。则知下部之病，无不可坐。若内服药不能达到，或恐伤胃气者，或治下须无犯上中者，或上病宜釜底抽薪者，更以坐为优矣。又法，鼓肿及秘结，有煎药水倾桶中坐熏者，即用峻药如硝、黄、遂、丑、轻粉之类。亦不至大伤元气，又治久痢人虚，或血崩、脱肛者，不敢用升药，用补中益气煎汤坐熏。产妇阴脱，用四物煎汤，加龙骨，入麻油熏洗，皆与坐法一例。或泻或补，任用古治。妇人本有坐药，但以导为坐，不如坐身下者可用大剂，或有宜导者，不妨兼用。蒋示吉云：治老人、虚人、产妇便秘，用导最妥。此又代内服之一法也。再下焦之病，有摩腰腰为肾府。简便方用黄蜡、麻油为丸，如胡桃大，摩腰，俟腰热扎之，并可摩腹中诸病、暖腰法、兜肚法。又命门火衰治此、脐下脐下三寸为下丹田，即关元也，脐下二寸为气海，一寸为阴交，皆肝肾要穴。古灸法治阴症，每于此回阳。如欲用玉桂引火归元，用破故纸纳气归肾者，掺敷脐下最妙、膝盖、腿弯，皆足三阴所汇，故阴症及三阴疟皆敷膝盖。又治阳虚有蔽膝缚法，伤寒有熏腿弯法，喉症有刺委中穴法，治痧亦有之。又治鱼禽兽骨卡喉者，用灰面四两，冷水调，敷膝盖一时之久，其骨不知消归何处。予按亦是引下法，但未解其用意，录此以俟知者，如能推之，则用法无穷矣。腿肚即三里穴，在膝盖下三寸外旁，属阳明胃经，亦是下部要穴。西医治肺病有白芥贴腿肚引下法。脚跟与肺肾俱相通，治肺肾宜知此。脚趾与手指同灸穴甚多，亦有掐法、扎法，宜参看。足心即涌泉穴，凡治下部肝肾之病，皆宜贴足心。又引热下行，如衄血、吐血、水泻、噤口痢、赤眼、牙痛、耳痛、喉风、口疳等症。又假阳症，皆宜用附子、吴萸、川乌等药敷足心，或微火烘之，亦有贴大蒜片者。又有囊盛川椒踏者，浸热汤者，亦有加牛膝、蚓泥为导者。治孕妇热症，保胎用凉药敷脐下，并用井泥涂足心，云胜用罩胎饮治阳虚者。古有涌泉膏，又缩阳有擦足心之法。

此三法虽分上中下三焦，而凡上焦之症下治，下焦之症上治，中焦之症上下分治，或治中而上下相应，或三焦并治①。如治鼻衄者，清肺热并清胃热与肾热之类，乃子母相通之理也。余可类推，其法俱不出于此。凡古方之有效者，视症加减，无不可为吾用②，只须辨症分明耳。

气上腾便是水说③

柯韵伯先生"气上腾便是水"一语，最足玩味。盖阳气凝结，津液不得上升，以致枯燥，治宜温热助阳，俾阴精上交阳位，如釜底加薪，釜中之气水上腾，而润泽有立至者。仲圣以八味肾气丸治消渴亦此义。以肺为五脏六腑之华盖，下有暖气上蒸，即润而不渴。若下虚极，则阳气不能升，故肺干而渴。譬如釜中有水，以板盖之，下有火力，暖气上腾，而板能润；无火力，则水气不能上，板终不可得而润也。然枯燥由于阴竭者，则是泉源既竭，必须大剂濡养频服，如救焚然，始克有济。同一枯燥证，有阴凝阴竭之分，二证霄壤悬殊，万一误投，死生立判，不可不细审也。

治痰妙谛④

痰属湿，为津液所化，盖行则为液，聚则为痰，流则为津，止则为涎。其所以流行聚止者，皆气为之也。庞安常有言：人身无倒上之痰，天下无逆流之水，故善治痰者，不治痰而治气，气顺，则一身之津液亦随气而顺矣。余谓"不治痰而治气"一语，

---

① 治：原脱，据《理瀹骈文·续增略言》补。
② 吾用：原脱，据《理瀹骈文·续增略言》补。
③ 气上腾便是水说：本条录自清·赵晴初《存存斋医话稿》卷一"三"条。
④ 气上腾便是水说：本条录自《存存斋医话稿》卷一"四"条。

为治痰妙谛。盖痰之患由于液不化，液之结由于气不化，气之为病不一，故痰之为病亦不一。必本其所因之气，而后可治其所结之痰。《医旨绪余》曰：治痰当察其源。倘以二陈统治诸痰，因于湿者固宜，使无湿，则何以当之？如因于火，则当治火，火降金清，秋令乃行，水无壅遏，痰安从生？丹溪朱氏曰：黄芩治痰，假其下火。正谓此也。余可类推。

噫气下气①

河间刘氏曰：肠胃郁结，谷气内发，而不能宣通于肠胃之外，故善噫而或下气也。余谓噫与下气，即属宣通，所以肝胃病往往得噫与下气稍瘥也。虽不能宣通于肠胃之外，而犹得宣通于肠胃之上下也。

药治变通法②

大黄同附、桂用，是温下法。叶氏《医按》③痢门姚颐真，用大剂肉苁蓉配姜、附，是即温下法化为温滑法。泻心汤姜、连并用，是苦辛开降法。马元仪《印机草》中，干姜同栝蒌用，是即苦辛开降法化为辛润开解法。栝蒌润燥开结，荡热涤痰，为胸膈热郁之圣药。其性濡润，谓之滑肠则可，若代大黄作下药用则不可。章虚谷④有《蒌仁辨》，言之甚详。

---

① 噫气下气：本条录自《存存斋医话稿》卷一"五"条。

② 药治变通法：本条录自《存存斋医话稿》卷一"六"条。

③ 医按：即《临证指南医案》。按，通"案"。《礼记·月令》："按程度。"《淮南子·时则》"按"作"案"。

④ 章虚谷：名楠，浙江会稽县人，清代医家，著有《医门棒喝》。

虚损真假说①

世间真虚损少，假虚损多；自患虚损者少，做成虚损者多。歙南吴师朗有鉴于此，著《不居集》一书，取《易传》"变动不居"之义而名其书也。书分上下二集：上集内损，以阴阳五脏内亏立论；下集外损，以六淫外入、似损非损立论。盖缘内外不分，真假莫辨，印定滋阴降火之一法，以治无定万变之病情，不虚而做成虚，不损而做成损，良可浩叹！是书纠缪绳愆，独开生面，厥功岂不伟哉？惜其论治立方，铺排门面，无甚精义可咀嚼。窃恐仿其法而施治，未必的有效验。然能唤醒病家医家，俾共知有外损之一途，不徒从事于蛮补。由是深思其故，神而明之，则此书安可不读？

方是方，法是法②

《洄溪医案》治毛姓痰喘，乃上实下虚证，用清肺消痰饮，以人参一钱，切小块送下，二剂而愈。毛曰：徐君学术固深，但人参切块之法，此聪明人以之炫奇耳。后病复作，照前方加人参入煎，而喘愈甚。复延徐，谓：服旧方而病有加。徐曰：得非人参与药同煎耶？曰：然③。曰：宜其增病也。仍以参作块服之，亦二剂而愈。盖下虚固当补，但痰火在上，补必增剧。惟作块后入，则参性未发，而清肺之药已得力。迨过腹中，而参性始发，已达下焦，方有益而无害也。此等治法，古人有行之者，特不察耳。按清肺消痰饮加人参，方也。参切块吞下，法也。古人有方必有

---

① 虚损真假说：本条录自《存存斋医话稿》卷一"十一"条。
② 方是方法是法：本条录自《存存斋医话稿》卷一"十二"条。
③ 曰然：原脱，据《存存斋医话稿》补。

法，如桂枝汤服已，须啜热稀粥，以助药力而取汗。附子泻心汤，附子用煎，三味用泡，扶阳欲其熟而性重，开痞欲其生而性轻。若此之类，不胜枚举。其方其法，<u>丝丝入扣</u>。细心体会，妙义始见。昔有一人，因①酒后寐中受风，遍身肌肤麻痹，搔之不知痛痒，饮食如常。来寓求诊，余②用桂枝汤。桂枝五钱，白芍四钱，甘草三钱，生姜三片，大枣两枚，水三杯，煮二杯，先服一杯，得汗止后服，不汗再服。并嘱弗夜膳，临睡腹觉饥，服药一杯，须臾啜热稀粥一碗，覆被取汗。果一服③，便④由头面至足，遍身漐漐得微汗，汗到处以手搔之，辄知痛痒。次日病若失。此用古方古法也。假令此证知用桂枝汤，而不知啜热稀粥，恐未必得汗。即使稍有汗，去病未必若是之尽且速也。

肾燥不合说⑤

《慎斋遗书》曰：一妇泄泻，两尺无神，此肾燥不合也。医用茯苓、益智仁即发晕，因用肉苁蓉三钱以润之，五味子八分以固之，人参一钱以益其气，归身八分以养其血，白芍、甘草以和其中，炮姜二分以安其肾。二帖效，十帖愈。丸即前方加倍，蜜丸。张东扶曰：余因慎斋肾燥不合之语，因思精滑一证，理亦同情。盖肾属水，水亏则燥，水燥则无以养肝，木无水养，则燥而生火。肾既失其封蛰之职，不合而开，肝遂恣其疏泄之性，因开而泄，

①　昔有一人因：《存存斋医话稿》原作"族侄柏堂谓余言，二十一岁时"。

②　来寓求诊，余：《存存斋医话稿》原作"时淮阴吴鞠通适寓伊家，请诊。吴"。

③　果一服：《存存斋医话稿》原作"柏堂如其法，只一服"。

④　便：原作"使"，据《存存斋医话稿》改。

⑤　肾燥不合说：本条录自《存存斋医话稿》卷一"十三"条。

愈泄则愈燥，愈燥则愈开。此时徒清火，徒兜涩，无益也。必用润药润其肾，则燥而不合者可以复合，而且肝得所养，火亦不炽，何致疏泄之性，一往不返哉？立方之法，润肾为君，而兼用清肺补肝之品。按肾燥不合一语，未经人道，似奇创。然具有至理，凡物润则坚密无缝，燥则绽裂有痕。肾开窍于二阴，肾耗而燥，其窍开而不合矣。

疟发间日早晏夜疟轻重①

疟证以日作者轻，间日者重，此不可拘。若日作而寒热之时短，其势又不甚，则诚轻。倘势盛而时又长，反不如间日者，尚有休息之一日也，胡可云轻？又疟发渐早为易痊，渐晏为未止，亦不可拘。如发渐早而热退之时照旧，则其寒热加长矣，愈长则正气愈虚而加剧。如发渐迟而热退之时照旧，则其寒热渐短矣，短则邪气愈衰而自止。又夜疟皆云邪入血分，当用血药，以提其邪，说固可通。景岳归柴饮、鼓峰香红饮，二方俱佳。然初起在夜，嗣后不早不晏，始终发于夜者是也。设趱前渐近日昃，缩后已至日出，皆不得谓之夜疟矣。此《古今医案按》中语也，此语亦未经人道。《古今医案按》，嘉善俞东扶震所著，嘉庆时人。

猪肉辩②

本草谓猪肉助火生痰，发风动气，于人有损无益。邹润安③谓坎为豕，在地支则属亥，不但养胃，其补肾水有专能。本草损人

---

① 疟发间日早晏夜疟轻重：本条录自《存存斋医话稿》卷一"十四"条。

② 猪肉辩：本条录自《存存斋医话稿》卷一"十五"条。

③ 邹润安：即邹澍（1790—1845），字润安，江苏武进人，清代医家。著有《本经疏证》。

之说，汪讱庵亦不以为然。惟脾虚湿盛之人，有酿痰滑泻之弊。时疫流行之际，有壅浊召疾之虞耳。制为兰薰，俗呼火腿，补虚开胃，病后最宜。按古人以猪肉作药物者不多，见《续名医类案》中一则，特录出。汪赤厓治张姓夏月途行受暑，医药半月，水浆不入，大便不通，唇焦舌黑，骨立皮干，目合肢冷，诊脉模糊。此因邪热熏灼，津血已枯，形肉已脱，亡可立待。若仅以草木根皮滋养气血，何能速生？嘱市猪肉四两，粳米三合，用汁一碗，又梨汁一杯，蜜半杯，与米肉汁和匀，一昼夜呷尽。目微开，手足微动，喉间微作呻吟。如是者三日，唇舌转润，退去黑壳一层，始开目能言。是夜下燥屎，脉稍应指。再与养阴，匝月而愈。《温热经纬》言：温疫证，邪火已衰，津不能回者，宜用鲜猪肉数斤，切大块，急火煮清汤，吹净浮油①，恣意凉饮，乃急救津液之无上妙品。按此法必须用在邪火已衰之后。有人②病痰饮气喘，身躯肥胖，行不数武③，辄喘甚。余④以大剂石膏、半夏等，治之数月，喘渐平，痰亦少，身躯顿瘦。愈后，即登高亦不作喘。嘱弗食猪肉。后偶食之，即觉痰多，身躯复骤胖。嗣后终身不敢食猪肉。此痰湿证忌食猪肉之一征也。又失音证忌食火腿及皮蛋，余亲见患失音人食二物增剧。

治病当守经隧，并重营卫⑤

营卫之气，出入脏腑，流布经络，本生于谷，复消磨其谷。

---

① 浮油：原作"油浮"，据《存存斋医话稿》乙正。
② 有人：《存存斋医话稿》原作"因忆族兄云涛"。
③ 行不数武：犹言行不数步。武，古以六尺为步，半步为武。
④ 余：《存存斋医话稿》原作"因偕同志聘吴鞠通来绍，时道光乙酉也。吴"。
⑤ 治病当守经隧，并重营卫：本条录自《存存斋医话稿》卷一"十六"条。

营卫非谷不能充，谷非营卫不能化，是营卫者，生身之大关键。不特营卫自病当注意，即脏腑有病，亦当顾及营卫也。《内经》谓：五脏之道，皆出于经隧，以行血气。血气不和，百病乃生，是故守经隧焉。夫所谓经隧者，非营卫所行之道路乎？出于经隧，以行血气者，是由内而外行于营卫。血气不和，百病乃生者，是由内而外行之血气。或行之不及，或行之太过，或偏于营，或偏于卫，皆为不和也。行之不及，则内不化而外不充；行之太过，则枝强而干弱。偏于营则阴胜，偏于卫则阳胜，百病乃生，自然之理也。是则营卫岂不为生身之大关键哉？医者治病，遵《内经》守经隧之训，加意于营卫可也。读《金匮要略》，营卫不利，则腹满胁鸣，相逐气转，营卫俱微，三焦无所御，四属断绝，身体羸①瘦，益见荣卫之足重矣。即如痢疾一证，有寒热表证者，咸知有关于营卫，此外则以病轻在腑，病重在脏，罔不谓内病也。而孰知王肯堂《证治准绳》论痢之旧积、新积，归重于营卫，《内经》守经隧之一语，此其一端欤？取其明白易晓，特拈出以印证之。其言曰：积有新旧之分。旧积者，气血食痰所化也；新积者，旧积已去，未几而复生也。然旧积宜下，新积禁下。其故何也？盖肠胃之熟腐水谷，转输糟粕者，皆营卫洒陈于六腑之功。今肠胃有邪，则营卫运行之度，为之阻滞，不能施化，故卫气郁而不舒，营气涩而不行。于是饮食积痰停于胃，糟粕留于肠，与气郁血涩之积相挟，而成滞下矣。必当下之，以通其壅塞。既下之后，升降仍不得行，清浊仍不能分，则卫气复郁，营气复涩，又复成新积，乌可复下之乎？但理其卫气，并和其营血，以调顺阴阳，则升降合节，积亦不滞而自化矣。

---

① 羸：原作"赢"，据《存存斋医话稿》改。

短气少气辨①

短气与少气有辨。少气者，气少不足于言，《内经》云"言而微，终日乃复言者，此夺气"是也。气短不能相续，似喘非喘，若有气上冲，故似喘而不摇肩，似呻吟而无痛是也。《金匮要略》曰：平人无寒热，短气不足以息者，实也。无寒热，无表邪可知。其短气不足以息者，非关邪束于外，毛窍有阻，而息道为之不利。盖由里气因邪而实，或痰或食或饮，碍其升降之气致然耳。

与袁绮香谈医②

甲辰③客檇李④，与西安袁绮香征君⑤寓斋较近。袁固知医，好服药饵。余初往访，见方书药碗狼藉几案，盖其修合炮制，咸所自为。尝出一方示余，曰：此亦出名人手，因其药平易，又少补益，故姑置之。余曰：君知补字之义乎？凡物缺则补，譬冠服未损，而欲补之使坚厚，则反为疵累矣。药能利人，亦能损人，若果察其阴阳，辨其气味，偶举一二，用之通神，岂必以方奇品异为能哉！昼长多暇，姑述一二经验之症，以醒睡魔。曩治缪理望司马细君⑥经阻年余，腹形渐大，呕不纳谷，日仅以藕汁饮一二杯，已待毙矣。延余往诊，见其弱不胜衣，喘不成语，按脉左三部细若游丝，而右关独大，知病在厥阴，而损及太阴。阅前医立

---

① 短气少气辨：本条录自《存存斋医话稿》卷一"十七"条。
② 与袁绮香谈医：本条录自《墨余录·与袁绮香谈医》。
③ 甲辰：此指道光二十四年，即1844年。
④ 檇李：古地名，今浙省嘉兴一带。
⑤ 征君：征士的尊称，即不接受朝廷征聘的隐士。
⑥ 细君：此指妾。清·俞正燮《癸巳类稿·释小补楚语笄内则总角义》："小妻曰妾，曰细君。"

案，或言气聚，或曰癥瘕，杂投以辛香燥散，以至危殆。爰以甘缓之剂，一进而逆止，再进而食增，继以育阴益气，经月而胀满悉除矣。是症初不过液枯气结，木乘中土，惟攻伐过甚，阴液日涸，遂至肝阳莫制，阳明受困。夫阳土喜柔，甘能缓急，进甘缓者，治肝即所以救胃，此一举兼备法也。又，癸丑①寓乡，有舵工子，夏患疮疡，医投苦寒之品，至秋渐至浮肿，继延幼科，更进利导，肿势日甚。病及半年，仅存一息，绝食已二日矣。其父上镇市棺，将为待死计。或谓余知医，遂踵门求治。余鉴其诚往视，肿势已甚，面目几不可辨，脉亦无从据按。因思病久必虚，且多服寒凉，脾土益衰，而及于肾，肾水泛溢，三焦停滞，水渗皮肤，注于肌肉，水盈则气促而欲脱。急进独参汤以助肺气，盖肺主一身气化，且有金水相生之义也。时逆氛②未靖，乡间无从觅参，乃以仙居术一两，令浓煎徐服，尽一器，喉间痰声觉渐退，于是叠进六君，重用参、术，甫半月而肿尽消。此二症皆以平淡取效，可见方不在奇，在用之得当耳。袁曰：君用法良善，未识业受何人？法宗何派？余曰：幼年病弱，悉屏经史子集，食饱睡余，惟以方书消遣。其时略能意会，迨侍疾椿庭③，杜门不出者数年，因遂搜援群书，究心《灵》《素》，而于切脉、调剂之法，亦渐贯通，此业之所由成也。嗣是偶有所得，辄笔以记之，名曰"侍亲一得"，暇当就正也。翌日，袁过余斋，遂以书授，厥后屡以医学问。余谓：凡人受病，虽不离乎寒热虚实，然有虚中实、实中虚、寒化热、热化寒之异，临症施治，必求其克制之功与相生之义，使之并行不悖，乃为善耳。至调剂之法，不过借气味偏胜以图之，

---

① 癸丑：此指咸丰三年，即1853年。

② 逆氛：不详之云气。喻指凶灾、祸乱。此指太平天国起义之事。

③ 椿庭：《庄子·逍遥游》谓上古有大椿长寿，《论语·季氏》篇记孔鲤趋庭接受父训，后因以"椿庭"为父亲的代称。

如《内经》咸胜苦、苦胜辛之类。盖医者意也，方者法也，必读古而不泥于古，采方而不囿于方，神明其意于法之中，研究其理于意之外，斯则化而裁之，存乎其人矣。袁极称善。

病案略陈

经曰：知犯何逆，以法治之。不有法，何以治逆？不能知，何以用法？难于法而更难于知也。能得知逆之法，自不难于治逆之法。徒有治逆之法，而不得知逆之法，则知为妄知，法乃妄法也。以妄知妄法，施之犯逆者，不但逆不可治，且治之而愈速，毋乃以活人之指作杀人之器乎！为此兢兢焉，求其不妄知、不妄法者。今就鄙见所及，略陈数案。不敢云以法治逆，遂能获效也，实欲仰质高明，教其不及，以庶几活人之指耳。

以常法治常病，常则不必言；以奇法治奇病，奇则难以言。故二者不录，只录其不离常法，而微寓出奇之意者，十有①三案，质之无累牍之厌，推之又引类而申焉。后述各案，但注姓而不注名，皆以某称之者，盖因年月未远，若彰明较著，未免德色②于病家，见嗔于同道，殊不便也。

李某初夏时，醉饱后入水捕鱼，是夜发热头痛，四肢外逆内掣，腹中痛极，治以救表温中利湿之剂两帖，颇觉安妥。三日后，忽变一证，仰卧如尸，耳聋目直，呼之不应，口出痰涎，蹶然起舞，移时仍复僵卧，如是者一昼夜。诊其脉，脉甚平和，惟两尺细滑，及询致病之由，无有知者。于此三处方而三废之，盖为不得病也。良久，其妻始云：昨日伊自服药，或者因此。因觅在缶

---

① 有：通"又"。《诗·邶风·终风》："终风且曀，不日有曀。"郑玄笺："有，又也。"

② 德色：自以为对人有恩德而表现出来的神色。此处用作动词，谓表现出对人有恩德之色。

药渣视之，系地黄汤加薄桂也。余借此着想，以二陈加细辛、豆豉投之。下咽未及一时，病者太息，两目合睫，假寐一刻，周身微微出汗，醒则病霍然矣。余拟此证，本感寒湿起，见虽温表利湿得安，余邪尚未尽撤，乘伊妄服六味，引入肾阴。肾主骨，故仰卧如尸。阴则躁，故时起乱舞。肾不宁而子亦病，故目直耳聋。肾乃胃之关，肾有邪胃亦不利，故痰涎上吐。尺脉带滑者，少阴伏邪之胗也。是用二陈以通阴阳，和胃豁痰，加豆豉、细辛提劫肾邪，胃通邪出，所以先太息而后汗解耳。此证虽非大逆，然不明颠末，不察错妄，治法决不如是。倘再妄施，又不知如何变证也。

　　述此一案，为粗知药性、妄自调治者鉴，并见问之一道，医家切勿模糊，强作能人，徒误病证耳。

　　乐某初病时，其子因在药肆，自投以羌活汤。不效，既而某医付以柴、葛、木通之剂，病愈剧。转进桂、附之药，尤觉不安。至第五日，延余诊之。其脉涩滞，时筑筑然，身困倦似热不热，头眩重似痛不痛，欲食而食不能多，欲卧而卧不得稳，举步欲跌不要人扶，开口欲言微觉舌强，如狂如躁不尽狂躁，舌上布满厚苔，中有一条黄色，似作渴状，类似醉者。余拟此证当因太阳高表，膻中阳气被郁，太阴近里，脾经阴气不宣，前进诸剂失于启发，是以不效。因用淡豆豉以发太阳被郁之表，草寇仁以夺太阴不宣之里，半夏和其阴阳，厚朴宽其实满，橘红、桔梗开壅消痰，香附、菖蒲破窍散郁，茯苓则安神利湿，生羌①以匡心去邪，嘱投此剂应可奏功。申刻服之，亥刻大汗，至次日寅②卯而病已如失，

---

　　① 生羌：即生姜。"羌"，通"姜"。《公羊传·僖公三十三年》"晋人与姜戎要之"，《论衡·儒增》"姜戎"作"羌戎"。因民间常以"姜"代"薑"，故此处将"生薑"写作"生羌"，而"薑"今已简化作"姜"。

　　② 寅：原作"實（实）"，据文义改。

不药而起。

　　述此一案，以见药不执方，合宜而用，然配剂之间，又勿过涉奇诧品味，要洽情理，并见发汗温中何必定须羌、葛、桂、附而无活法乎？

　　李某病疟月余，甫愈数日，路遇风雨，夜即沉寐不语。某医授以理中，一服而效。明日某复诊之，云：病已愈，只索调理而已。付药二剂，只服其一，忽然腹胀如鼓，痛不可忍，小便滴沥，大便如坠不解。是夜仍延某医，某至诊讫，云无救矣，不药而去。天明迫余往诊，其脉关虚尺细而滑，询其前用理中极当，何以服调理药反致如此？因检剩剂，乃柴胡加木通与麦冬也。余拟此证疟后营卫不固，中虚欠补，上中之阳不强，不能御邪，反致邪犯中下。沉寐不语者，太阴、少阴之候也，某医投以理中，治法极当，乃转手而付柴胡。伊以为先曾病疟，自合和以小柴，阴已回阳，不妨清以通、麦。岂知理中所温者，温在太少，初则对证取效，而柴、芩、通、麦，不但于足少阳、手太阴添一蛇足，且于未尽之阴寒，复引之而立起，凝其土以冰其流，故致有腹胀痛、大小便之异变也。余用五苓散，重桂、术而加升麻，一帖小便通，腹痛止，大便亦不坠胀矣。盖以二苓、泽泻行其水，白术培土以胜之，肉桂温经化气，并除柴、芩、通、麦之寒，升麻则升其冷陷，提闸放水，水道通而寒气除，中土健而湿自渗也。

　　述此一案，以见认病自有一定绳墨，不是妄自拟度之事。某医前后临证不但效否悬远，抑且言语径庭。转手之间，生死顿易，医可漫言已哉！

　　薛某食量兼人，叠伤酒食，患脾胃壅滞之疾，凡枳、朴、楂、曲、莱菔、槟榔，消滞之药，无不尽剂，且杂以发表疏气，羌、葛、香、砂等，更仆难数。半年有余，药益进，病益进，卧不能起。余诊之，其脉洪数坚硬①，身亢热，舌焦黄，而齿燥枯，惊悸妄言，呻吟作渴，按及胸膈，偏近左胁处痞硬如盘。病家恳服补剂，以服消滞药多，而今则卧困若此，不得畏葸也。余拟其脾胃本厚，脉气不衰，从前之药，只可散其无形，安能夺其大聚？因用柴胡龙骨牡蛎汤加减，出入十余帖，日下秽粪积约一桶，痞硬渐消，诸症悉可，后以和中之品调理告愈。

述此一案，以见病本可攻而攻之不当，以致病家疑畏，反欲用补，实实之祸，恒由于此。此处扶破，方是眼力，方是担当。

李某贸于苏州，感证就诊于张医。张医②案云：湿热阻滞，脾胃不调。所用之药，则茯苓、木瓜、陈皮、藿香而已。两服未效，仍往就诊。因其门如市，挨候维难，坐久忽然晕仆③，殆湿热气蒸，久候腹饥所致。张医闻外嘈嘈，急出诊，云：证转厥少二经，大虚大寒，速宜八味丸矣。及扶归服之，即刻惊狂谵妄。易某诊之，药则茯神、枣仁、黄连、绿豆皮，连进两帖，狂甚，至欲投河。复延张医来诊，张云：证列不治，趁速归里，恐四日路程生不待矣。是日买舟即行，途中且阻风雨，七日方得抵家，幸而无故。余过诊时，脉息弦滑，身热咽干，漱水不咽，小便赤涩，腹内微响。投以柴苓散，一服而身热退半。次日舌苔苍燥，脉近沉数，腹满而作痛楚，因授大柴胡，溏秽黑粪，解约盈斗，解后渐宁，调理即愈。

述此一案，见张医初则识病，只惜用药轻浅，不能奏效，继则慑于病势，妄付八味，而某则徒知是热，不辨何经，一味清火，岂知黄连、绿豆泻非所泻。及张再诊，则计无所出，此则不以救

---

① 硬：原作"鞕"，为"鞭（硬）"之形误，据文义改。下"硬"字同。

② 医：原作"药"，据文义改。

③ 仆：原作"朴"，据文义改。

逆为心，而特以支吾为事矣。以致病者身缠疾苦，囊罄银钱，家外怆惶，妇儿悲泣，医者于此未必不有伤于阴骘[①]也。

一妇胃气痛，医以姜、桂、香、砂、楂、曲等治之，两帖奏效。病者恐其复痛，再索订方。医者恃其前功，如方叠进。不料愈服愈痛，心膈如割，一昼夜昏绝十余次，两手乱抓，咬牙捽首[②]。余诊其脉散聚不一，知因香燥通剂，胃气反伤，而脾阴失媾故也。但益气，则胃燥反不和阴；若养阴，则血药莫优空隙[③]。非得润而不濡、香而不燥者，无以善其治也。因捣松子仁二两，饮以阴阳水服之。一剂痛止人安，不啻捷于影响。然后调和胃气，以得全可。

述此一案，以见徒据成效不知变通者，几为大害也。并见松子奏效，要有至理，非曰姑试。小小机关，正可引人入胜也。

孙某患热症，服于医柴、葛数帖，肌热已解。屡索食而禁与焉，以致病者胃虚火僭，烦乱不宁。更进灯心、木通、银花、泽泻之剂，虚火被逼，忽然狂妄惊忤，渐至裸体咆哮，越野登山，嚼吞瓦片，谵语不休，胡然天帝[④]。诊之六脉全无，但见目红舌紫，虽数人按捺，犹难伏也。余以大剂六味加麦冬、肉桂投之，顷时狂燥顿止，顷与之粥，粥后再进前服，次日全安。

述此一案，以见医无远见，即病之愈与否尚不能知，食可进而不进，中脏将槁，犹自妄投凉泻，致变非常，甚可怪也。

周宅幼女，甫二龄，患疟不愈，医曾以小柴胡重加首乌，服

---

① 阴骘（zhì 志）：阴德。

② 捽（zuó 昨）首：犹言揪头发。

③ 莫优空隙：沈洪瑞、梁秀清主编《中国历代名医医话大观》所收《医萃精言》作"复忧窒隙"，文义晓畅，可参。

④ 胡然天帝：典出《诗经·鄘风·君子偕老》："胡然而天也！胡然而帝也！"本形容服饰容貌如同天神，此喻指患者言行狂乱荒唐。

至三十余剂，饮食不进，胸腹膨胀，左胁疟块益大，而跳悸不止，医辞不治。余诊之，授以六君加肉桂、莪术、木香、鳖甲，惧不肯服，谓莪术过克，肉桂过温也。勉令服之，药竟而愈。及末春，其女偶感风热夹湿之症，幼科治以荆、防清散之药，不效，更引水恶咽，下利溏黄。余过诊，见幼科之方不为无理，即照方付药两帖，但加赤苓钱许，泽泻数分，一服即愈。越日，周告余曰：小女两次疾病，一重一轻，两医皆不能效，先生治疟之方与小柴悬隔，宜其三服而愈。何以昨治风热，不另立方，只加苓、泽而愈乎？余曰：令爱证感风热，幼科之药已对证矣。因遗却利湿，是以未效。不见恶水利溏非湿病乎？加苓、泽者，正使湿有去路耳。周怃然①曰：不意药味之别，效否大异有如是者。医之为义，不亦微乎！

　　述此一案，以明药过剂而疾以益增，见未到而病有遗治之误，认病者贵眼力清而心思细也。

　　舒宅妇，热症烧渴八昼夜，未进粒米，及更衣后，热退身凉，犹不与食。越一日，身热汗出，手颤头摇，与粥反呕。某医不悟，反付以秦艽、川断、萆薢、当归、川芎、神曲等药，服之即吐，更觉沉重，奄奄而已。余至诊之，知胃气大乏，急宜谷保。夫云：闻谷则呕，不下奈何？余令置粥数杯，坐视徐徐挑灌，呕出旋又灌之，灌至第五杯后，始咽不吐，顷即沉沉睡息。举家愕然，无不涕泣。良久②连声噫气，呼亲而醒。因问还食粥否，点首应之。与之两盏，依然就睡。是夜醒即与粥，来日不药，诸证霍然。

　　述此一案，非以示奇，乃见生死关头，不须药力，即在与食不与食矣。若不坐视挑灌，但以闻谷则呕而中止之，安能五杯方

---

　　① 怃（wǔ五）然：惊愕貌。
　　② 久：原脱，据文义补。

授，有来日之霍然乎?

费母感冒，头痛寒热。适程医舆从过门，因有亲谊，邀入诊之，但云风夹食，必须静饿，剂则小柴胡也。及服剂，彻夜不安，胸胁满闷。明日，仍用小柴胡，加蒌霜二钱，服之渐渐沉困。至三日，程不能主，更邀马姓商酌。马云小柴极妥，只蒌霜轻耳，因加倍投之。第四日，便不言语，马、程同至愕然。又荐汪姓来诊，汪用二陈、楂、朴、蒌霜五钱，迭相称赞，以为所见皆同，即令守服三帖。第七日，病者抓心掼首，声息全无。乃驰字来京，并寄各医药方。余度其情，知被各医所困，因嘱来人迅速回报，试以薄粥灌之，如可下咽，或有生机，勿以药为务也。来晨余亲赴病家时，三医适才诊讫。余询病象如何，同曰无救。伊等勉酌药剂，所用厚朴、藿香、陈皮、枳壳，剂重三钱五分，外用黄芪几片、石斛数咀，此则无可如何，强作支吾意也。三医去后，余入诊之，脉已无有，但见两目如熏，舌黑似漆，喊叫不闻，按胸畏痛，二便不通，周身烙热，灌以清粥，受一二匙。因急以附子理中、枳实、茯苓大剂投之，一昼夜灌竟四帖，按觉六脉稍出如丝。第十日夜半时，腹内声响，顷即大解黑秽，始声息出有醒意也。继以调理汤药，斟酌进之，半月乃愈。

述此一案，见病本太阳而遽用柴胡，证未结胸即妄投蒌实，逆而又逆，强病就我，不①至祸人不止，何如勿药之为中医也。

孙宅妇患虚损，诊至二十余处，服药三百余剂，病日益甚。余诊之，六脉洪大而虚，溢出鱼际，大肉枯极，发落皮皱，气促咳痰，骨蒸汗热，晌②午则两颧游红，杯粥亦不能下，加以抽掣便溏，卧床侧席弥一月矣。病者告余曰：病至此，已自分必死，但

———————————————

① 不：详文义，疑为"以"字之误。
② 晌：原作"响"，据文义改。

医粹精言

一二一

是从前错误，追悔已迟。为今之计，尚可回生于万一否？余曰：尔既自知，无庸赘说，但能息心静虑，勿令药剂乱投，或者转祸为福，亦未可知。乃以炙草汤，限服十剂，清宁膏，晚服五匙。服至六日，诸证仍然，反益烦闷，其姑欲令中止，病者誓以一日不死一日守服。及诊其脉，溢出鱼际者退于寸内矣，因嘱再服。服至九帖，忽身上飔飔①。是夜竟得稍寐，来晨诸症略轻，病者自信益坚，专心续服，至十有六剂，证平大半。继以养荣、归脾参酌为丸，每晚服之，右归、六味，时或早服。调理两月，沉疴尽起。迄今八载，连生子女。有谓怯弱之症九死一生者，余于此重有慨焉。

述此一案，以见求速效而惑多歧者，非徒无益而又害之也。此证直到临崖方才勒马，幸不遇加鞭者耳。

冯某第三子，年十四，自暮春微觉困顿懒食，治以建②脾消导之剂，忽昏然沉睡，昼夜迷离，叫唤难醒，醒惟食粥一盏而已。如是逾夏经秋，服药不可胜计。九月索诊于余，其脉数如釜沸。余以大剂六味③汤投之十二帖，六脉始平，两关变有滑象。又以温胆汤投六帖，脉变虚软。改授补中汤四帖，脉转弦硬，便间日寒热，与疟无异。因酌逍遥散加鳖甲、香附四帖，寒热既痊，沉睡忽解，亦能饮食矣。余拟此证痰热伏于肝胆，药饵消伤脾胃，肝胆之实热未除，脾胃之虚机续见，肝胆热则好眠，脾胃虚更懒食矣。相火寄于肝胆，肝胆受痰热之困，不能宣发相火，且相火与痰热相搏，六脉数于釜沸，是其诊也。故首用六味壮水之主以镇阳光，阳光得镇，两关变滑，乃肝胆脾胃现出证之真形，故投温

---

① 飔（sī 思）飔：凉爽貌。
② 建：通"健"。《老子》："大白若辱，广德若不足。建德若偷，质真若渝。"
③ 味：原作"昧"，据文义改。

胆汤以平胆热，胆热平则滑脉去而虚软来，又以补中汤扶中气而升阴阳。脉转弦硬者，肝胆久郁，今得舒其本象也。寒热如疟者，非疟也，乃少阳中正之官开其锁钥，本气之阴阳得以往来，只为脾胃尚弱，未能承应，间作寒热耳。治之以逍遥散加鳖甲、香附，乃以消散余郁，滋养肝胆，调和脾胃，使脏腑攸平，土木调达耳，是以诸症悉除，起沉疴于一旦也。

述此一案，以见见病知源之惟难，按脉究理之不易。程子曰：脉无不真，证无不假。三指之下，毋得受病欺瞒，被病恐吓也。

许宅妇，妊娠八月，仲夏日患亢热烧渴，引水不欲咽，小便赤涩。湿热之证，误服枳、朴消导诸药，一帖胎堕，因延产科治之，三服芎、归，以致闷绝，交昼①备棺木而化钱纸矣。因病者肌表热甚，气息未了，父母放舍不下，延余诊之。六脉芤大无序，身直目闭，舌青额潮，腹满指逆，见证杂沓如此。以胎前之热在阳明至今未解，当解肌不解肌，热不能退；胎前之湿在太阳至今未利，当利水不利水，湿不能消。产后脉大，亟应泻热而未可轻泻，防泻则②正气随亡；产后脉芤，宜乎补虚而未可骤补，防补则瘀热滋甚。且脉之息数无序，表里阴阳业经杂乱，欲投剂挽复诸难，非易事也。余斟酌至再，订桂枝柴胡汤加味投之，一剂微汗而愈。

述此一案，以见救逆之际，索自望闻问切中，辨认寒热虚实，表里阴阳，邪正上下，标本缓急，一一布算切洽，然后斟酌药性，剂订补泻温凉可也。

---

① 交昼：黎明。
② 防泻：原脱，据文例补，与下"防补则瘀热滋甚"形成对文。

草药单方误人说①

　　学医犹学奕也，医书犹奕谱也。世之善奕者，未有不专心致志于奕谱，而后始有得心应手之一候。然对局之际，检谱以应敌，则胶柱鼓瑟，必败之道也。医何独不然？执死方以治活病，强题就我，人命其何堪哉？故先哲有言曰：检谱对奕奕必败，拘方治病病必殆。丹溪朱氏亦曰：古方新病，安有能相值者？泥是且杀人。由是言之，世所传经验单方，往往仅标治某病，而不辨别脉证，其间清和平淡之品，即不对证，试用尚无大碍，若刚暴猛烈之药，用者尚其慎之！余亲见一妇人用密陀僧截疟，一男子用蕲蛇酒治痛风，皆顷刻告殂，与服毒无异。又张石顽曰：或问近世治黄瘅病多用草头单方，在穷乡绝域，犹之可也，城郭愚民亦多效尤。仁人鉴此，岂不痛哉？尝见有服商陆根、苦匏酒、过山龙、雪里青、鹿葱等汁，吐利脱元而死者，指不胜屈。曾有孕妇病黄，误用瓜蒂嗜鼻，呕逆喘满，致胎息上冲，惨痛叫号而死。设当此际，得何法以救之耶？答言：是皆宿孽使然，与飞蛾触火无异。欲救之者，惟广行刊布，垂诫将来，勿蹈前辙，庶不失仁人之用心。欲手挽已覆之车，吾末如之何②也。按此，则草头单方之误人，为祸尤烈。第瓜蒂嗜鼻治黄，是仲圣法，因不知孕妇③应忌，而误用致毙。拘方治病病必殆，斯言洵不诬④矣。至用商陆根等，犹举其名，当其误用时，或能知何药之误，尚可设法解救。特有一种以草药治病者，辗转传授，谬称秘方，仅识其形状气色之草药，采而用之。在用者自己，尚不能举其名，而且先揉捣之，使

---

① 草药单方误人说：本条录自《存存斋医话稿》卷一"十八"条。
② 末如之何：犹言无法对付，无可奈何。
③ 妇：原脱，据《存存斋医话稿》补。
④ 洵不诬：的确不假。诬，虚假。

人莫能辨识，故神其说以惑人。治或得效，则群相走告，诧为神奇。后凡遇是病，以为业经试验之方，放胆用之而不疑，一服未效，再服三服。殊不知效于此者，未必效于彼，以病有浅深，体有强弱，证有寒热虚实，断不能执一病之总名，而以一药统治之也。且草药之用，往往力专而性猛，药病偶或相当，其奏功甚捷，一不相当，亦祸不旋踵。深愿世之明哲保身者，守未达不敢尝①之训，万勿以性命为试药之具，并转相劝诫，俾共知用药治病，虽专门名家，尚须详细体察，讵可轻服草药，存侥幸之心，致蹈不测之祸哉！

血崩症效方②

楼③全善《医学纲目》治血崩类用炭药，以血见黑则止也。

香矾散用香附醋浸一宿，炒黑为炭，存性，每一两入白矾二钱，米饮空心调服。一法用薄荷汤更妙。许学士曰：治下血不止，或成五色崩漏，香附是妇人圣药。此气滞者用行气炭止之也。

五灵脂散治血崩，用五灵脂炒令烟尽，为末，每服一钱，温酒调下。一法每服三钱，水酒童便各半盏煎服，名抽刀散。此血污者用行血炭止之也。

荆芥散治血崩，用麻油点灯，多着灯心，就上烧荆芥焦色，为末，每服三钱，童便调下。此气陷者用升药炭止之也。

治崩中不止，不问年月远近，用槐耳烧作炭为末，以酒服方寸匕。此血热者用凉血炭止之也。

---

① 未达不敢尝：不了解药之性能，不敢服用。典出《论语·乡党》："康子馈药，拜而受之，曰：丘未达，不敢尝。"

② 血崩症效方：本条录自《存存斋医话稿》卷一"十九"条。

③ 楼：原作"娄"，《存存斋医话稿》同，据文义改。

如圣散治血崩，棕榈①、乌梅各一两，干姜一两五钱，并烧炭存性，为细末。每服二钱，乌梅酒调下，空心服，久患不过三服愈。此血寒者用热血炭止之也。

棕榈、白矾煅为末，酒调服，每二钱。此血脱者用涩血炭止之也。

按：同一血崩证，同一用炭药，而条分缕晰有如是。治病用药，首贵识证，可一隅三反矣。

身内有三宝宜贵②

《彻剩八编·内镜》曰：身内有三贵，热以为生，血以为养，气以为动觉，故心肝脑为贵，而余待命焉。血所由生，必赖食化，食先历齿刀，次历胃釜，粗细悉归大络。细者可升至肝脑成血，粗者为滓。于此之际，存细分粗者脾，包收诸物害身之苦者胆，吸藏未③化者肾脾也。胆也，肾也，虽皆成血之器，然不如肝独变结之，更生体性之气，故肝贵焉。心则成内热与生养之气，脑生细微动觉之气，故并贵也。或问：三贵之生气如何？曰：肝以窍体，内收半变之粮，渐从本力全变为血，而血之精分，更变为血露，所谓性体之气也。此气最细，能通百脉，启百窍，引血周行遍体。又本血一分，由大络入心，先入右窍，次移左窍，渐至细微，半变为露，所谓生养之气也，是气能引细血周身以存原热。又此露一二分，从大络升入脑中，又变而愈细愈精，以为动觉之气，乃合五官四体，动觉得其分矣。

---

① 榈：原脱，据《存存斋医话稿》补。
② 身内有三宝宜贵：本条录自《存存斋医话稿》卷一"二十"条。
③ 未：原作"本"，据《存存斋医话稿》改。

《主制群微》①曰：人身湿热而已，热恒消湿，无以资养，则肤焦而身毁矣。故血者，资养之料也。血以行脉，脉有总曰络。络从肝出者二，一上一下，各渐分小脉至细微，凡内而脏腑，外而肤肉，无不贯串，莫定其数。脉之状似机，其顺者因血势而利导之，斜者留血毋②退，横者送③血使进也。脉之力又能存血，不合则坏。血合于痰，乃克顺流；合于胆，乃免凝滞；合于体性之气，乃启诸窍，导之无闭塞也。从心出者，亦有二大络，一上一下，细分周身，悉与肝络同。所不同者，肝引血存血，此专导引热势及生养之路耳。心以呼吸进新气、退旧气，直合周身，脉与之应，少间不应，辄生寒热诸证。医者必从三部跃动之势，揣知病源，盖以此也。脑散动觉之气，厥用在筋。第脑距身远，不及引筋以达百肢，复得颈节膂髓，连脑为一，因遍及也。脑之皮分内外层，内柔而外坚，既以保存生身，又以肇始诸筋。筋自脑出者六偶，独一偶逾颈至胸下，垂胃口之前，余悉存项内，导气于五官，或令之动，或令之觉。又从膂髓出筋三十偶，各有细筋旁分，无肤不及。其与肤接处，稍变似肤，始缘以引气入肤，充满周身，无不达矣。筋之体，瓤其里，皮其表，类于脑，以为脑与周身连接之要约。即心与肝所发之脉络，亦肖④其体，因以传本体之性于周身。盖心肝与脑三者，体有定限，必借筋脉之势，乃能与身相维相贯，以尽厥职。否则，七尺之躯，彼三者何由营之卫

---

① 主制群微：天主教著作，晚明时期德国传教士汤若望（Johann Adam Schallvon Bell）撰。

② 毋：原作"母"，据《存存斋医话稿》改。

③ 送：原作"逆"，据《存存斋医话稿》改。

④ 肖：原作"有"，据《存存斋医话稿》改。

之，使生养动觉各效灵哉？无可①注曰：此论以肝心脑筋立言，是《灵》《素》所未发。

以上二则，从钞本医书录出，未详作者姓氏，其说与泰西②所著《全体新论》③等书所言略同。而泰西诸书，与王勋臣所著《医林改错》所论，亦略同。按：泰西医书与《医林改错》，为医家所当参阅，以目稽胜于悬揣也。然其言脏腑之功用及气机之流行，不无可议处。《重庆堂随笔》评泰西书，"信其可信，阙其可疑"，两言赅矣。仁和徐然石书《医林改错》后曰：《易》云：天地定位，山泽通气。人身躯壳以内，物位之定也。饮食之化精、化液、化血、化大小便，气之通也。信先生明位之定而执之，窃疑先生未能扩气之通而充之也。此数言亦中肯。

头汗出④

《内经》言：胃中悍气，循咽而上，冲头中，外行诸窍。可知头汗出者，湿热随胃中悍气上蒸故也。又人逢饮食，辄头汗出，甚者头上热气蒸腾如烟雾，俗谓之蒸笼头。此殆饮食入胃，饮气食气辄随胃中悍气上冲，是天禀然也。

煎药用水说⑤

何西池《医碥·煎药用水歌》曰：急流性速堪通便，宣吐回澜水最宜。百沸气腾能取汗，甘澜劳水意同之。黄齑水吐痰和食，

---

① 无可：即明代学者方以智。明灭后，以智誓不降清，遁入空门，改名弘智，字无可。

② 泰西：泛指西方国家。

③ 全体新论：清咸丰年间英国传教士合信所著解剖学著作。

④ 头汗出：本条录自《存存斋医话稿》卷一"二十一"条。

⑤ 煎药用水说：本条录自《存存斋医话稿》卷一"二十二"条。

霍乱阴阳水可医。新汲无根皆取井，除烦去热补阴施。地浆解毒兼清暑，腊雪寒冰热疫奇。更有轻灵气化水，奇功千古少人知。堪调升降充津液，滋水清金更益脾。

按：甘澜水，用水置盆，杓扬万遍，亦名劳水。古人言水性咸而体重，劳之则甘而清，取其不助肾气而益脾胃也。又言扬之万遍，取动极而静之义。愚谓后说近是，试取仲圣所用甘澜水方细绎之，其义自见。气化水者，以水蒸汗，如蒸花露法，一名气汗水，一名水露。《内经》谓：地气上为云，天气下为雨。上为云者，水化为气也；下为雨者，气化为水也。水化为气，则津液上腾，可润上燥；气化为水，则膏泽下布，可滋下涸。用水蒸气，气复化水，有循环之妙理，得升降之元机，不但可取以煎药，燥火证口渴者，取而饮之，不亦宜乎？

豆腐浆鸡蛋功用[1]

吴渭泉治大便燥结，粪后便血，用生豆腐浆七分、荸荠汁三分，约共一茶碗，将豆腐浆熬滚，和冰糖少许，冲荸荠汁，空心温服。盖荸荠甘寒而滑，开胃消食，除热止血；豆浆乃清热散血，下大肠浊气。又，《鸡鸣录》治女人带下属湿盛者，松石猪肚丸，每早淡豆腐浆送服三钱。又，仁和何惠川辑《文堂集验方》治痰火年久不愈者，用饴糖二两，豆腐浆[2]一碗煮化，多服即愈。又，鸡蛋豆腐浆冲服，久则自效。盖鸡蛋能去喉中之风也。余治一幼童喉风证，与清轻甘凉法，稍加辛药，时止时发。后有人教服鸡蛋，顶上针一孔，每日生吞一枚。不及十枚，病愈不复发。此鸡蛋能去喉风之一征。

---

① 豆腐浆鸡蛋功用：本条录自《存存斋医话稿》卷一"二十三"条。

② 浆：原脱，据《存存斋医话稿》补。

噎膈妙治①

《鸡鸣录》治噎膈方：用川黄连去毛，细切二两，以水九碗，煎至六碗，再加水六碗，煎至三碗，下赤金纹银各一锭，每重二两，浸汤内。大田螺五十个，洗净，仰置盘中，以黄连汁挑点螺厴，顷刻化水，用绢滤收半碗。将田螺水同黄连汁、金银共入瓷锅内，煎至碗半，下芦菔汁小半碗。无芦菔时，以芦菔子煎取浓汁用。同煎至碗半，下韭汁小半碗，次下侧柏汁小半碗，次下甘梨汁小半碗，次下竹沥小半碗，次下莹白童便小半碗，俱以煎至碗半为候。将金银取起，下醲白人乳一大碗，次下羊乳一大碗，次下牛乳一大碗，俱以煎至一碗为候。成膏入瓷罐内，封口埋土内一伏时。每用一茶匙，开水调服。极重者三服必愈。如汤水不能进者，将膏挑置舌上，听其渗入咽喉，自能饮食。但愈后须食糜粥一月，方可用饭。此方清火消痰，去瘀下气，养营润燥，系京口何培元家秘传，能挽回垂绝之证，故顾松园《医镜》名曰再造②丹。

按：《内经》曰：三阳结为之膈。三阳结者，大肠、小肠、膀胱热也。小肠结热则血脉燥，大肠结热则后不圊，膀胱结热则津液涸。三阳俱结，前后秘涩，下既不通，必反上逆，此所以噎食不下，从下而逆上也。又，昔人指噎膈为血液枯槁，沉痼之疾，非大剂无济于事。此方制法颇精，煎膏酿浓，药力甚大，正合嘉言喻氏所谓能变胃而不受胃变之义。良工调剂之苦心，有如是夫。

---

① 噎膈妙治：本条录自《存存斋医话稿》卷一"二十四"条。
② 造：原脱，据《存存斋医话稿》补。

木通慎用①

《重庆堂随笔》谓：木通味苦，故泻心火由小肠出。诸本草皆云甘淡，或言微辛，岂诸君不但未经口尝，且刍荛②亦未询乎？

按：木通古名通草，今之通草，古名通脱木。云木通味甘淡，或通草之传误，未可知。其实今之木通，味极苦且劣。世谓黄连是苦口药，殊不知黄连之味，苦而清，木通之味，苦而浊。叶氏《医案》以芦荟入汤剂，徐氏批曰：请自尝之，方知其苦。愿以斯语移之木通。且木通性极迅利，不宜多用。余友沈杏田言：曾见一小儿，误服重剂木通汤药，小便遂不禁，继之以白膏如精状，叫号惨痛而死。死后，溺窍端犹有精珠数粒。用木通者，其审慎之。

结胸痞闷由于药误③

人身内外作两层，上下作两截，而内外上下，每如呼吸而动相牵引。譬如攻下而利，是泄其在内之下截，而上截之气即陷，内上既空，其外层之表气连邪内入，此结胸之根也。譬如发表而汗，是疏其在外之上截，而在内之气跟出，内上既空，其内下之阴气上塞，此痞闷之根也。识此在上禁过汗、在内慎攻下之法，后读仲圣《伤寒论》结胸及痞塞诸证，则冰消雪化矣。此高学山《伤寒尚论篇辨似》中语。自昔名医，无不以阴阳升降、盈虚消长而为剂量准。如上所云，误下变结胸，是阳凑于阴也；误汗作痞

---

① 木通慎用：本条录自《存存斋医话稿》卷一"二十五"条。

② 刍荛（chúráo 除饶）亦未询：言未向普通老百姓了解情况。刍荛，割草打柴的人。

③ 结胸痞闷由于药误：本条录自《存存斋医话稿》卷一"二十六"条。

闷，是阴乘于阳也。盖阴阳各有定位，升降自有常度，此盈者彼必虚，此消者彼必长，医事之补偏救弊，变化生心，端在是矣。缪宜亭医案①中引卢氏之言曰：不得横遍，转为竖穷。此二语甚妙。横遍者，自内而外，由阴出阳也；竖穷者，直上直下，过升过降也。此阴阳升降盈虚消长之理也。推此二语，为引伸数言于后，质之高明：下既不通，必反上逆，不得上达，转为横格；上游塞阻，下必不通，中结者不四布，过泄者必中虚。

黄连厚肠胃辨②

黄连厚肠胃之说，窃尝疑之。以谓厚者对待薄者而言者也，必使薄者不薄，始可谓之厚。若谓黄连能除湿热，即是厚肠胃，其于③"厚"字之义，终未安也。迨历临痢证，往往滓秽夹脂膜以俱下，名曰肠垢，亦名刮肠痢，乃恍然悟。平人肠胃内，本有脂膜，柔韧黏腻，贴于肠胃之四周。因病痢消烁逼迫而下，因下而肠胃内四周之脂膜渐薄。用黄连清湿热，去其消烁逼迫之源，俾脂膜仍旧紧贴肠胃之内，乃所谓厚耳。虽然肠与胃原一气贯通，但胃是胃，肠是肠，讵可混言？痢疾下肠垢，未闻下胃垢也。有刮肠痢，未闻有刮胃痢也。而且肠势盘曲，中空无几，湿热搅扰，易及周遭，或邪气刮脂膜而下行，或积秽曳脂膜以下出。若夫胃体广大，藏垢纳污，纵有湿热，未必伤及边际，剥及脂膜也。于是黄连厚肠胃之说，窃又疑之，疑"胃"字之未安也。及考《别录》，则曰调胃厚肠，益恍然悟，黄连厚肠胃之说，系后人混而称

---

① 缪宜亭医案：缪宜亭，清代医家，江苏吴县人，与叶天士、薛生白齐名，清道光间吴金寿曾精选三人医案合刊，名《三家医案合刻》。案，原作"药"，据《存存斋医话稿》改。

② 黄连厚肠胃辨：本条录自《存存斋医话稿》卷一"二十七"条。

③ 于：原脱，据《存存斋医话稿》补。

之，非《别录》之本文也。黄连能除胃中之湿热，使胃气复其冲①和，故谓之调；黄连能除肠内之湿热，使肠内脂膜不致消烁逼迫而下，故谓之厚。于以②知古人下语，一字不苟，其精切有如是。

养齿须知③

《千金方》言：凡人好患齿痛，多由月蚀夜餐饮之所致，识者深宜慎之。所以日月蚀未平时，特忌饮食。

按：此说知者不多，故为拈出。又，养生家言：今人漱齿，每以早晨，是倒置也。凡一日饮食之垢，积于齿缝，当于夜晚刷洗，则滓秽尽去，故云晨漱不如夜漱。

噎因神思间病论④

《鸡峰普济方·五噎诸气论》曰：此病不在外，不在内，不属冷，不属热，不是实，不是虚，所以药难取效。此病缘忧思恚怒，动气伤神，气积于内，气动则诸证悉见，气静则疾候稍平。手扪之而不得疾之所在，目视之而不知色之所因，耳听之而不知音之所发，故针灸服药，皆不获效，此乃神思间病也。顷京师一士人家，有此疾证，劝令静观内养，将一切用心力事委之他人，服药方得见效。若不如是，恐卒不能安。但依此戒，兼之灼艾膏肓与四花穴及服药，可以必瘥。孙真人言：妇人嗜欲多于丈夫，感病倍于男子，加以慈恋爱惜，嫉妒忧恚，染着坚牢，情不自抑，所以为病根深，疗之难愈。

---

① 冲：原作"中"，据《存存斋医话稿》改。
② 于以：犹"是以"。
③ 养齿须知：本条录自《存存斋医话稿》卷一"二十八"条。
④ 噎因神思间病论：本条录自《存存斋医话稿》卷一"二十九"条。

按：神思间病，乞灵药物，窃恐卢扁亦谢不敏。凡遇此等病，苟非其人染着坚牢，总当谆切相劝，令其静观内养。推古昔仁人之用心，谅①不仅书一纸方，便了厥事也。第"静观内养"四字，谈何容易，惟夙具根器②者，始能领略耳。

内养却病③

静观内养之法，仁和何惠川所辑《文堂集验方》内一条简切易行。尝举以质诸喜谈心学者，谓：条内自审此念因何而起一语，妙谛无穷，却病其小焉者也。《集验方》曰：凡虚损证，由劳力过度而成者，得安养药食之功，尚在易治。若由偏性七情六欲而成者，药力之功居其三，惟静养之功，方可回天。随分忘其家业，住于安闲之所，清心寡欲，去其酒色财气之私心。清晨醒即起，物我相忘，安神静坐。若有妄想，即徐步自审此念因何而起、如何而止。与身心无益之念去之，静则再坐，动则再步。如此行一炷香，少顷再行，必得心息相依，呼吸自然，坐时以口生津液，坐起周身筋骨舒畅为验。工夫下手，由浅入深，总以不间断为妙。即行住坐卧，皆要安神内守。行之半月④，即有奇功。加以善愿助之，可以希仙⑤矣。若徒服奇药，或逆气闭息，非徒无益而有害。

---

① 谅：想来。
② 根器：佛教语。指人之禀赋气质。
③ 内养却病：本条录自《存存斋医话稿》卷一"三十"条。
④ 月：原作"日"，据《存存斋医话稿》改。
⑤ 希仙：思慕成仙。宋·陆游《自嘲》诗："不逢方谢事，垂老旋希仙。"

胆倒治法①

《续名医类案》：许宣治治一儿，十岁，从戏台倒跌而下，呕吐苦水，以盆盛之，绿如菜汁。许曰：此胆倒也，胆汁倾尽则死矣。方用温胆汤加枣仁、赭石正其胆腑，可名正胆汤，一服吐止。昔曾见此证，不知其治，遂不救。

病轻药重病重药轻说②

病证本轻，因药而重。药不对证，固令病重；即或对证，病轻药重，亦令重也。余治一妇人，恶心呕吐，头眩恶食。医药两月，降逆如左金丸、旋覆代赭汤，代赭石质重下坠，孕妇所忌。调气如砂、蔻、乌、沉之类，补益如六君、四物等剂，转见心胸烦懑，恶闻食气，体重作痛，黄瘦倦卧，气息奄奄。一医谓血枯经闭，虚劳重证，嘱病家治后事矣。诊其脉，细弱之中，终有动滑之象。详细询问，腹虽不大，而时有动跃，断为怀妊恶阻。本属妊妇之常疾，因过药伤胃，致现种种恶候。劝令停药，不肯信从。乃立疏气降逆养胃、清和平淡之剂，服后胸膈稍宽。随后出入加减，总以轻剂渐渐收功。数月后，竟举③一男。《金匮》原有"医者治逆却一月，加吐下者则绝之"之明训。绝之者，绝止医药，俟其自安也。不肯绝药，姑以轻剂与之。

---

① 胆倒治法：本条录自《存存斋医话稿》卷一"三十一"条。
② 病轻药重病重药轻说：本条录自《存存斋医话稿》卷一"三十二"条。
③ 举：生育。

雪 羹①

海蛰一名海蜇头用一两，漂净，加大荸荠一名地栗四个，水二钟，煎八分服，名雪羹。见《绛雪园古方选注》。注曰：凡肝经热厥，少腹攻冲作痛，用以泄热止痛，捷如影响。王孟英《归砚录》曰：海蛰，妙药也，宣气化瘀，消痰行食，而不伤正气。以经矾盐所制，入煎剂虽复漂净，而软坚开结之勋固在也。故哮喘胸痞，腹痛癥瘕，胀满便闭，滞下疳黄等病，皆可量用。宜下之证，而体质柔脆，不能率投硝黄者，余辄重用，随机佐以枳、朴之类，无不默收敏效。

海蛰本水结成，故煮之仍化为水。人身之痰，有由火搏其水而成者，故为化火痰之专药。其性寒凉，清火散结，不伤正气，余每喜用之。若阳气衰少之体，寒多湿胜之病，不相宜也。小儿疳病，由于火盛致口臭便坚、腹胀内热者，令服雪羹，屡效。

---

① 雪羹：本条录自《存存斋医话稿》卷一"三十三"条。

卷 四

治痿独取阳明①

《素问·痿论》曰：治痿独取阳明。阳明主润宗筋，宗筋主束骨而利机关也。王太仆注：宗筋，谓阴毛中横骨上下之竖筋也，上络胸腹，下贯髋尻，又经于背腹，上头项。则宗筋不可以外肾言也。《厥论》曰：前阴者，宗筋之所聚。前阴，外肾也，为宗筋之所聚，则宗筋亦可以外肾言也。《痿论》又曰：思想无穷，所愿不得，意淫于外，入房太甚，宗筋弛纵，及为白淫。玩绎此节经义，上有"入房太甚"句，下有"及为白淫"句，则中有"宗筋弛纵"句，竟作阳痿解可也。此节"宗筋"两字，竟作外肾解可也。夫阳明胃②腑，位镇中宫，上合于鼻，下合外肾。验之于霉疮，毒蕴阳明，或上发而鼻坏，或下注而茎糜。验之于马，其鼻黑者茎亦黑，鼻白者茎亦白。阳明与外肾关属，不更信而有征哉？是则治阳痿当遵《素问》"治痿独取阳明"之旨，弗徒沾沾③于补肾壮阳焉可已。

丸药当考核方药性功说④

余合回生丹以救难产，及治产后瘀血为患等证，屡建奇功，而独不利于虚寒之证，以虚则当补，寒则当温也。一妇产后甫两

---

① 治痿独取阳明：本条录自《存存斋医话稿》卷一"三十四"条。
② 胃：原作"肾"，据《存存斋医话稿》改。
③ 沾沾：执着，拘执。
④ 丸药当考核方药性功说：本条录自《存存斋医话稿》卷一"三十六"条。

日，恶露不行，腹痛作呕。服回生丹一丸，呕不除而转增泄泻，乃邀诊。面青唇淡，舌苔白滑，脉则右弦缓，左沉涩，疠痛作呕，泄泻不爽，为疏半夏、代赭石、肉桂、琥珀、黑姜炭、延胡索、桃仁、炙甘草等温行之品，呕止痛缓，而恶露亦稍行，左脉渐流利。再二剂，瘀行痛缓，泻亦止，胃口不开，体甚困乏。改用扶元和胃，温行血气，小剂缓调，数剂胃能纳谷，形色亦渐转。惟左小腹有块如拳大，不时攻触作痛，乃仿大黄䗪虫丸法，前方去半夏、代赭石，加当归、制穿山甲、酒醉地鳖虫即䗪虫，为末，捣入醋熬大黄膏，白蜜炼为丸，如桐子大。早晚每服三钱，不匝月，块渐小，痛亦渐除。后与通补奇经，温养肝肾，病竟脱，体气复充。此证血因寒瘀，而上冲于胃。冲胃者，为产后三冲急证中之一。回生丹治三冲急证，本有专功，然能迅推瘀血下行，而不能治因寒凝结之瘀。凡用合成丸药，必须考核丸方药性功能，参合脉证。倘若耳食①某丸可治某证，而恣意用之，总属得失参半，此古人所以有先议病、后议药之训。

脚气论治②

水乡农人，多患脚气，俗名大脚风，又名沙木腿。一肿不消，与寻常脚气发过肿消者迥殊。此因伤络瘀凝，气亦阻痹③，风湿热杂入之邪，袭入而不能出也。故病起必腘间结核而痛，憎寒壮热，而渐以下行至足。初起宜用葱白杵烂和蜜，葱蜜相并，至毒杀人，切勿入口。罨腘核痛处，再用海蛇④、地栗同煎。俟海蛇化尽，取汤吞当归龙荟丸三钱，能即消散为妙。若已成者，以黄檗酒炒研末。

---

① 耳食：谓不加省察，徒信传闻。
② 脚气论治：本条录自《存存斋医话稿》卷一"三十七"条。
③ 痹：原作"㾓"，据《存存斋医话稿》改。
④ 蛇：原作"蛇"，据《存存斋医话稿》改。下"蛇"字同。

八两、海蛇八两勿漂，煎化，加葱须自然汁，和匀为丸，绿豆大，茅根汤日送三钱。外用杉木刨花煎浓汤，入皮硝一两，频洗，日以蓝布浸盐卤束①之。以盐卤善清湿热，散风毒，凡洗鹅掌风及脚气并良也。忌一切辛热发物，尤忌蚕蛹。虽愈后，宜忌食蚕蛹数年。

暴厥卒中救急须知②

凡暴厥、卒中、痫魇及跌坠、晕仆诸病，其身中气血扰乱未定，切勿张皇喧闹，妄为移动，以致气绝不返。总宜在原处量证设法，可以得生。如闭证宜取嚏，服玉枢丹、苏合丸之类以开之。虚证用炭醋熏之，或令人紧抱，以口接气，再灌以参汤、姜汤、童便之类。按证施治，俟其苏醒，然后移归卧室可也。世俗不知，往往扶掖他徙，多致不救，总由不知古法。赘此以冀存心仁厚者传播于世也。

按：何氏《济生论》③曰：中暑闷乱，不可便与冷水及卧冷地，得冷则死。据此，则止可移至阴处，而不可移至冷地。究竟④救之醒后再移，方不致魂失所归。

临诊辨症细心从事案⑤

医事难矣哉！学识荒陋者无论矣，其在术精名重，日诊百十

---

① 束：原作"束"，据《存存斋医话稿》改。
② 暴厥卒中救急须知：本条录自《存存斋医话稿》卷一"三十八"条，末句为徐氏所补。
③ 何氏济生论：指清·何镇（培元）所著《济生论》。论，原作"篇"，据《存存斋医话稿》改。
④ 究竟：毕竟。
⑤ 临诊辨症细心从事案：本条录自《存存斋医话稿》卷二"一"条。

人，精神不逮，大意处辄复误人。盖晨夕酬应，无少息时，索索无精思，昏昏有俗情，虽贤哲不免也。徐悔堂①《听雨轩杂记》云：乾隆壬申，同里②冯姓，馆于枫桥蔡姓家。夏日，蔡自外归，一蹶不起，气息奄然。因以重金急延薛生白先生诊，至则蔡口目悉闭，六脉皆沉，少妾泣于旁，亲朋议后事矣。薛曰：虚厥也，不必书方，且以独参汤灌之。遽拱手上舆而别。众相顾，莫敢决。再延一符姓医入视，符曰：中暑也，当服清散之剂，参不可用。众以二论相反，又相顾，莫敢决。冯曰：吾闻六一散能祛暑邪，盍先试之？乃以苇管灌之，果渐苏。符又投以解暑之剂，病即霍然。夫薛氏为一代之名医，只以匆匆一诊，未遑细审，并致疑于少妾之在旁，误以中暑为虚脱，几伤其生。医事不诚难乎其难哉？又《类案》载曾世荣先生治船中王氏子，头痛额赤，诸治不效，动即大哭，细审知为船篷小篾刺入囟上皮内，镊去即愈。苟不细心审视，而率意妄治，愈治愈坏矣。是故医家临诊辨证，最要凝神定气，反覆推详，慎勿相对斯须，便处方药也。

诸药蒸露于胃有益说③

熊三拔④《泰西水法》云：凡诸药系草木果蓏⑤谷菜诸部具有水性者，皆用新鲜物料，依法蒸馏得水，名之为露。以之为药，胜诸药物。何者？诸药既干既久，或失本性。如用陈米为酒，酒

---

① 徐悔堂：即徐承烈（1730—1803），清代学者。承烈字绍家，一字悔堂，晚号清凉道人，浙江德清人。

② 同里：地名，即今苏州市同里镇。"

③ 诸药蒸露于胃有益说：本条录自《存存斋医话稿》卷二"二"条。

④ 熊三拔：即 Sabatino de Ursis（1575—1620），晚明天主教耶稣会意大利籍传教士。

⑤ 蓏（luǒ 裸）：草本植物的果实。

力无多。若以诸药煎为汤饮，味故不全，间有因煎失其本性者。若作丸散，并其渣滓下之，亦恐未善。然峻厉猛烈之品，不得不丸以缓之。凡人饮食，盖有三化：一曰火化，烹煮熟烂；二曰口化，细嚼缓咽；三曰胃化，蒸变传化。二化得力，不劳于胃。故食生冷，大嚼急咽，则胃受伤也。胃化既毕，乃传于脾，传脾之物，悉成乳糜；次乃分散，达于周身。其上妙者，化气归筋。其次妙者，化血归脉。用能滋益精髓，长养脏体，调和营卫。所谓妙者，饮食之精华也，故能宣越流通，无处不到。所存糟粕，乃下于大肠焉。今用丸散，皆干药合成，精华已耗，又须受变于胃，传送于脾。所沁入宣布，能有几何？其余悉成糟粕下坠而已。若用诸露，皆是精华，不待胃化脾传，已成微妙。且蒸馏所得，既于诸物体中最为上分，复得初力，则气厚势大。不见烧酒之味醲于他酒乎？

按：古人丸散汤饮，各适其用，岂可偏废？诸药蒸露，义取清轻，大抵气津枯耗，胃弱不胜药力者，最为合宜。其三化之说，火化口化，不必具论，胃化一言，深可玩味。盖饮食药物入胃，全赖胃气蒸变传化，所以用药治病，先须权衡病人胃气及病势轻重，此古人急剂、缓剂、大剂、小剂之所由分也。如骤病胃气未伤，势又危重，非用大剂急剂不可，杯水舆薪，奚济于事？一味稳当，实为因循误人。倘或病人胃气受伤，无论病轻病重，总宜小剂缓剂，徐徐疏瀹，庶可渐望转机。以病人胃气已伤，药气入胃，艰于蒸变转化。譬如力弱者，强令负重，其不颠踣①者几希。

续药露说②

上条言诸药蒸露，为轻清之品，气津枯耗，胃弱不胜药力者，

---

① 颠踣（bó 帛）：跌倒，仆倒。
② 续药露说：本条录自《存存斋医话稿》卷二"三"条。

最为合宜。请更申其说。马元仪曰：阴虚有三：肺胃之阴，则津液也；心脾之阴，则血脉也；肝肾之阴，则真精也。液生于气，惟清润之品可以生之；精生于味，非黏腻之物不能填之；血生于水谷，非调中州不能化之。是则人身中津液精血，皆属阴类。津液最轻清，血则较醲，精则更加厚矣。读《内经》"腠理开发，汗出溱溱，是谓津""谷入气满，淖泽注于骨，骨属屈伸，泄泽，补益脑髓，皮肤润泽，是谓液"，则知津与液较，液亦略为醲厚矣。窃谓津者虽属阴类，而犹未离乎阳气者也。何以言之？《内经》云：三焦出气，以温肌肉，充皮肤，为其津，其流而不行者为液。岂非液则流而不行，津则犹随气流行者乎？《内经》又云：上焦开发，宣五谷味，熏肤充身泽毛，若雾露之溉，是谓气。雾露所溉，万物皆润，岂非气中有津者乎？验之口中气呵水，愈足征气津之不相离矣。气若离乎津，则阳偏胜，即气有余便是火是也；津若离乎气，则阴偏胜，即水精不四布，结为痰饮是也。蒸露以气上蒸而得，露虽水类，而随气流行，体极轻清，以治气津枯耗，其功能有非他药所能及。泰西赞谓不待胃化脾传，已成微妙。余谓病人胃弱，不胜药力者，最为合宜。其力甚薄，频频进之可也。其气亦易泄，新蒸者为佳。余治伤阴化燥证，清窍干涩，每用之获效。《内经》谓：九窍者，水注之器。清窍干涩者，病人自觉火气从口鼻出，殆津离乎气，而气独上注欤？

瘟毒发斑脉证论治①

时毒瘟疫，口鼻吸受，直行中道，邪伏募原，毒凝气滞，发为内斑，犹内痈之类。其脉短滑，似躁非躁，口干目赤，手足指冷，烦躁气急，不欲见火，恶闻人声，耳热面红，或作寒噤，昏

---

① 瘟毒发斑脉证论治：本条录自《存存斋医话稿》卷二"四"条。

不知人，郑声作笑。治宜宣通气血、解毒化斑为主，得脉和神清，方为毒化斑解。但其斑发于肠胃嗌膈之间，因肌肤间不得而见，往往不知为斑证，而误治者多矣。

雪梨姜汁法治痰有验①

治痰气壅塞，雪梨汁一杯，生姜汁四分之一，蜜半杯，薄荷细末一钱，和匀器盛，重汤煮一时，任意与食，降痰②如奔马。此方出《幼幼集成》，甘寒辛润，邪袭于肺，泄肺降痰，试用良验。

痰阻脉塞宜变法推治③

滑脉多主痰，以津液凝结故也。然有顽痰阻阂气机，脉道因之不利，反见涩脉者，开通痰气，脉涩转滑，见之屡矣。又现证脉象的是痰证，而病人言无痰，服药后渐觉有痰，亦见之屡矣。阅孙文宿医案，治庞姓遭跌胁痛，服行血散血药多剂，痛不少减。孙诊脉左弦右滑数，曰：此痰火症也。庞曰：躯虽肥，生平未尝有痰，徒以遭跌积瘀血，于胁间作痛耳。孙曰：痰在经络间，不在肺，故不咳嗽，而亦不上出。脉书有云：滑为痰，弦为饮。据脉实痰火也。如瘀血，脉必沉伏，或芤或涩也。面色亦不带黄。前医以瘀血治者，皆徇公言，不以色脉为据耳。乃用大栝蒌带壳者二枚，重二两，研碎，枳实、甘草、前胡各一钱，贝母二钱。初服腹中漉漉有声，逾时大泻一二次，皆痰无血，痛减大半。再服，又下痰数碗许，痛全止。三服，腹中不复有声，亦不泻。盖前由痰积泻也，今无痰故不泻。观此，则诊病虽须详问，又当色

---

① 雪梨姜汁法治痰有验：本条录自《存存斋医话稿》卷二"五"条。
② 痰：原作"火"，据《存存斋医话稿》改。
③ 痰阻脉塞宜变法推治：本条录自《存存斋医话稿》卷二"六"条。

脉合参，不可徇病人之言，为其所惑。又嘉言喻氏亦谓：痰到胃始能从口吐出，到肠始能从下泻出。

五味子功能辅相成方说①

《本经》曰：五味子气味酸温，无毒，主益气，咳逆上气，劳伤羸瘦，补不足，强阴，益男子精。卢子繇②《乘雅半偈》曰：五味俱全，酸收独重，故益降下之气。咳逆上气者，正肺用不足，不能自上而下以顺降入之令。劳伤羸瘦者，即《内经》云"烦劳则张，精绝，使人煎厥"，内铄也。此补劳伤致降令③之不足，与补中益气之治不能升出者相反，能降便是强阴，阴强便能益精。设六淫外束④及肺气焦满，饵之反⑤引邪入脏，永无出期。纵得生全，须夏火从中带出，或为斑疹，或作疮疡，得汗乃解。倘未深解病情，愿言珍重。按此则五味子之功能，的在降入。凡病情涉于宜升宜出者，视为戈戟矣。盖肺统五脏六腑之气而主之，肾受五脏六腑之精而藏之，肾气原上际⑥于肺，肺气亦下归于肾，一气自为升降者也。故上而咳逆上气，由六淫外束，饵此则外邪不特不能升、不能出，直引之及肾，而渐成虚损。倘同熟地、麦冬等用，酸而兼腻，不啻锢而闭之。是以前论中所谓不虚做成虚，不损而做成损者，此类是也。若六淫七气，有以耗散之，致肺失其降，而不归肺之气，因耗散而日虚，肾之精，因不藏而日损，此

① 五味子功能辅相成方说：本条录自《存存斋医话稿》卷二"七"条。
② 卢子繇：即卢之颐（约1598—1664），字子繇，明清间医家。
③ 令：原作"冷"，据《存存斋医话稿》改。
④ 束：原作"朿"，据《存存斋医话稿》改。
⑤ 反：原作"不"，据《存存斋医话稿》改。
⑥ 际：达，通达。

际不用五味子，而谁用乎？五味子能收肺气入肾，肺气收，自不耗散，入肾，则五脏六腑之精，肾得受而藏之矣。虽然，论药则得一药之功能，论方则观众药之辅相，凡药皆然。试即于五味子发其凡，可乎？五味子之功能在降入，病情宜升宜出者不可用，固已。第执此说以论药则可，若执此说以论方，则《金匮要略》中射干麻黄汤、厚朴麻黄汤、小青龙加石膏汤等方之用五味子，其说遂不可通。殊不知古人治病用药，每于实中求虚，虚中求实，不比后人之见虚治虚，见实治实，补者一味补，散者一味散，攻者一味攻也。故杂五味子于麻黄、细辛、桂枝、生姜诸表药中，杂五味子于射干、紫菀、款冬、杏仁、半夏诸降气降逆药中，杂五味子于石膏、干姜诸寒热药中，杂五味子于小麦、白芍、甘草、大枣诸安中药中，不嫌其夹杂。而于是表散药得五味子不致于过散，降气降逆药得五味子更助其降令，而且寒热药得五味子寒不伤正、热不劫津，安中药得五味子相得益彰。综而言之，用五味子意在保肺气，不使过泄，然皆辅相成方，非君药也。至桂苓味甘汤之治气冲，加减者四方：苓甘五味姜辛汤、苓甘五味姜辛半夏汤①、苓甘五味加②姜辛半夏杏仁汤、苓甘五味加姜辛半杏大黄汤。以小青龙方中虽有五味子辅相之，究竟辛散之力大，能发越外邪，亦易动人冲气。冲气者，冲脉之气也。冲脉起于下焦，挟肾上行者也。气既冲矣，非敛不降，桂苓能抑冲气，甘草坐镇中宫，而敛降之权，当属之五味子矣。所以四方减去者惟桂枝，而加味以治咳满，以去其水，以治形肿，以治胃热冲面。至于五味子收敛肾气，屹然不动，不使其气复冲。苓、甘若为之辅相者，终不易也。以是知一药有一药之功能，一方观众药之辅相。不识

---

① 苓甘五味姜辛半夏汤：即桂苓五味甘草去桂加干姜细辛半夏汤。

② 加：原脱，据《存存斋医话稿》补。

药性，安能处方？不识方义，安能用药？凡药皆然，岂特一五味子？试即以五味子发其凡，词费之诮，奚辞哉？

五味子干姜同用之妙①

邹润安《本经疏证》论五味子与干姜同用，设为问答。曰：《伤寒论》中凡遇咳，总加五味子、干姜，岂不嫌其表里无别耶？曰：经云：脾气散精，上归于肺。是故咳虽肺病，其源实主于脾。惟脾家所散上归之精不清，则肺家通调水道之令不肃。后人治咳，但知润肺消痰，殊不知润肺则肺愈不清，消痰则仅能治脾，于留肺者究无益也。干姜温脾肺，是治咳之来路，来路清，则咳之源绝矣。五味使肺气下归于肾，是开咳之去路，去路清，则气肃降矣。合两物而言，则为一开一阖。当开而阖，是为关门逐贼；当阖而开，则恐津液消亡。故小青龙汤、小柴胡汤、真武汤、四逆散之兼咳者皆用之，不嫌其表里无别也。

按：此论颇透彻。嘉言喻氏谓干姜得五味能收肺气之逆，是浑而言之也。陈修园不论虚实证，遇咳辄用五味、干姜，是浑而用之也。《金匮》桂苓味甘加干姜、细辛，干姜为热药，服之当遂渴。干姜为热药，仲圣已有明文矣。外感之由于暑燥火，内伤之涉于阴亏，虽同五味，或辅相药，终不宜用也。考《金匮》五味同干姜用者七方，皆有咳满证。不同干姜用者二方：射干麻黄汤证，亦见咳而上气，虽不同干姜而同生姜用，其义仍在治肺；独桂苓味甘汤方治气冲，其义在治肾。然肺与肾一气，自为升降者也，治肺即所以治肾，治肾即所以治肺，不过因病处方，注意或在肺，或在肾耳。或曰：黑地黄丸中，五味、干姜并用，治在肺欤？曰：论《金匮》方用五味意义，大抵如此。至后人用五味，

---

① 五味子干姜同用之妙：本条录自《存存斋医话稿》卷二"八"条。

其方不可胜数，岂能一一印证？若五味并熟地用，乌得谓不治肾？黑地黄丸，乃治脾湿肾燥方，一刚一柔，一润一燥，熟地、五味治肾燥，苍术、干姜治脾湿，此分头治法也。熟地、苍术，益肾阴而兼运脾阳；苍术、五味，流脾湿即以润肾燥。此交互治法也。嘉言喻氏谓此方超超元箸①，岂虚誉耶？若不综观全方，寻绎意义，徒沾沾于某药入某经、某药治某病，则自窒灵机矣。

江湖散医须知②

钱塘赵恕轩，名学敏，一字依吉，撰《利济十二种》。其《串雅》一种，书分内外两编，类皆草泽医所传诸方法，世所谓走方、手持虎刺、游食江湖者是也。虎刺一名曰虎撑，以铁为之，形如环盂，虚其中窍，置铁丸，周转摇之有声。相传始于宋，李次口行山，逢虎啮刺于喉，求李拔。置此器于虎口，为拔去之，其术乃大行，流传至今。其术治外以针刺蒸灸，治内以顶串禁截，取其速验，不计万全。药上行者曰顶，下行者曰串，顶药多吐，串药多泻。顶串而外，则曰截，截绝也，如绝害然。走医以顶串截为三大法，末流妄定有九顶、十三串、七十二截等目外，又有九种、十三根等法，能拔骨髓③诸毒外出。然不肖疡科，每窃以取利，种毒留根，变小成大，为害不浅。又有禁法，禁法之大，莫如水法。次则祝由，近于巫觋④。且有变病法，如约脾丸中用木瓜露以闭溺窍，掩月散中用鲤脊鳞以遮瞳神，取贝母中之丹龙睛以弛髓脉，剔刺猬中之连环骨以缩骨筋。外科则用白朱砂以种毒蛇，蕈灰以种疮，即九种、十三根之类。更有合扁豆膏以留疟，曼陀

---

① 元箸：玄著，玄妙。
② 江湖散医须知：本条录自《存存斋医话稿》卷二"九"条。
③ 髓：原作"體（体）"，据《存存斋医话稿》改。
④ 巫觋：泛指巫师。巫，女巫；觋，男巫。

酒以留癫，甚则醉兽散之可以病马牛，金针丸之可以困花木，种种不仁，愈降愈甚，良由操技不精，欲借此遂其罔利①之心耳。恕轩取其所授，为芟订之，名曰《串雅》，不欲泯其实，并欲矫奇，而俾归于雅也。且谓此书虽尽删其不经之法，而不能尽绝其传，故述其大概如是，业医者不可不知。《串雅》中方，多有散见于诸书者，如《内编》首列韩飞霞黄鹤丹、青囊丸，推为游方之祖方云。

医痘活法②

相传天士叶氏治痘多活法。一子病痘闭，诸医束手。先生命取新漆桌十余张，裸儿卧于上，以手转辗之，桌热即易。如是殆遍，至夜痘怒发得生③。又尝于肩舆中见一采桑妇，先生命舆人搂之，妇大怒詈，其夫将扭舆人殴。先生晓之曰：汝妇痘已在皮膜间，因气滞闭不能出，吾特激之使怒，今夜可遽发，否则殆矣。已而果然。又一人，壮年患痘闭，先生令取鸡屎若干，以醇酒热调如糊，遍涂其身面手足。越宿鸡矢燥裂剥落，而痘已出矣。又先生之外孙，甫一龄，痘闭不出，母乃抱归求救。先生视之甚逆，沉思良久，裸儿键置空室中④，禁女弗启视。迨夜深，始出之，痘已遍体，粒粒如珠。因空室多蚊，借其噆肤以发也。此虽神而明之之治，第寻绎其意旨之所在：转辗于漆桌者，火闭也；激之使怒者，气闭也；涂以鸡矢醴者，寒闭也；借蚊口以噆之者，血闭也。咸有分别之妙义焉。录之亦可发人之慧悟。

---

① 罔利：犹渔利。
② 医痘活法：本条录自《存存斋医话稿》卷二"十一"条。
③ 生：原脱，据《存存斋医话稿》补。
④ 键置空室中：关闭于空房子之中。键，闩门。

白浊治验①

孙文垣先生治潘姓患白浊，精淫淫下，三年不愈。脉来两寸短弱，两关滑，两尺洪滑。曰：疾易瘳，第必明年春仲，一剂可痊。问故。曰：《素问》曰：必先岁气，毋伐天和。所患为湿痰下流证也，而脉洪大见于尺部，为阳乘于阴，法当从阴引阳。今冬令为闭藏之候，冬之闭藏，实为来春发生根本，天人一理。若强升提之，是逆天时而泄元气也。后医者接踵，迄无效。至春分，孙以白螺蛳壳火煅四两为君，牡蛎二两为臣，半夏、葛根、柴胡、苦参各一两为佐，黄檗一两为使，面糊为丸，名端本丸，令早晚服之，不终剂而愈。

按：古名医治病，无不以阴阳升降为剂量准，前论已具言之。此案端本丸方义固佳，其持论则深明天人合一之理。读《内经》：冬三月，此谓闭藏；使志若伏若匿，若有私意，若已有得，逆之则春生者少。若伏者，若抱雏养蛰也；若匿者，若隐避踪迹也；若有私意者，恐败露也；若已有得者，韬晦无缺望也。凡所以重藏精也。有冬月之闭藏，然后有来春之发生。一味发扬，而无翕聚之本，譬诸无源之水，其涸可立而待。

白芥子功用②

白芥子气味辛温，善能利气豁痰。观治冷哮，用白芥子末涂肺俞、膏肓、百劳等穴，涂后麻督疼痛；防痘入目，用白芥子末涂足心，引毒归下。外用功效如是，其性烈从可知矣。其末水发，搐入食品，食些少辄令人目泪鼻涕交出，其性开发走液，亦从可

---

① 白浊治验：本条录自《存存斋医话稿》卷二"十二"条。
② 白芥子功用：本条录自《存存斋医话稿》卷二"十三"条。

知矣。缪仲醇《本草经疏》云：能搜剔内外痰结，及胸膈寒痰冷涎壅塞者。然肺经有热，与阴火虚炎，咳嗽生痰者，法在所忌。奈世医狃①于三子养亲汤一方，不论燥证火证，动辄用之，甚且用至数钱。其意原在利气豁痰，殊不知辛烈之品，烁液劫津，耗气动火，其害甚大。余尝见风温咳嗽证，误用白芥子，致动血见红，甚至喉痛声哑，但罔有归咎于白芥子者。损人而不任过，白芥子抑何幸欤？诸本草均云肺经有热，虚火亢者忌用，岂未之见耶？

随症立方②

古人随症以立方，非立方以待病。熟察病情，详审用药，味味与病针锋相对，无滥无遗，适至其所，如写真焉，肖其人而止，不可以意增减也。千变万化之中，具有一定不易之理，活泼圆机，有非语言文字所能解说，在学者心领神会而已。其所以设立方名者，规矩准绳，昭示来学，非谓某方一定治某病，某病一定用某方也。古方夥矣，岂能尽记？纵能尽记，而未能变通，虽多奚益？即如桂枝汤一方，加桂枝分两，名曰桂枝加桂汤；加芍药分两，名曰桂枝加芍药汤；去芍药，名曰桂枝去芍药汤；桂枝、甘草二味，名曰桂枝甘草汤；芍药、甘草二味，名曰芍药甘草汤；甘草一味，名曰甘草汤。信手拈来，头头是道，一方可分为数方，数方可合为一方。增一药之分两，即所以减他药之分两，而另名为一方；取一味二味，即名为一方。药随病为转移，方随证为增减，因物付物，何容心焉？设悬拟一方，以治一病，印定后人眼目，天下岂有呆板之病证，待呆板之方药耶？奈何张景岳《新方八

铁如意轩医书四种——一五〇

---

① 狃（niǔ扭）：拘泥。
② 随症立方：本条录自《存存斋医话稿》卷二"十四"条。

阵》① 及《黄元御八种》② 书内，自制之方③，不一而足，岂以古
方为不足用，而有待于新制乎？集数味药，辄名一方，方不可胜
穷，徒眩人意耳。

调息法④

王龙谿先生调息法：息有四种，一风，二喘，三气，四息。
前三为不调相，后一为调相。坐时鼻息出入觉有声，是风相也。
息虽无声，而出入结滞不通，是喘相也。息虽无声，亦无结滞，
而出入不细，是气相也。坐时无声，不结不粗，出入绵绵，若存
若亡，神资冲融，情抱豫悦，是息相也。守风则散，守喘则戾，
守气则劳，守息则密，前为假息，后为真息。欲习静以调息为入
门，使心有所寄，神气相守，亦权法也。调息与数息不同，数为
有意，调为无意。委心虚无，不沉不乱，息调则心定，心定则息
愈调。真息往来，呼吸之机，自能夺天地之造化，心息相依，是
谓息息归根，命之蒂也。一念微明，常惺常寂，范围三教之宗，
吾儒谓之燕息，佛氏谓之反息，老氏谓之踵息，造化阖辟之元机
也。以此征学，亦以此卫生⑤，了此便是彻上彻下之道。阅智顗大
师⑥《小止观》中，有坐禅调息法，其说与龙谿先生同。汪讱庵
《医方集解·勿药元诠》内，亦载调息法。余窃谓以药疗病，弗计

---

① 新方八阵：见《景岳全书》卷五十及卷五十一。
② 黄元御八种：清·黄元御所著《素灵微蕴》《四圣心源》《长沙药
解》《伤寒说意》《玉楸药解》《伤寒悬解》《金匮悬解》《四圣悬解》之总
称。
③ 方：原作“法”，据《存存斋医话稿》改。
④ 调息法：本条录自《存存斋医话稿》卷二“十五”条。
⑤ 卫生：养生，保护生命。
⑥ 智顗（yǐ 以）大师：南朝陈隋时代的高僧（538—597），天台宗的开
宗祖师。俗姓陈，字德安，荆州华容（今湖北潜江）人。

其功，先防其弊。盖弊无，则其功乃为真功。修养何莫不然？调息法之功效，在行之者自知之，岂容悬揣？若言流弊，则断断无之。何也？出于自然，不出于勉强也。至《勿药元诠》内载小周天法，闭息运送，苟无口诀真传，不可依法乱做，恐稍不得法，流弊无穷。尝见妄做丹道工夫，多有致疾者，或发痈疽，或结癥瘕，或疝或淋，或癫或狂。盖以人身气血，升降出入，自然而然①，盲修瞎炼，矫揉造作，精气拂乱，必随其所伤而致种种疾苦耳。惟得明师良友的的②真传，乃为有功无弊。

热入血分病案③

《三世医验》：陆祖愚先生治董姓，因伤食纳凉，困倦熟寐，致头痛身热，骨节烦疼，胸腹痞满。医以丸药下之，表证未除，胸满兼痛。一医又行表汗，头痛瘥，胸痛更甚。似此或消导，或推逐，其痛渐下，病将两月。陆诊脉涩数，面色黄白，舌苔灰黑，按其胸腹柔软，脐下坚硬，晡时发热，夜半退，小便自利，大便不通。此畜血证也，用桃核承气汤。下咽后，满腹搅刺，烦躁不安，求死不得。父母痛其决死，深咎药过，哭泣骂詈。陆心知其无妨，然再三解说，终不信。会天暮不得进城，下榻楼上。夜将半，闻步履声。其父携灯至榻前，笑谓曰：适才大便，所去黑粪瘀血约若干，腹宽神爽，诚再生之恩也。后改用调理之剂，半月渐愈。

又，某医治一人④，邪热表里充斥，病势颇重，乃仿三黄石膏

---

① 然：原脱，据《存存斋医话稿》卷二补。

② 的的：即嫡嫡，谓嫡派亲传。

③ 热入血分案：本条录自《存存斋医话稿》卷二"十六"条。

④ 又某医治一人：《存存斋医话稿》原作"戊辰秋初，友人陶姓以暑热证来诊"。

汤意，为两解之，令服一剂。次日，病者之兄来转方，述服药后，大渴大汗，至床席皆淋湿。某①以为邪热在阳明经，白虎汤证也，竟②与白虎汤一剂。隔日病人忽发狂，乃急邀诊。至则病大变，身重舌黑，如狂见鬼，大便不解，胸腹硬痛，脉沉数促涩，模糊不清，时时发厥。某大骇异，曰：何至此乎？乃③兄曰：昨述汗流卧席，归后细询家人，乃小便，非汗也。某顿足曰：误矣！误矣！小便多，岂得作大汗治哉？此等重症，本不能悬拟处方，况又误述乎？营热未透达，服白虎汤逼入血分矣。所以证现如狂见鬼，小便自利，大便不通也。因以犀角地黄汤合桃核承气汤与之，方内大黄用醋拌炒黑。翌日，则便解疹透神清矣。盖服药才半杯，胸腹骤痛不可忍，促饮之，尽一杯，则目瞪口噤，肢厥僵卧，奄然气尽。家人哭泣环守之。夜半，忽大喊，便坚黑粪累累，目开身略动。至天明，遍身发疹，胸背无隙地，便神清思汤饮。诊其脉则数滑，至数分明。后与清热养阴之品，遂全愈。

秘制药水宜慎④

萧山一士人，因戒鸦片烟瘾而求似续⑤，购服秘制药水，极灵验，不但烟瘾除，胃口胜常，精神焕发，阳事倍于平时。未几，与友人立谈，倏觉下身无力，顿跌仆，后遂痿废，月余告毙。其所服药水中，大抵有硫黄等霸道药，所以得效甚捷，祸不旋踵。凡服些少药，辄得骤效者，切须留心。盖非霸道药，服些少岂能得骤效？谨劝世人，慎勿误为仙丹妙药，为其所惑，致祸发莫救。

---

① 某：《存存斋医话稿》原作"余"。下"某"字同。
② 竟：径，直接。
③ 乃：其，他的。
④ 秘制药水宜慎：本条录自《存存斋医话稿》卷二"十八"条。
⑤ 似续：犹"嗣续"，即后嗣。

《阅微草堂笔记》云：艺花者培以硫黄，则冒寒吐蕊，然盛开之后，其树必枯。盖郁热蒸于下，则精华涌于上，涌尽则立槁耳。观此，则服药后种种灵验，正谚所谓尽根拔也。

验方亦须慎用[1]

经验良方，刊刻印送，救人疾苦，此诚仁人之用心也。第所集者，虽皆试验之方，而用方者未能确辨其证，往往检方试病，不效，则更方再试。轻证轻方，当无大碍，若病涉深重，药属猛烈，其堪屡试乎？如近今《验方新编》，不胫而走，几至家置一编，其中不无庞杂，间有峻厉之方，意编书者似于医事未尝有精诣也。然善化鲍氏，费二十年心力，汇集诸方，校雠不倦，其活人济世之心，正足令人钦仰，原在用方之人，自己斟酌去取耳。昔李明之[2]先生尝言：《苏沈良方》，犹唐宋类诗。盖言不能诗者之集诗，犹不知方者之集方也。一诗之不善，诚不过费纸而已；一方之不善，则其祸有不可胜言者。夫试验方岂有不善？不对证，或适与证相反，乃为不善耳。愿集方者遇峻厉方，可删则删之，万不可删，则于方下详细注明病情现证，如何者可用，如何者不可用，庶几用者可以对证检方，不致轻试浪投，亦是古人慎疾之意。

蛭虫宜改用[3]

古人治血积，每用虻虫、水蛭，以其善吮血。然其性极毒，人多患之，不若改用夜明砂，以其食蚊而化者也。蚊之吮血，不

---

① 验方亦须慎用：本条录自《存存斋医话稿》卷二"十九"条。
② 李明之：即金代医家李杲，字明之。
③ 蛭虫宜改用：本条录自《存存斋医话稿》卷二"二十"条。

减蛭、虫，本草称其能下死胎，则其能攻蓄血明矣。此说出于《不居集》，录出备采。

虫　咳①

陆氏子，患咳失音，医治殆遍，不得效。乌程②汪谢城孝廉，司铎③会稽④，因求诊。曰：此虫咳证也。为疏杀虫方，分量颇轻，并令服榧果，旬日全愈。失音嗄证，不出金实无声、金破无声之两途，此为医林中别开一法门也。

煎药法⑤

古人煎药，各有法度。表药以气胜，武火骤煎；补药以味胜，文火慢煎。有只用头煎，不用第二煎者，取其轻扬走上也。有不用头煎，只用第二煎、第三煎者，以煮去头煎，则燥气尽，遂成甘淡之味，淡养胃气，微甘养脾阴，为治虚损之秘诀。出《慎柔五书》。又煎药宜各药各铫，恐彼煎攻伐，此煎补益，此煎温热，彼煎清凉，有大相反者，譬如酒壶冲茶，虽不醉人，难免酒气也。

医由神悟而成⑥

周慎斋名子干，宛平太邑人，生正德年间中年患中满疾，痛楚不堪，遍访名医无效，复广搜医方，又不敢妄试。一夕，强坐玩月，

---

① 虫咳：本条录自《存存斋医话稿》卷二"二十一"条。

② 乌程：地名，今浙江乌程市。

③ 司铎：谓掌管文教。相传古代宣布教化的人必摇木铎以聚众，故称。

④ 会稽：地名，今浙江绍兴市。

⑤ 煎药法：本条录自《存存斋医话稿》卷二"二十二"条。

⑥ 医由神悟而成：本条录自《存存斋医话稿》卷二"二十三"条，文字略有改动。

倏为云蔽，闷甚。少顷，清风徐来，云开月朗。大悟曰：夫云，阴物也；风，阳物也。阳气通畅，则阴翳顿消，吾病其犹是乎？遂制和中丸，服不一月而安，后成名医。尝阅《本草钩元》①，卷首曰：自明以来，江南言医者，类宗周慎斋。慎斋以五行制化，阴阳升降，推人脏气，为剂量准。雍正以后，变而宗张路玉，则主于随病立方，遇病辄历试以方，迨试遍则束手。于是购求慎斋先生书，见《医学粹精》五种：《周慎斋三书》《查了吾正阳篇》《胡慎柔五书》《陈友松脉法解》，附《陈友松笔谈》。其《慎柔五书》，已见于《六醴斋丛书》。《脉法》亦是慎斋所著，陈友松加解而已。查了吾、胡慎柔，俱为慎斋先生弟子。《三书》者，皆先生弟子口授耳传，记录成编者也。

其自制丸方录后：

和中丸治鼓胀神效，用：干姜四两冬炒焦，夏炒黑，一两用人参一两煎汤拌炒，一两用青皮三钱煎汤拌炒，一两用紫苏五钱煎汤拌炒，一两用陈皮五钱煎汤拌炒；肉桂二两，一分用益智仁五钱煎汤拌炒，一分用泽泻五钱同煮，一分用小茴香三钱同煮，一分用破故纸五钱同煮；吴茱萸一两，一分用苡仁一两煎汤拌炒，一分用盐五钱同浸炒。上为末，紫苏煎汤打神曲糊为丸，如桐子大。每服因证轻重，随证作汤送。

红曲丸治泻痢日久，用此补脾健胃。红曲三钱，炒；锅巴一两，烧存性；松花三钱，炒褐色。上为末，入白糖霜，和匀服。红痢加曲，白痢加松花。

蔻附丸治元气虚寒及脏寒泄泻。肉豆蔻面裹煨、白茯苓各二

---

① 本草钩元：即《本草述钩玄》，系清·杨时泰对刘若金《本草述》删繁节要而成。元，"玄"之讳字。

两，木香一两五钱，干羌①泡、附子煨各五钱。上为末，姜汁糊为丸，莲子汤下。

通神散治嘈杂，胸中割痛，三服即愈。白术四两，黄连四钱，陈皮五钱。上为末，神曲糊为丸，临卧津咽三四十丸。

诊脉辨顺逆②

诊脉以辨病证之顺逆，脉书言之详矣。大抵是病应得是脉者为顺，不应得是脉者为逆。此实为诊脉辨证之要诀。阅查了吾先生述慎柔和尚师训，曰"凡久病人，脉大小洪细，沉浮弦滑，或寸浮尺沉，或尺浮寸沉，但有病脉，反属可治。如久病浮中沉俱和缓，体倦者决死，且看其面色光润，此精神皆发于面，决难疗矣"一节，实获我心，不禁抚案称快。盖平人得和缓，为无病之脉。惟病久体倦，不应得此脉而竟得之，是为正元大漓之象，故决其死也。至若满面精神，岂久病人所宜有？世俗谓病人无病容者大忌，亦是此意。

古方宜变通③

《医学读书记》尤在泾"补中益气汤、六味地黄汤合论"曰：阳虚者，气多陷而不举，故补中益气多用参、芪、术、草，甘温益气，而以升、柴辛平，助以上升；阴虚者，气每上而不下，故六味地黄多用熟地、萸肉、山药，味厚体重者，补阴益精，而以茯苓、泽泻之甘淡，资之下降。气陷者多滞，陈皮之辛，所以和滞气；气浮者多热，丹皮之寒，所以清浮热。六味之有苓、泻，

---

① 干羌：即干姜。
② 诊脉辨顺逆：本条录自《存存斋医话稿》卷二"二十四"条。
③ 古方宜变通：本条录自《存存斋医话稿》卷二"二十五"条。

犹补中之有升、柴也；补中之有陈皮，犹六味之有丹皮也。其参、芪、归、术、甘草，犹地黄、萸肉、山药也，法虽不同，而理可通也。

此论方义上下升降颇精，而薛立斋、赵养葵数先生，专以六味、八味、补中益气等数方，统治诸病，则失之执滞呆①板，无怪为徐灵胎、陈修园诸先哲所抵②论。周慎斋先生书中，亦每以六味、八味、补中益气数方治病，盖先生尝就正于立斋先生之门，犹不能脱薛氏窠臼③。然《三书》言：补中益气汤若欲下达，去升、柴，加杜仲、牛膝。又言：六味丸，肾虚火动之药，丹皮凉心火，萸肉敛肝火，泽泻利肾经之火从前阴而出。若火不甚炽者，只用山药、茯苓、熟地，单滋肾水而补脾阴。乃知慎斋先生能变通用药，不执死方以治活病。

脉见歇止分别辨认④

脉见歇止，为病人所大忌，人尽知之。然余见痰食阻中及妇人怀孕，间见歇止脉，俱无大碍。盖以有形之物，阻滞脉道，故有时歇止也。周慎斋先生《脉法》云：凡杂病、伤寒，老人见歇止脉者，俱将愈之兆。惟吐而见歇止脉者，死。陈友松解曰：歇止有结、促两种。结者，迟而止也，病后阴血方生，阳气尚未充足，不能协济其阴，故有迟滞之象，缓行略止，俟阳气一充，全体皆春矣。促者，数而止也，以阳气犹旺，阴分少亏，不能调燮

---

① 呆：原作"吊"，据《存存斋医话稿》改。
② 抵：抨击。
③ 窠臼：门臼，旧式门上承受转轴的臼形小坑。喻指旧有的现成格式，犹言老套子。
④ 脉见歇止分别辨认：本条录自《存存斋医话稿》卷二"二十六"条。

其阳，故有奔迫之势，急行一止，俟阴血渐生，则五脏自然畅达矣。此皆将愈未愈之时，故见此疲困之象，待愈后即无是脉。所以杂病、伤寒，庸医误治①，久之元气借谷气以生，辄见此等之脉，乃阴阳渐长之机，非气血全亏之候。至老人年力就衰，或病后见歇止之脉，不过阴阳两亏，非凶②脉也。可见诸脉俱不妨于歇止。惟呕吐一证，胃气逆而上行，将胃中有形之物尽情吐出。此时脉若平和，犹可保元降气，倘见歇止，是肾气已绝于下，不能上供其匮乏，虽用药，胃必不纳，故知其必死。

　　按：陈友松所解非是。凡脉见结促，皆属凶候，岂可目为将愈之兆？慎斋先生所言，乃是和平脉中见歇止，方为近理。

肌肉可验生死③

　　病人大肉已落，为不可救药，盖以周身肌肉瘦削殆尽也。余每以两手大指、次指后，验大肉之落与不落，以断病之生死，百不失一。病人虽骨瘦如柴，验其大指、次指之后，有肉隆起者，病纵重可医。若他处肌肉尚丰，验其大指、次指之后，无肉隆起，而见平陷者，病不可治。《周慎斋先生三书》云：久病形瘦，若长肌肉，须从内眦眼下胞长起，以此处属阳明胃，胃主肌肉故也。此言久瘦渐复之机，又不可不知。

肝风证④

　　有妇人⑤患肝风证，周身筋脉拘挛，其脉因手腕弯曲作劲，不

---

　　① 治：其后《存存斋医话稿》原有"或损其阳，或损其阴，往往轻病变重，然而未至过伤"，可据补。
　　② 凶：原作"空"，据《存存斋医话稿》改。
　　③ 肌肉可验生死：本条录自《存存斋医话稿》卷二"二十七"条。
　　④ 肝风证：本条录自《存存斋医话稿》卷二"二十八"条。
　　⑤ 有妇人：《存存斋医话稿》原作"族孙诗卿妇"。

可得而诊，神志不昏。此肝风不直上巅脑，而横窜筋脉者。余用阿胶、鸡子黄、生地、制首乌、麦冬、甘草、女贞子、茯神、牡蛎、白芍、木瓜、钩藤、络石、天仙藤、丝瓜络等出入为治，八剂愈。病人自述病发时，身体如入罗网，内外筋脉牵绊拘紧，痛苦异常。服药后，辄觉渐渐宽松。迨后不时举发，觉面上肌肉蠕动，即手足筋脉抽紧，疼痛难伸，只用鸡子黄两枚，煎汤代水，溶入阿胶二钱，服下当即痛缓，筋脉放宽，不服他药。旋发旋轻，两月后竟不复发。按阿胶、鸡子黄法，本仲圣黄连阿胶汤。《伤寒论》曰：少阴病，得之二三日以上，心中烦，不得卧，黄连阿胶汤主之。以热入至阴，用咸苦直走阴分，一面泄热，一面护阴，阴充热去，阳不亢而心烦除，阳交阴而卧可得也。第彼以热邪，故兼苦寒清之。此则液涸筋燥，单取阿胶、鸡子黄二味，血肉有情，质重味厚，以育阴息风，增液润筋，不图效验若斯。古云：药用当而通神。信哉！吴鞠通先生目①鸡子黄为定风珠，立有大定风珠、小定风珠二方，允推卓识。古方用鸡子黄，俱入药搅匀，亦有囫囵同煎者。余用是物，每令先煎代水，取其不浊，盖一经煎过，则其味尽出故也。

痢症用木香亦宜慎②

治痢证用木香以去郁滞，升降诸气，诚为佳品。然其气香而窜，其味苦而辣，宜于实症，而不宜于虚症，宜于寒湿，而不宜于暑热。其有湿热黏滞，稍加木香作佐，使宣通气液，未始不可。独怪近世治痢，不辨脉证，视木香为家常便饭，几至无方不用，

---

① 目：看，视。
② 痢症用木香亦宜慎：本条录自《存存斋医话稿》卷二"二十九"条。

甚且形消骨立，舌绛而光，阴涸显然，犹复恣用不已，浸至不救。目击心伤，特为拈出。医家病家，切须留意。吴鞠通先生言：近世以羌活代麻黄发汗，不知羌活之更烈于麻黄。试以羌活一两，煮于一室，两三人坐于其侧，其气味之发泄，弱者辄不能受。余谓煎剂中有木香在铫内，则满室皆闻木香气，如此雄烈之品，虚弱人、燥热证，曷克当之？一人患痢月余，更加食入作呕。阅前方，统计服过木香六七钱。余用甘寒养胃，加旋覆花、赭石、人参、石莲肉等，先止其呕，继仿驻车丸法以除痢。本草言阴火冲上者忌木香，此证以多用木香致胃火上冲作呕，可不慎欤？

邪入包络血脉说①

《内经》曰：心者，君主之官，神明出焉。又曰：心者，生之本，神之变也。是故心不受邪，受邪即死。凡外感证之病涉心者，皆在心包络与血脉也。盖包络为心主之宫城，血脉为心主之支派②，邪入包络则神昏，邪入血脉亦神昏，但所入之邪有浅深，所现之证有轻重。如邪入包络，包络离心较近，故神昏全然不知人事。如入血脉，血脉离心较远，故呼之能觉，与之言，亦知人事，若任其自睡，而心放即昏沉矣。有邪在血脉，因失治而渐入包络者，此由浅而入深也。有邪在包络，因治得其法，而渐归血脉者，此由深而出浅也。又有邪盛势锐，不从气分转入，不由血脉渐入，而直入心包络者，陡然昏厥，其证最凶，缓则不过一日，速则不及一时，当即告毙。以其直入包络而内犯心，犯心即死耳。章虚谷《伤寒本旨》有"神昏谵语辨"，谓得之于经历，古人所未道及，厥功甚大。盖邪闭血脉，外感病每多是证，医者未识其故，

---

① 邪入包络血脉说：本条录自《存存斋医话稿》卷二"三十"条。
② 支派：分支。

因而误治者多也。其论治法，邪闭血脉者，必须温通，重用桂枝，则太执着矣。温热、暑湿证现邪闭血脉，设遇热盛之证，其可重用桂枝乎？即使佐以凉药，亦难用①也。虚谷未始不见及于此，只以"必须温通、重用桂枝"两语，横踞胸中，是以上文云如风寒等邪，而不提出温热、暑湿者，亦以重用桂枝有所窒碍，未免自相矛盾，而姑以风寒等邪混言之耳，下一"等"字以包括温热、暑湿耳。不然，上文仲圣《伤寒论》中之神昏谵语，已辨之矣，此处何必再言风寒耶？总之，闭者通之，此对待法也。桂枝可以通血脉之闭，桂枝究非热证所宜，但取能入血脉而具流利之品，或佐以辛温，加意防其闭遏血脉，则得之矣。倘医者遵信虚谷，执着必须温通、重用桂枝之说，以治热证，何异抱薪救火？特为辨之，不敢为先辈讳也。

治疫要言

余到粤以来，日与士大夫游，有谈及去年春夏之交，羊城有瘟疫之症，病情虽属不一，无不头痛，恶寒发热，或作呕吐，胸腹痛满等状，而以颈项及四肢发有毒核者为最多，症亦最重，间有朝发夕死、医治不及等语。夫朝发夕死者，即上条之邪入包络也；结毒核者，即上条之邪入血脉也。血脉为邪所中，则郁结不行聚而成毒，即《温病条辨②》之所谓血结斑也，宜急服凉血解毒之品，并用《灵枢》针法以泻出毒血，则邪从此解而病自愈。若服气分苦寒之药，冰闭血邪，则不可救矣。而粤居南方属火，温病最多。即按《内经》运气之理推之，由同治③至今，当燥火

---

① 用：原作"困"，据《存存斋医话稿》改。

② 辨：原作"辩"，据文义改。

③ 同治：清穆宗爱新觉罗·载淳年号，始于1862年，迄于1875年，凡13年。

司天之令，凡患时疫者，皆属火毒。况南方属离①，为文明之地，精于医者想必不少，竟闻有遵李东垣之法，专主温补者，又有信江湖散医指血结为标蛇，服食鲜草药，并屈曲两指向遍身经穴之处尽力箍之，谓之捉蛇者。夫散医之捉蛇尚可愈病，盖血脉为邪毒所郁结，一经箍捉，则血脉流行，病之轻者，即时毒消病愈矣。若病之重者，虽暂时获效，转瞬仍必告毙，以邪已深入，不可专恃外治之法也。然箍毒一法，获效甚速，自必信从者众，仍属有益无损。至若专主温补者，余不知其杀人几许矣。殊不知李东垣之主温补，专为大雪之后，劳役饥饱，脾胃虚寒而设。吴又可之主攻伐，专为邪入膜原，阳明燥热而设。所以东垣动用参、芪，又可辄用大黄，皆因病立方，并无固执成见。阅《崇祯甲戌篇》载治疫一条，云：大兵之后，人民流离，元气馁弱，忽值大寒暴雪，寒疫之病，日见其多，类皆面赤发烧，口渴神离，因以参、附而奏效者，指不胜屈。又，《谈往》载：崇祯十六年②，有瘑③瘖温、羊毛温等名，呼病即亡，不留片刻。八九两月，疫死数百万。十月间，有闽人晓解病由，看膝弯后有筋突起，紫者无救，红者速刺出血可活。至霜雪渐繁，势亦渐杀。余谓此疫即前条所云邪盛势锐，直入心包络，内犯心主之证，所以呼病即亡，危期极速也。考嘉兴王肱《枕蚓庵琐语》及桐乡陈松涛《灾荒纪事》，皆云崇祯十四年大旱，十五、十六经年亢旱，通国奇荒，疫疬大作。据此，则其病由暑燥热毒深入血分可知，所以霜雪繁而病势杀，刺筋出血而其人可活也。刺筋出血者，经云血实宜决之之旨也。邪入较浅，筋色尚红，速刺出血，则血脉松动，便有活路；

---

① 离：八卦之一，此代指火。《周易·说卦》："离，为火，为日。"
② 崇祯十六年：即 1643 年。
③ 瘑：字书不载，疑为"疙"之俗字。

筋紫则为血脉凝瘀已极，纵刺之，血亦不出，为无救耳。此证神色必然昏沉，其脉亦必涩滞模糊，或促或伏。若用药，亦当遵血实宜决之之经旨，通利血脉主治，必使血脉渐渐松动，不致内犯心主、走死路，方为得法。近时痧证，亦有顷刻告殂者，亦有刺舌底黑筋，刺两臂湾、两膝弯等处，出血而愈者，但不若《谈往》所载既甚且多，为非常之疫疠耳①。总之，治疫之法，必须明运气司天之令、方土之冷暖、时令之寒燠、并人身脏腑之虚实寒热，认症既真，则用药不误。虽夏日阳升阴降之候，仍有以脏寒而患寒病者，冬日阴升阳降之候，仍有以脏热而发热者，病势虽多，总不外细心认症之一法，是在行道者神而明之。

痢疾奇症②

《潜村医案》乾隆时，西吴杨云峰乘六著：姚绳其病痢，腹痛后重，脓血并见，继而便孔中解出断肠一段，长半尺许，延杨诊。杨曰：此非断肠也。若断肠，则上下断头必垂而不举，上下断口必闭而不张。所断之半尺许者，何能进直肠而出肛门耶？且肠既断矣，何其人犹活，而便中之脓血，仍相续而不绝耶？不知此乃肠内滑腻稠结，如脂如膏，粘贴肠上之一层也，是即所谓阴也。腑气③大伤，阴难维系，又为邪毒所压而下，其形外圆中空，有似乎肠而实非肠也。试以棒拨之必腐，若真肠虽烂而断，拨之不腐。家人拨之果腐。进诊，面无神气，脉甚细数弦劲，舌如镜面，胃

---

① 谈往……疫疠耳：本段文字录自《存存斋医话稿》卷二"三十一"条，文字略有改动。

② 痢疾奇症：本条录自《存存斋医话稿》卷二"三十二"条。

③ 腑气：此指胃气。腑，原作"脏"，据《存存斋医话稿》改。

气将绝，无救。逾数日，果殁。此①与前论②同一痢下脂膜，第整段而下，为罕有之症。

用药轻重须视胃气③

药气入胃，不过借此调和气血，非入口即变为血气，所以不在多也。有病人粒米不入，反用腻膈酸苦腥臭之药，浓煎大碗灌之，即使中病，尚难运化，况与病相反，填塞胃中，即不药死，亦必塞死，小儿尤甚。此洄溪徐氏目击心伤，所以《慎疾刍言》有制剂之说也。即余屡言"用药治病，先须权衡病人胃气"，亦此意也。乃④医家病家，往往不达此理，以致误药伤生，可慨已。洄溪一案，备录于后，足为世鉴焉。

郡中朱姓，有饮癖在左胁下，发则胀痛呕吐。始发甚轻，医者每以补剂疗之，发益勤而甚。余戒之曰：此饮癖也，患者甚多，惟以清饮通气为主，断不可用温补，补则成坚癖，不可治矣。不信也，后因有郁结之事，其病大发，痛极呕逆，神疲力倦。医者乃大进参、附，热气上冲，痰饮闭塞，其痛增剧，肢冷脉微。医者益加参、附，助其闭塞。饮药一口，如刀箭攒心，哀求免服，妻子环跪泣求。曰：名医四人，合议立方，岂有谬误？人参如此贵重，岂有不效？朱曰：我岂不欲生？此药实不能受，使我少缓痛苦，死亦甘心耳。必欲使我痛极而死，亦命也。勉饮其半，火沸痰壅，呼号宛转而绝。大凡富贵人之死，大半皆然，但不若是

---

① 此：原作"多"，据《存存斋医话稿》改。

② 前论：《存存斋医话稿》原作"卷一第二十七条"，此"二十七"条徐氏录于本书卷四，即"黄连厚肠胃辨"。

③ 用药轻重须视胃气：本条录自《存存斋医话稿》卷二"三十三"条，文字有改动。

④ 乃：可是，然而。

之甚耳。要知中病之药，不必入口而知，闻其气即喜乐欲饮。若不中病之药，闻其气即厌恶之，故服药而勉强苦难者，皆与病相违者也。《内经》云"临病人，问所便"，此真治病之妙诀也。若《尚书》云"药不瞑眩，厥疾不瘳"，此乃指攻邪破积而言，非一例也。此案载王孟英《归砚录》，自注云：余编《洄溪医案》，漏此一条，迨刻竣始知之，不便补镌，故录于此。

按：《洄溪医案》为王孟英所编刻，其中疑有托名者。然观古人书，立论处方，平正通达，便足师法。否则，即使真本，亦难信从，正不必辨其真伪也。

治病有神异①

单方治食羊肉成积，煮栗壳汤饮之，立效。壳用外层有毛刺者。阅《白云集》钱唐张绣虎贲著，载：姑苏钱禹功之父守默，疗病多神异。长洲王司寇二子对食羊肉，腹膨胀，气垂绝，令沸酒一石，徐沃其腹，饮栗壳汤，立愈。栗能令羊瘦，羊系栗下，食其壳则羸瘦，出杂志中，本草所无也。乃知单方亦有来历。

又治一贵人患癎，笑不止，令满堂陈红氍毹②、五色缯③以相乐。顷之，一伧父突入，满身垢，尽污之。贵人大怒，起逐伧父，绕堂走，逸去不可得。贵人力惫，鼾卧三日夜，乃起，疾竟脱。贵人病在脾，性素悭，激其怒，以肝胜之也。

二案推究物理人情，深得古人治病遗意。后一案不特激肝怒以治脾病，且使劳动之，动则阳生，所以治阴滞也。正《内经》"逸者行之"之旨也。

---

① 治病有神异：本条录自《存存斋医话稿》卷二"三十四"条。
② 氍毹（qúshū 渠枢）：毛织的布或地毯，旧时演戏多用来铺在地上。
③ 缯：丝织品之总称。缯，原作"繪（绘）"，据《存存斋医话稿》改。

补　遗

眼　目

　　眼目一书最夥，分门别类，言之津津有味。究其实，皆属影响之谈，不足凭也。古有五轮八廓之辨，亦非有益于治疗，不过示人以脏腑经络五行所属之部位。又分七十二症，巧立名目。大概所言皆以风火、肝热、肾水不足立论。所立之方，不过以疏风散火、凉肝滋阴之品等法尽之矣。医者学不师古，按图索骥，不知其昧于经旨，临症之时，率以统治目疾之药，任意措施，以药试病。及治之不效，或治之反甚，则指为病深药浅，否则指为调养失宜，此诚不晓目病之本源也。夫人五脏六腑之精华，皆上注于目，则目自能明，何目病之有？惟内伤脏腑之精华，或耗损其真阴，内之精华，不能上注于空窍之处，则神火内陷，虚邪上冲，头面耳目口鼻，皆能为害，不仅目病而已。其精华不能灌注于头，则头为之眩晕；不能灌注于面，则面为之晦暗；不能灌注①于耳，则耳必蝉鸣聋痛；不能灌注于目，则目必生疵昏花，或目视无光，甚则肝胆风热上壅，内挟心火，眼目必为肿痛，或迎风流泪，或生云翳羞明等症；不能灌注于口鼻，则口不知味，鼻不知香。医者能知九窍为水注之器，治头面耳目口鼻之病，则思过半矣。盖眼科除风火赤障等症外，而一切目视无光及昏黑倦视等症，皆为阳虚。心肺为上焦之阳，心属火，火能烛物，肺属金，金能鉴物，二脏之阳不宣，则火不能烛，金不能鉴矣。医者

---

①　注：原脱，据文例补。

不知，以补血之药滋肝，以补水之药滋肾，下焦之阴愈盛，则上焦之阳愈虚，且令下焦阴气上加于天，白昼如夜，爝火①无光，阴云四合，龙雷飞腾，原欲滋阴以降火，其实滋阴以助火，火盛则遂增出赤肿红丝、努肉羞明诸火象，渐成废疾矣。予非专于此道，不敢多言。请向瞽者而询其所服何药、所点何药，便得前车之鉴矣②。

时症辩

时证之作，其来甚速。医不得法，足以伤生。余到粤未久，而于时症自不敢妄议治法。临症之暇，以天时印证，即有心得焉。按此时症，皆天地疫疠之邪，合之霪雨湿毒而中人之经脏也。适中人之阳，则为阳毒；适中人之阴，则为阴毒。《金匮》有阴阳毒之论，医者果能师其法而施用之，时症虽重，或犹可挽回者。其症初起，必先头身胀疼发热，或喉咙觉疼，或胸中不安，甚有谵语烦渴者，或大便作泻旋秘者，或呕吐痰水者，并有但欲寐者、腹胀者，每每胁胯腋肷之间生出结核肿疼者，种种皆邪犯三阴之经脏。若初起未及于五脏六③腑，只以驱毒发汗治之，便可安痊。若传之于经脏之里，毒归于内，则当直泄其湿毒，迟则难治矣。故仲景先师有五日可愈、七日不可愈之论。盖疫气之作，有实有虚，感而受之者，乃有阴有阳，以人身脏腑有不同耳。善治者，当按人之脏腑阴阳、感邪浅深，而分别治之，始能无误于病人，即可应手以取效。倘率执一方，而欲统千万人之症以治之，其宅

---

① 爝（jué 爵）火：炬火，小火。

② 盖眼科……鉴矣：本段录自《时方妙用·卷三·眼目》，文字略有改动。

③ 六：原作"之"，据文义改。

心①固善，吾恐误枉者未免含冤于九泉也。知者当早为之变法，而切勿师心自用，是可以救苍生于冥冥中焉。一隙之明，尚希方家正之是幸。

---

① 宅心：居心，用心。

何　跋

　　世之为医者二，曰治生与济世而已。然守身慎疾者，不可不知医；仰事俯蓄者，尤不可以不知医，岂惟治生济世云尔哉？滨十应童试①，两赴棘闱②，中岁多病，无所成就。先母又患痼疾，医药经年，卒致不起。滨惩前毖后，始叹保身事亲皆不可不知医，且知而不精，尤不如不知医也。因博览岐黄诸书，于五运六气，脏腑经络，以及病源药性，无不研究考索，昕夕③靡倦。然其理深邃隐微，颇难索解，滨泛滥于其中者有年，终未能由博返约以自信于吾心。及我龄臣夫子来粤，悯其愚蒙，随时指授。凡夫《灵枢》《素问》《伤寒》《金匮》诸书，古人所已言，与古人所未言，悉洞明奥窔④，如数家珍，认症则直揭根源，制方则随机变化，盖非有卓识有定见，不能与于斯也。讲论之暇，复出《医粹精言》举以相示。滨受而读之，见其粹如美玉，尺璧共宝，精若兼金⑤，百炼弥光，神明其意，上之可以事亲，下之可以保身，浅之足以治生，大之足以济物。此书一出，人皆知良医之心苦与庸医之杀人，不啻有霄壤之判，则知医者日多，斯见误于医者日少，庶于世不无所裨益云。

　　　　　　　　　　　光绪乙未冬十月六皆门人何起滨敬跋

---

　　①　童试：即童子试，科举时代录取秀才的考试。
　　②　棘闱：指科举时代的考场。
　　③　昕夕：朝暮，终日。
　　④　窔（yào 要）：深奥。
　　⑤　兼金：价值倍于常金的好金子。兼，二倍。

医　　意

谈 叙

天下有佳山水处，其间必产异人，此古今之大较①也。余弱冠奉家大人之任辽东道，出榆关，遍历锦广诸邑，见医巫间山绵亘数百里外，烟氀②霞帔，玉笋瑶簪③，揽胜登临，伟然雄镇，而大小凌川又复潆洄曲抱，浩瀚无极，灵秀所聚，心窃赏之。及检校诸士才艺，果以数邑为最，地灵人杰，其信然欤！岁乙未④返里，适同年太史雨襞有事于羊城，常调⑤之间，得与龄臣先生遇。聆其言论，挹⑥其丰采，知为有道之士，遂订交焉，然初犹未识其精于岐黄也。先生以名世⑦才，怀经世⑧略，居帝京者垂廿余年。凡朝政之利病，与民生之疾苦，久已默窥其微，乃欲出宣公⑨活人之技而终不可得，于是南下，自燕而齐而吴，而闽而粤，遨游于八千里中，以期快意而适志。吁！可慨矣！日前以手撰《医粹精言》四卷见赠，受而读之，见其条分缕晰，沿流溯源，非三折肱者不辨。嗣又出《医意》二卷，问序于余。夫余门外汉也，书中精义，

---

① 大较：大概，大略。

② 烟氀（ráng 瓤）：烟雾缭绕。氀，发乱貌。

③ 玉笋瑶簪：喻秀丽耸立的山峰。宋·范成大《桂海虞衡志·志岩洞》："桂之千峰，皆旁无延缘，悉自平地崛然特立，玉笋瑶簪，森列无际，其怪且多如此，诚当为天下第一。"

④ 岁乙未：指清光绪乙未年，即 1895 年。

⑤ 常调（diào 掉）：平常嬉戏。

⑥ 挹：取。此处意谓见识。

⑦ 名世：名显于世。

⑧ 经世：治理国事。

⑨ 宣公：指陆贽，唐代人，政治家，谥号宣，辑有《陆氏集验方》十五卷行世。

如啖江蟹，只知其美，莫名其味，独怪先生来穗不数月而著书盈尺，正如淮阴①将兵，多多益善，以是叹先生之才之奇也。然先生锦人也，得山川灵秀之气，而又承灵胎②家学，术艺精到，亦固其所。大丈夫不为良相，终为良医，先生之志将毋同？是为叙。

　　　　　　光绪丙申六月铁隍弟谈国桓③拜叙并书于四十四声斋

① 淮阴：指韩信，汉初著名军事家，封淮阴侯。
② 灵胎：指徐大椿，字灵胎，清代名医。
③ 谈国桓：生于 1875 年，卒年不详。号铁隍，清奉天府（今沈阳）人。业儒通医理。隶汉军镶白旗人。

自　序

　　夫刻舟不可以求剑，胶柱不可以调索，夫人而知之矣，即医亦何独不然？顾医之理深而微，非有天聪者，莫窥其奥；医之书多而难，非有定识者，莫宗其是。昔庞安时治疾无不愈，自言心解不由人授，善乎医之贵有心解也。《子华子》曰：医者理也，理者意也。盖必通其理而后以意会之，斯为不负。然其事未可以一蹴几即其功，不容以躐等①进。余苦初学之未得其门，而又虑率尔操觚者②之流毒于人也，爰择脏腑、经络、病机、脉候、识症、治法之显而易见者，笔之于书，以作引光之奴③。夫童子胜衣④就傅，必先教以礼、乐、射、御、书、数之文，示以洒扫、应对、进退之节，况医之变化万端，死生俄顷者乎？故余集前编而名以"粹"者，欲人详内治之方；撰是编而名以"意"者，欲人明外治之法。庶几本末兼该，源流悉澈，即由众而进于良，由良而入于神不难也。《易》曰：引而伸之，触类而长之。又曰：神而明之，存乎其人。其斯之谓与？世之知我者，幸无视为老生常谈也可。

光绪二十二年仲夏辽西龄臣氏徐延祚书于羊城旅邸

---

　①　躐（liè 列）等：逾越等级。
　②　操觚（gū 孤）者：指写书的人。觚，书版。
　③　引光之奴：引火物，类似今之火柴，但不能摩擦自燃。
　④　胜衣：儿童稍长，体力足以承受得起成人的衣服。

目 录

卷二

卷　一

不药为中医①

医者意也，药者疗也。医不能活人，虽熟读金匮玉室之书无益也；药不能中病，虽广搜橘井杏林之品无当也。在昔《集验》之论伤寒，则曰：伤寒症候难辨，慎勿轻听人言，妄投汤药；《济众》之论瘟疫，则曰：瘟疫不俱于胗，古方今多不验，弗药无妨。又如养葵所著，嵩厓所辑，谓：咳嗽吐衄，未必成瘵也；服四物、知柏之类不已，则瘵成矣。所谓非瘵而治成瘵是也。胸腹痞满，未必成胀也；服山楂、神曲之类不已，则胀成矣。面浮胕肿，未必成水也；服泄气渗利之类不已，则水成矣。气滞痞塞，未必成噎也；服青皮、枳壳之类不已，则噎成矣。不独此也，《千金》云：消渴三忌酒、色、盐，便不服药亦可。汉卿云：痘疹诸症，以不服药为上。谚曰：服药于未病。此摄生之旨，甚言疾之可以不药也。

《摄生要言》②

按：《摄生要言》谓：发宜多梳，面宜多擦，目宜常运，耳宜常弹，舌宜抵腭，齿宜数叩，津宜数咽，浊宜常呵，背宜常暖，胸宜常护，腹宜常摩，谷道宜常撮，足心宜常擦，皮肤宜常干，沐浴、大小便宜闭口勿言。数事人人可能，且行之有效，实治未病之良方也。又有四要：一慎风寒。汗浴当风，冲犯雪霜，轻为

---

① 不药为中医：本条录自《理瀹骈文》中骈文及注语，文字略有改动。
② 摄生要言：本条录自《理瀹骈文》中骈文及注语，文字略有改动。

感冒，重则中伤。二节饮食。酒毒上攻，熏灼肺金；厚味膏粱，变生大疔。三惜精神。多言耗气，喜事烦心，名利热中，房劳丧精。四戒嗔怒。肝木乘脾，必生飧泄，男忿呕血，女郁不月。此非养生空言，实病之外感内伤悉因于此。

内外因意治①

至于七情之病，当以情治。恐可治喜，以遽迫死亡之言怖之；悲可治怒，以怆恻②苦楚之言感之；喜可治忧，以谑浪亵狎之言娱之；怒可治思，以污辱欺罔之言触之；思可治恐，以虑彼志③此之言夺之，欲遂则病自已。而用药则熨、摩、针灸尚焉。药熨如用蜀椒、干姜、桂心渍酒中，浸以棉絮布巾，用生桑炭炙巾，熨寒痹所刺处是也。膏摩如风中血脉，而用马脂以摩其急，以润其痹，以通其血脉，更用白酒和桂，以涂其腹，以和其营卫，以通其经络是也。燔针、焠针见《素问》，仲景谓之烧针，今之太乙、雷火等针即是。

太乙针法④

按：太乙针，樊观察所刻范氏者⑤为最著，治风气及一切内外百病。寒者正治，热者从治。用艾绒三两，硫黄二钱，麝五分，冰片七分，乳香、没药、丁香、松香、桂枝、杜仲、枳壳、皂角、细辛、白芷、川芎、独活、雄黄、山甲一钱，火纸卷药末，糊桑

---

① 内外因意治：本条录自《理瀹骈文》中骈文及注语，文字略有改动。
② 恻：原作"悴"，《理瀹骈文》同，据《儒门事亲·卷三·九气感疾更相为治衍二十六》改。
③ 志：原作"忘"，《理瀹骈文》同，据《儒门事亲》改。
④ 太乙针法：本条录自《理瀹骈文》中骈文及注语，文字略有改动。
⑤ 范氏：指清·范毓𪩘。

皮纸六七层，如爆竹式，长五寸，径围一寸五分，鸡蛋清刷之，阴干密收，临用烛火上烧红，放红布上，按穴针之。正人穴二十一：百会、神庭、上星、临泣、客主人、天突、肩髃、期门、上脘、中脘、下脘、曲池、手三里、天枢、气海、中极、关元、风市、内庭、大敦、行间也。伏人穴十一：翳风、大顀①、肺俞、身柱、膏肓、脾俞、命门、肾俞、环跳、会阳、足三里也。如不知穴，即针患处。

雷火针法②

内府③雷火针，只用艾三钱、丁香五分、麝二分，卷纸点烧，吹灭乘热垫纸，捺于患处，此法较捷。

阳燧锭法④

内府阳燧锭，治风气并肿毒。硫黄一两五钱，铜勺化开，照次序入川乌、草乌、蟾蜍、朱砂一钱，僵蚕一条，冰片、麝香二分，搅匀倾镕瓷盆内，荡转成片收藏。临用取瓜子式一片，先以红枣擦患处，粘药于上，灯草蘸油，烧三五壮，毕，饮醋半盏，候起小泡，挑破出黄水，贴万应膏。俞原云：用铁烙骇人，故变而为此。然则今之火针无可变也。

观音救苦丹⑤

观音救苦丹治小疖等，即阳燧锭硫黄、朱砂、麝香三味等分，

---

① 顀（chuí 垂）：脊椎骨。
② 雷火神针：本条录自《理瀹骈文》中骈文及注语，文字略有改动。
③ 内府：内务府。
④ 阳燧锭法：本条录自《理瀹骈文》中骈文及注语，文字略有改动。
⑤ 观音救苦丹：本条录自《理瀹骈文》中骈文及注语，文字略有改动。

荡片烧后连灰罨于肉上，不痛亦不溃脓。亦治风寒湿气流注作痛，手足蜷挛，小儿偏搐，口眼㖞斜，妇人心腹痞块攻疼之症。

百发神针①

百发神针，治偏正风、漏肩、鹤膝、寒淫气、半身不遂、手足瘫痪、痞块、腰痛、小肠疝气、痛疽、发背、对口、痰核初起不破烂者，并妙。用生附子、川乌、草乌、大贝母、乳香、没药、血竭、檀香、降香、麝香三钱，母丁香四十九粒，艾绵作针。

神火针②

治癖神火针，蜈蚣一条，木鳖仁、灵脂、雄黄、乳香、没药、阿魏、三棱、蓬术、甘草、皮硝三钱，闹羊花、硫黄、山甲、牙皂二钱，甘遂五钱，麝三钱，艾绒二两作针。

阴症散毒针③

阴症散毒针，用羌活、独活、川乌、草乌、白芷、细辛、牙皂、灵脂、玉桂、山甲、雄黄、大贝母、乳香、没药、硫黄、蟾酥、麝等分，艾绒作针。

熏药法④

熏药法，治风气痛。用川乌、草乌、千年健、降香、闹羊花、钻地风、陈艾、麝，卷纸筒糊紧，乌金纸包，燃熏病处，痛则病出。

---

① 百发神针：本条录自《理瀹骈文》中骈文及注语，文字略有改动。
② 神火针：本条录自《理瀹骈文》中骈文及注语，文字略有改动。
③ 阴症散毒针：本条录自《理瀹骈文》中骈文及注语，文字略有改动。
④ 熏药法：本条录自《理瀹骈文》中骈文及注语，文字略有改动。

药纸熏法①

药纸熏法：硫黄五两化开，入银朱、朱砂、明雄三钱，川乌、草乌二钱半，生大黄、黄柏一钱，麝一分，搅匀倾纸上，再盖一纸，压扁，每纸一寸，裁取十块，点着，放粗草纸上移熨，治风气闪挫，热透自愈。

桑枝针②

有用桑枝扎把烧熏者，名桑枝针，补阳气虚弱，散肿溃坚，妙。或用桃枝削针，此亦一法也。

神火照法③

神火照法：朱砂、雄黄、没药、血竭三钱，麝五分，卷纸撚④，蘸麻油点烧，自外而内，周围照之，可以散毒气，治痘并一切肿毒，亦针法之变。凡寒痹、阴疽、痞块、闪挫，用针甚效。如嫌制针费事，或点穴难准，可贴膏药，随意卷针药为筒，或卷纸撚熏于膏上亦可。

古方变通⑤

古方时行疫疠，佩紫金锭，《洗冤录》以苏合丸印成香佩，今苏州同仁堂刊送辟瘟散佩方，皆岐伯咽金丹解疫法也，盖改咽而为佩矣。《集验良方》治一切癥瘕、水肿、气肿、四肢肿，用大麦

---

① 药纸熏法：本条录自《理瀹骈文》中骈文及注语，文字略有改动。
② 桑枝针：本条录自《理瀹骈文》中骈文及注语，文字略有改动。
③ 神火照法：本条录自《理瀹骈文》中骈文及注语，文字略有改动。
④ 撚（niǎn 捻）：揉搓而成的卷儿。
⑤ 古方变通：本条录自《理瀹骈文》中骈文及注语，文字略有改动。

拌朱砂喂雄鸡，取其矢澄清，熬膏贴，乃岐伯及峨眉僧饮鸡矢醴法也，盖改饮而为敷矣。《金匮》方头风以炮附子为散，加盐摩疾上。脚气冲心，矾石贰两，以浆水一斗五升，煎三五沸，浸脚，良。后有加硫黄三钱煎浸者，又有再加杉木片二两煎浸者，二方皆仲景所制，为外治祖方也。又，《宝鉴》方治伤风头风川芎茶调散，用川芎、白芷、羌活、防风、荆芥、薄荷、细辛、生甘草，研末茶调，服。《济众新编》云：以葱涎调贴大阳穴甚妙，或照方加菊花、蝉退、僵蚕，或照方加生地、白芍、归身，或照方去细辛，易香附，痰加半夏，热加石膏。又方，肺热鼻塞加黄芩、栀子，巅顶加藁本、蔓荆子，俱可按此方。亦可油熬，黄丹收，贴。又，《宝鉴》须葱白、生姜、淡豆豉、白盐作饼，烘热掩脐上，散风寒，理积滞，兼治二便不通，气通即愈，此即葱豉汤加味。又，本草附方，小儿便秘葱、豉敷。

伤寒传经①

伤寒传经，由表入里，初起在太阳膀胱经，则头痛恶寒发热，腰脊强。继传阳明胃经，则目痛鼻干，不卧唇焦，皆在表，宜汗。再传少阳胆经，则目眩耳聋，胸满胁痛，口苦，寒热往来，属半表半里，宜和解，失治则传入三阴矣。传太阴脾经，则腹满痛，咽干自利。传少阴肾经，则口燥舌干，痛利清水，目不明。传厥阴肝经，则小腹满，舌卷囊缩，厥逆，皆属里，宜下。亦有不传三阴，而传入太阳膀胱腑者，则口渴溺赤，宜利小便。传入阳明胃腑者，则谵语狂乱，燥渴，便闭失气，自汗不眠，宜下。凡三阳三阴之脉，皆环绕于胃腑，处处可入。一入胃腑，则无复传，故阳明为里中里。以上为传经伤寒，因寒化火也，热症也。其有

---

① 伤寒传经：本条录自《理瀹骈文》中骈文及注语，文字略有改动。

初起直中三阴者，寒症也，其症腹冷、吐清沫、利清谷、踡卧、肢冷囊缩、吐蛔、舌黑而润，宜温。

又，寒之伤人，必先皮毛，外①则寒栗鼻塞，内则咳嗽短气，是传肺也。舌苔昏乱②，是传胞络也。泄泻闭便，是传大肠也。癃闭，是传小肠也。痞满，上下不通，是传三焦也。经云脏腑俱病，而传变不及手经者，省文也。

伤寒传经，前三日在阳分，后三日在阴分，一日一经，七日传遍，病自转，此常序也。壮实人不药自愈，故古有不药是中医之说。其有越经传、表里传、首尾传、循③经得度传、并病、合病、两感等名，乃属变症，俱详伤寒书。

伤寒头疼④

伤寒头痛，为邪在经。三阳皆有⑤头痛，三阴惟厥阴有头痛，少阴间有头痛。

伤风头痛⑥

伤风头疼，发热鼻塞，恶风有汗。伤寒，发热恶寒，头项痛，腰脊强，身足酸疼，昼夜不歇而无汗。

伤风感寒⑦

伤风感寒，头目不清，川芎、藿香、胡索、丹皮二钱，雄

①　外：原脱，据《理瀹骈文》补。
②　舌苔昏乱：文义不属，《理瀹骈文》同。《类经·卷十五·疾病类》作"舌苔怫郁，神昏错乱等证"，可参。
③　循：原作"巡"，据文义改。
④　伤寒头疼：本条录自《理瀹骈文》中骈文及注语，文字略有改动。
⑤　有：原脱，《理瀹骈文》同，据文义补。
⑥　伤风头痛：本条录自《理瀹骈文》中骈文及注语，文字略有改动。
⑦　伤风感寒：本条录自《理瀹骈文》中骈文及注语，文字略有改动。

黄、白芷、皂角四钱，朱砂一钱，研，吹鼻。凡感从鼻入者，多是宜吹鼻，不独头痛为然也。凡外治，见患治患，捷于服药，均如此。

重伤风①

重伤风，鹅不食草研，吹鼻，涕泪出即清爽。冬月可代瘈药。如塞鼻塞耳贴目，可治眼翳。并星即移星草也。一加川芎、青黛、冰片，亦治头风。再加细辛、辛夷，兼治鼻中诸病。

头痛引经药并外治法②

古法治风寒头痛，川芎为君。太阳羌活，阳明白芷，少阳柴胡，太阴苍术，少阴细辛，厥阴吴萸，巅顶藁本，为引经药。若杂症头痛，血虚四物，气虚四君，湿痰二陈，宿食平胃，其法不一。真头痛为脑空，不治。而外治亦有外感内伤诸法，则风寒头痛有麻黄去节研，同杏仁捣泥，贴太阳法，或加白附子、川乌、南星、干姜、全蝎、朱砂、麝香，入酒调贴，同。又有川芎、南星、葱捣贴太阳法，加辰砂酒调，并治夹脑风，小儿贴囟门。三阳头痛，不敢见日光，有置水顶上，宜汗吐下法。受暑头痛，有嗅皂角取嚏法，并治卒头痛。有蒜泥塞鼻法，或加川芎、细辛、青黛、蔓荆子，同。如太阳症，加羌活、防风、赤豆。外寒内热者，有草乌、栀子、葱汁调贴太阳法。此方并治疝。谚云头疼当疝医，非无因也。大热者有大黄、芒硝、井泥调贴太阳法，有朴硝涂顶法，有葶苈子煎汤沐头法，脑热有硝石嗜③鼻法。大寒犯脑

① 重伤风：本条录自《理瀹骈文》中骈文及注语，文字略有改动。

② 头痛……治法：本条录自《理瀹骈文》中骈文及注语，文字略有改动。

③ 嗜：原作"搐"，据《理瀹骈文》改。

者，有蒸吴萸作枕法，煎吴萸浴头法。寒湿头痛，有紫苏、川芎、花椒、葱白、细茶煎熏法，亦治风寒痛。寒湿逢阴雨即发者，有桂心酒调涂额角及顶上法。久不除者，有皂角、麝香纸包放顶上，炒盐熨帖。湿气头痛，有瓜蒂末、松萝茶嗜鼻取黄水法，有川芎、半夏、白术、甘草末搐鼻法，并治挟痰者，亦有用羌活胜湿汤药料研末搐鼻法。宿食不消，饱则浊气熏蒸致头胀痛者，有平胃散搐鼻法。热痰痛，有牛蒡子捣汁加盐酒熬膏，频擦太阳使透法。血虚头痛，有当归、川芎、连翘、熟地煎汤，置壶中吸其气法。气虚头痛，有川乌、南星加气药贴太阳法，有煎补中益气加羌活、防风熏法。肝风有霜桑叶煎熏法，有石决明、草决明涂太阳法，并预防坏眼，亦有作枕法。肾厥头痛，有附子、艾叶揉嗅法。头痛目眩者，川芎、芒硝、薄荷、雄黄、苍耳子、藜芦、胆星、瓦楞子，研搐鼻，清热化痰。头痛兼眉棱骨痛，壮热不止，大黄、木香、解毒子、地浆水调贴太阳。时病初愈后，毒气攻注，头脑胀痛，紫金锭葱汁酒磨涂太阳。头痛连眼者，谷精草末调糊涂脑顶。头痛连眼珠者，韭菜子、姜汁调涂太阳，或用麻黄灰、盆硝、冰片、麝吹鼻。头痛有用酱姜贴太阳，烧艾一炷法，有用川芎、枳壳和艾火酒喷晒干，加麝为条，烧嗅法，或用干蚯粪、乳香、麝卷筒烧吸烟法，此即火法也。有冷水熨法，此即水治也。有蓖麻仁同大枣捣泥，塞鼻贴太阳法。有斑蝥去头足翅装蚬壳内，罨酸痛处，过夜起泡挑破法，此拔毒法也。蓖麻仁或用麻油熬炒，黄丹收，加麝贴。斑蝥，或用猪油熬，松香、黄蜡收贴均可，并拔一切毒，西医斑蝥硬膏即此，贴患处能引病外出，贴腿足能引病下行也。然是峻药，须量用。

太阳膏①

头痛膏，用青黛、黄连、决明子、黄芩、桑叶、归身、红花、生地、防风、苏叶、贝母各等分，小磨麻油熬，黄丹十分之七，朱砂十分之一，同青黛收。临用糁黄菊花末，左痛贴右太阳，右痛贴左太阳，双痛双贴，效。

伤寒时疫外治法②

伤寒时疫感冒通治，点眼取汗，麻黄去节二钱零四厘，甘草二钱五分，琥珀一钱零五厘，牛黄一钱，冰片六分。又方，雄黄四分，辰砂二钱，牙硝四分，麝香一分，金薄五分，头痛发热，口渴身痛，男左女右，点大眼角，名发汗散。二方并用亦妙。

伤寒时疫感冒通治，麻黄膏、黄连膏。两膏各用一钱，和匀，入胆矾、牛黄、冰片五分，青鱼胆一钱，拌蘸点眼角。此内外通治，为双解也。曾试点过，麻辣流泪，毛骨竦然，是腠理开之验也。又，吕真人治瘟疹，用麻黄、犀角、山慈菇、朴硝、血竭一两，姜汁拌，湿乌金纸包十八分，红枣肉捣泥和丸，砂盆煅成黑炭，去纸取药，加冰片十分之一，银簪蘸香油点两眼，男左女右，如瘟疫日久不汗，先吹鼻后点眼，汗后食米汤稀粥。此方兼解毒法，眼主五脏，流通甚捷，勿谓点之无验也。

发汗外治法③

风寒发汗，苍术、羌活、明矾，生姜汁丸，握手心夹腿间，

---

① 太阳膏：本条录自《理瀹骈文》中骈文及注语，文字略有改动。

② 伤寒……治法：本条录自《理瀹骈文》中骈文及注语，文字略有改动。

③ 发汗外治法：本条录自《理瀹骈文》中骈文及注语，文字略有改动。

侧卧，暖盖取汗。不汗，热汤催之。按：古有热汤澡浴法，有热水浸脚拥被安睡法，有热水抹身法，皆汗。

又方并治头瘟，苍术、枯矾、良羌、葱白炒热，涂手心，掩脐静卧，手须窝起，勿使药着脐，一手兜住外肾前阴，女子亦如之，服绿豆汤催汗。

心主汗，掌属心，故发汗一手掩脐，一兜肾，丹诀也。

又方，醋炒香附擦背，如治风袭经络疼痛，即擦患处，均效。

伤寒感冒，生姜、葱白、核桃、细茶、黑豆煎汤，冲熏头面，名五虎茶，得汗解。

生姜捣烂棉裹擦天庭，并治中风痰厥。又令两人各持姜渣一团，擦两手足心、两臂弯、前胸、后背，得汗解，并治夏月霍乱、寒中三阴、麻脚痧等，俱效。

腹痛外治法①

腹痛，葱白炒覆脐上，砂壶盛热汤熨之。或切葱白如碗粗一束，高寸许，放脐上，熨斗熨之，葱烂再易，先放胡椒末，或麝香、丁香末于脐上，再熨更妙，并治阴症。

结胸外治法②

伤寒结胸，中气虚弱者，姜、葱、萝卜子炒熨，自然滞行邪散，胸即开豁。冷加酒烹。风寒结痛，姜、葱、橘皮炒熨。食结，生姜、水菖蒲根、陈酒糟，盐炒熨，或作饼贴。胸热结，生姜勿炒，和蚓泥、薄荷汁、蜜水、井水调，揉心口，或加冰片。痰结，生姜、茶叶煎汤，调银朱、明矾涂胸口，或捣姜渣，和竹沥擦胸口。

---

① 腹痛外治法：本条录自《理瀹骈文》中骈文及注语，文字略有改动。
② 结胸外治法：本条录自《理瀹骈文》中骈文及注语，文字略有改动。

风痛外治法①

风痛，姜、葱、紫苏、陈皮捣烂，加飞面用菜油煎饼贴，或姜、葱、糯米饭加盐捣敷。若两足痛如刀割，不红肿者，生姜蘸香油擦，随用生姜烧热，捣烂敷之。

风袭经络，筋挛骨痛，或虚怯人肢体生肿块，或痛或不痛，用炒葱白布包熨，肿痛自止，为散血消肿定痛之良法。即刀械杀伤，气闷绝者，炒葱遍敷自醒。又肿毒，用菜油煎葱敷自消。乳痛，炒葱白敷，炭火盛瓦罐，逼之汗愈，皆良法也。

生姜、葱白各一斤，麻油熬，黄丹收贴，风寒疝痢皆妙。亦可随症调药末用，如古汤头之用姜、葱为引也。

七宝膏②

七宝膏用生姜、蒜头、槐枝各一斤，葱白八两，花椒二两，麻油熬，黄丹收，可贴百病，痈疽发背，消肿定痛，溃脓生肌，皆效。又方加韭白八两，白凤仙一株，花茎子叶同用，亦名七宝膏。或再加柳枝、桑枝各一斤，桃枝半斤，名十宝膏，亦可调药。

阴寒症取汗法③

伤寒不汗，胡椒、天麻、银朱，枣肉丸，握掌心，或胡椒、丁香、葱白涂两掌心，夹腿内侧取汗，治阴寒症皆宜。

---

① 风痛外治法：本条录自《理瀹骈文》中骈文及注语，文字略有改动。

② 七宝膏：本条录自《理瀹骈文》中骈文及注语，文字略有改动。

③ 阴寒症取汗法：本条录自《理瀹骈文》中骈文及注语，文字略有改动。

治染病人气息①

凡闻病人汗气，入鼻透脑，即散布经络，初觉头疼，即用芥菜子末，温水调稠，填脐内，隔衣以壶盛热汤熨之，汗解。伤寒时疫俱妙，亦治急肚痛及小腹痛。西医有白芥敷法，用面粉滚水搅合贴腹，可随症参。

风湿肿痛②

风湿肿痛，生芥子末同苏子、香附子、萝卜子、山楂子也，风寒发散，并痰食结胸、气膈噎塞、鼓胀俱治。共炒研细末，调入七宝膏用甚妙。

风寒头痛③

风寒头痛，醋炒荞面为两饼，更换覆额上取汗，以收风毒。或用黄蜡为兜鍪④式覆额上，或胡椒、葱白、百草霜捣丸，纳脐中取汗。百草霜和中温散，并治寒腹痛。或围炉涂黄丹于身，或朱砂亦可。按：疟疾发汗，有黄丹拿法，用生黄丹五钱，生矾三钱研，胡椒分半，麝五厘，临发对日坐定，醋调药，男左女右，敷手心。无日，用火烘脚，年老人弱怕服药者最妙。

急救中风⑤

伤寒中风瘫痪，掘地坑如人长，以桑柴火烧透，扫灰喷酒，

---

① 治染病人气息：本条录自《理瀹骈文》中骈文及注语，文字略有改动。
② 风湿肿痛：本条录自《理瀹骈文》中骈文及注语，文字略有改动。
③ 风寒头痛：本条录自《理瀹骈文》中骈文及注语，文字略有改动。
④ 兜鍪（móu 牟）：头盔。
⑤ 急救中风：本条录自《理瀹骈文》中骈文及注语，文字略有改动。

酌铺蚕砂，或桃叶、松柏枝、菊花、稻草之类，布席盖卧取汗，再以温粉扑之，自愈。温粉即川芎、白芷、藁本一两，米粉三两，棉包扑于身上。沈金鳌云：寒厥暴亡尤宜。煅坑法最古，汉苏武用之，《南史》徐文伯治范云伤寒，《宋史》王克明治安道风噤用之，然是劫法。又按：头项强硬，烧坑布桃叶，卧以项着坑上，蒸汗，愈天行余毒，手足肿痛。煅坑着屦居坑上，以衣壅之，勿泄气。又治痔蛊煅坑沃酒，纳吴萸坐。治附骨疽，煅坑沃小便，坐坑中熏，使腠理开，气血通畅而愈。又治刑伤，煅坑醉饮麻油热酒，卧一夜如故。昔有被殴者，医用此法，遂不成讼。又瘫痪，酒炒蚕砂铺床上卧，间日一作，或醋蒸黑大豆铺床上，卧取汗亦可。

邪传里①

凡病人自欲吐者，不可止。不当下者，无妄攻。如少阳寒热往来如疟，捣柴胡擦背及周身取汗，所以治表也。如邪传里，必先胸以至心腹入胃。胸在半表里间，邪将入里，而未入里，故胸满而腹未满，是气而非物也。已下者为痞气，未下者为少阳。硬痛者为结胸，硬而不痛者为痞气。此热邪宜苦泻，若杂症则辛散。少阳兼胸满，节庵以小柴胡对小陷胸，一服豁然，更煎黄连水揾胸，所以治里也。阳明经病传腑，蒸热自汗，口渴饮冷，宜石膏等清之。腑症潮热谵语，腹满便秘，宜大黄、枳实等攻之。便秘，枳实、麦皮盐炒熨，即承气法也。大便结实不下，将烈火煮竹叶一锅，乘热倾桶内，撒绿矾一把，坐熏之，或用萝卜叶亦可。又结胸胀痛，大蒜捣烂，摊贴即散，并治一切腹胀。若绕脐硬痛，

---

① 邪传里：本条录自《理瀹骈文》中骈文及注语，文字略有改动。

此燥屎症，必转矢①气。尿不利，用桔梗蘸油润肛门，或麻油灌肛门。若蓄血，则少腹满急，必嗽不咽。尿清，宜煎苏叶汤，布浸铺腹上，以手摩之，或麻根捣，贴阴际。

伤寒热邪传里②

伤寒热邪传里，皮硝化水，用青布浸揾胸口，或用鸡子清③、蜜调敷，热甚加大黄。若伤寒直中三阴，初无头痛发热，面青腋冷，小腹绞痛者，或男女由房事后饮食生冷，致成阴症腹痛者，或霍乱吐泻腹痛者，用吴萸一升即二两五钱也，酒拌蒸，绢包熨脐下、足心，一加葱白、麦面、食盐炒熨，同。又冷极，唇青厥无脉，阴囊缩者，亦用此熨，并艾灸脐中及气海、关元各三五十壮，而手足不温者死。或用吴萸同硫黄、大蒜调涂脐下，蛇床子炒，布包熨之。又按：回阳救急汤治中寒，并伤寒阴症、阴毒等，用党参、白术、茯苓、甘草、附子、肉桂、陈皮、半夏、五味子、干姜、生姜各一两，此方麻油熬，黄丹收，备贴，甚妙。又方只用附子、白术、甘草末、生姜汁调苏合丸和用者。其用苏和丸法，可加入贴，受寒腹痛立愈。

健阳丹④

健阳丹，治伤寒阴症，用胡椒、枯矾、火硝、黄丹一钱，丁香五分，醋为团，握掌心，被盖取汗，忌吃茶水。一方无火硝，用四味填脐，盖理中膏，并治房劳。

---

① 矢：原作"失"，据文义改。

② 伤寒热邪传里：本条录自《理瀹骈文》中骈文及注语，文字略有改动。

③ 清：原作"青"，据《理瀹骈文》改。

④ 健阳丹：本条录自《理瀹骈文》中骈文及注语，文字略有改动。

中寒填脐法①

中寒，附子、川椒、姜汁、飞面和盐填脐，或用干姜、附子、川乌、良姜、吴萸、官桂，醋丸纳脐。此方并可用麻油熬，黄丹收，临用②糁川椒末贴。

阴　疽③

按：治落头疽、骨槽风、耳后锐毒、阴对口、阴发背、乳岩、恶核、石疽、失荣、鹤膝风、鱼口、便毒、瘰疬、流注诸阴疽，即前健阳丹去丁香易麝香，用胡椒一两，明矾、火硝、黄丹各三钱，麝一钱，蜜调两丸，病在左握左手，在右握右手，在中分男左女右。若病在腰以下，缚脚心亦分左右中，布扎不松不紧，不可移动，六时一换，不论如何肿痛溃烂，数丸总能收口生肌，用过丸埋土中，忌口并房事一年。此蒙古名医秘方，贵重无价，其实即阴症之方推之耳。乃知治病能通阴阳之理，则诸方皆可移借，不必拘某症某方某经络某部位也。善悟者其参之。

伤寒蛋熨法④

伤寒不能分阴阳，目定口呆，身热无汗，便秘，不省人事，煮鸡蛋砌脐四旁，或用老油松节七两、胡椒照病人年纪每岁七粒，煮蛋，乘热切顶壳三分，覆脐眼，面作圈护住，冷易。视蛋黑为验，收尽阴气自愈。一用煮鸡蛋去壳，乘热滚擦，亦能变阴为阳，

---

① 中寒填脐法：本条录自《理瀹骈文》中骈文及注语，文字略有改动。
② 用：原脱，据《理瀹骈文》补。
③ 阴疽：本条录自《理瀹骈文》中骈文及注语，文字略有改动。
④ 伤寒蛋熨法：本条录自《理瀹骈文》中骈文及注语，文字略有改动。

名蛋熨法。如发斑，用铜钱于胸背四肢刮透，即于伤处用蛋滚擦，此苗人秘法也。

寒结热结①

寒热俱实者，服白散、陷胸等方。外治：寒结用巴豆飞面研调敷，热结用大黄、芒硝、葱白捣敷。又伤寒食积，冷热不调者，一云腑热脏寒者，用巴豆、大黄，唾和饼贴脐，艾烧数炷，热气入肚即住，拭去药毒。如畏艾灸，以熨斗熨之。按：食停肠胃，冷热不调，腹胀气急，痛满欲死，及中恶卒暴诸病，用大黄、巴豆、干姜，名备急丸。又方，巴豆同黄连，如前法先滴姜汁于脐内，再灸，关格、霍乱皆宜。

阴阳二毒结胸症，古方阳用地龙，阴用破结丹：辰砂、附子、黑丑，醋熬膏，入礞石、葶苈、肉蔻、巴豆、桂心、木香、麝等分，丸，轻粉、金薄衣，可参敷。

阴阳假症②

凡内真热外假寒症，厥冷昏迷，然口渴便闭，身不欲衣，指甲红，此假阴症也，不敢用三黄石膏汤，以井水扑其胸除热，如觉心快，则内火息，而外之战栗顿失矣。若下真寒上假热症，烦躁面赤，或渴，然不饮冷，便利，身欲衣，指甲青黑，足冷，此假阳症也，不敢用八味丸，先用力擦其足心令热，以吴萸、附子、飞面、麝香调敷涌泉穴，引热下行，则下一身热，而上部之火自息矣。凡虚火上炎症，及逼阳于上之假症，与一切疑症，皆可仿此推用。

---

① 寒结热结：本条录自《理瀹骈文》中骈文及注语，文字略有改动。
② 阴阳假症：本条录自《理瀹骈文》中骈文及注语，文字略有改动。

伤寒衄血^①

伤寒衄血，须分表里。按：汗为心液，热则变红，越出上窍，伤寒失汗，成鼻衄，为红汗，不可止。衄久宜止，用井水磨黄芩、白及涂山根，或白及磨本人鼻血涂，或纸浸白及水贴眉心，或切白及片贴之，或茶调决明贴胸，以清肺热，或用延胡塞耳左衄塞右，右衄塞左，或用青苔搭囟门、颈后及脊上等血路，或三棱敷脊五椎，或醋和黄土涂肾囊，或黄酒浸足。如衄久，牛胶荡软贴山根、发际。

伤寒吐血^②

伤寒失汗，热入脏吐血，及一切吐血，煎白芷、黑栀熨胸，以清胃热，或醋调大黄以掩脐，或郁金、韭汁、童便以擦背，或蒜泥裹足，引热下行，或以紫苏、香附煎水，磨陈墨，灯草蘸塞鼻，或藕汁，或鸡蛋清，或韭汁，磨墨^③涂胸口，或用大生地二两，白芍、黄芩、黄柏、黑栀、甘草一两，丹皮、犀角五钱，麻油一斤熬，黄丹七两、石膏四两收，衄血贴眉心，吐血贴胸口，蓄血贴脐下，随症酌用。

舌　苔^④

伤寒初起，邪在表，舌无苔；半表半里，白滑苔；入里，则粗白厚腻，不滑而满，热伤津液也。若热聚于胃则黄，或生芒刺，或黑色，则热甚也，多危。阳症舌黑干燥，无津液，宜硝、黄下

---

① 伤寒衄血：本条录自《理瀹骈文》中骈文及注语，文字略有改动。
② 伤寒吐血：本条录自《理瀹骈文》中骈文及注语，文字略有改动。
③ 墨：原作"黑"，据《理瀹骈文》改。
④ 舌苔：本条录自《理瀹骈文》中骈文及注语，文字略有改动。

之；阴症舌黑而润，宜附、桂温之。又，冷滑如淡黑者，无根虚火，宜化痰降火。或淡黑一二点，补肾降火。

舌苔黄赤干涩，井水浸青布拭之，生姜擦之。一切舌苔，用薄荷水浸青布拭之，生姜擦之。如生芒刺刮不去者，热毒深也。舌生红粟，用竹沥调紫雪丹涂之，效。舌上厚苔，退而舌底红色者，火灼水亏也，生地切片贴之。无苔而红绛者，磨犀角涂胸口自愈。舌疮，朱砂、雄黄、黄柏、薄荷、硼砂、冰片掺之。舌烂，黄连涂之。舌出，珍珠、冰片敷之。舌胀出口外，雄鸡血浸之自缩。

斑　疹①

伤寒汗下不解，耳聋足冷，烦闷咳呕，即是发斑之候。又失下或下早，热邪传里，热甚伤血，里实表虚，则发斑。轻如疹子，重如锦纹。紫黑者，热极胃烂，多死，不可发汗，重令开泄，以猪胆汁调芒硝，鸡毛扫之。轻者，先喷淡姜汁，再用青黛水扫之。或用纹银一块放脐上，以燕泥捣融，用鸡蛋煎成一饼敷，数次可愈。天行发斑，升麻水扫之。阴症发斑，但出胸背，手足稀少，如蚊蚤迹，乃无根虚火上熏于肺，非斑，宜温肾。

发　黄②

伤寒表未解，寒邪挟湿，身目发黄。湿盛于热，则黄色晦；热盛于湿，则黄色明。晦为阴，明为阳。用生姜汁和茵陈汁点眼，遍身黄者，并擦胸前四肢，周身汗解。或用煨姜绞汁，和香油点眼，同。

---

① 斑疹：本条录自《理瀹骈文》中骈文及注语，文字略有改动。
② 发黄：本条录自《理瀹骈文》中骈文及注语，文字略有改动。

又方，湿热发黄，昏沉不省，雄鸡破背，带毛血合胸。

附方：发黄，赤小豆、瓜蒂、黄米研吹鼻，或棉裹塞鼻，各窍出黄水，愈。但勿深入。

太阴①，肺为标，脾为本。发黄，掘新鲜百部根洗净捣烂，覆脐上，以糯米饭一升，拌酒水各半合，揉软盖药上包扎。一二日，口内作酒气，水从小便出，肿自消。阴黄，丁香和茵陈擦如上法。

痄腮发颐②

伤寒发散未透，余毒积于经络，其症耳后红肿，头重体倦，名发颐，在腮曰穿腮，在地角曰穿喉，皆痰热之毒也，南星熬膏敷。

又方，痄腮发颐，黎洞膏，用紫花地丁、蒲公英、豨莶草，加苦参三两，象贝、赤苓、川萆薢、甘草一两五钱，陈橘核五钱，山甲片炮用二两五钱，麻油熬，黄丹收，并治一切风毒及痈疽痰核。按：腮内酸痛者曰痄腮，不酸痛者曰发颐。轻者靛花磨鹿角搽，赤豆、侧柏叶、鸡清捣涂，或丝瓜烧存，鸡清敷。重者皂角、南星、糯粉、姜汁敷，或大黄、五倍、白及、鸡清涂，醋调壁土敷。

中 风③

中风有内生、外中二因。内生则因胃浊生痰，志极动火；外中则因形气不固，感召风邪。所以内生者，必痰迷不语，火发神昏；外中者，必筋骨不用，口眼㖞邪。单发易治，双发难治。口眼㖞斜，肌肤不仁，络也；左右不遂，筋骨不用，经也；昏不知人，便溺阻隔，腑也；神昏不语，唇缓涎出，脏也。经络浅，脏

---

① 太阴：其上原衍"于"字，据《理瀹骈文》删。
② 痄腮发颐：本条录自《理瀹骈文》中骈文及注语，文字略有改动。
③ 中风：本条录自《理瀹骈文》中骈文及注语，文字略有改动。

腑深；腑必归胃，脏必归心。凡中风牙关紧闭，两手握固者是闭症；若口开心绝，手撒脾绝，眼合肝绝，遗尿肾绝，声如鼾肺绝，更有吐沫、肉脱、发直摇头、目上窜、面赤如妆、汗出如珠者，皆是脱症，多不救。中风之来，必有先兆。如大指、次指麻木不仁，或手无力，或肌肉微掣，此营卫交邪外中之先兆也。如上盛下虚，头眩脚软，神短言语失常，此痰火将发内生之先兆也。预防外中，有羌活愈风汤，即十全大补加羌、独、防、芷、麻、细、柴、前、芄、蔓、菊、薄、苍、朴、枳、夏、芩、地、知、杞、杜、膏、地骨、防己也。预防内生，有清热化痰汤，即六君加星、香、芩、连、麦、枳、菖蒲、竹茹也。曾治如前先兆者二人，因其人不耐服药，令其二方熬膏常贴，皆无恙。然治法有解表、攻里、行中道三法，内外证俱有者，先解表而后攻里，外感重先祛外邪，内伤重先补中气。风症皆痰为患首，宜开关化痰，急则祛风，缓则顺气，久则活血。气顺则痰消，宜乌药，血行风自灭，宜归、芍。若诸香，防耗真气，羌、独、乌、附，防涸营耗卫，牛黄、冰、麝，恐引邪入内。凡中风、中痰、中寒、中恶，将两手中指对合缚之，艾丸灸两指中间五壮，重者并灸头顶百会穴、中脘①、脐下气海穴三处，神验。口噤用开关散，乌梅、生南星、冰片擦牙，或用姜蘸南星、冰片擦牙，其噤自开。此《鉴》② 本治小儿口噤神方也。

痹③

痹亦中风之一。痹者，闭也，闭于经络也，风寒湿三气杂合

---

① 脘：原作"腕"，据文义改。
② 鉴：指《医宗金鉴》。用姜蘸南星、冰片擦牙治小儿口噤，出自《医宗金鉴·幼科心法要诀·初生门》。
③ 痹：本条录自《理瀹骈文》中骈文及注语，文字略有改动。

而成病。风胜为行痹，古称走注，今名流火；寒胜为痛痹，即痛风、白虎历节风；湿胜为着痹，即麻木。亦有在皮在脉与肉、筋、骨之殊，忌辛敛，宜辛散行气。

痿[1]

痿者，筋脉缓纵，足不任地也。由血虚火盛肺焦，传之五脏。又，阳明虚，宗筋弛纵，带脉不引，故痿忌风药及香燥温补。按：痹外感，痿内伤；痹多痛，病久入深，或不痛；痿，软而不痛；痹多寒，痿多热；痹实，痿虚。程子曰：医家以手足痿痹为不仁，盖统言也。

识脏腑[2]

经云：鬲肓之上，中有父母。又云：三阳为父，三阴为母。按：医当识五脏六腑，兹于医书摘其要者，以便初学观览。如入学者，先认字；出门者，先问路耳。至于自得之后，则此固所弃也。

五脏，肝、心、脾、肺、肾，皆属阴。六腑，胆、胃、大肠、小肠、膀胱、三焦，皆属阳。

五脏藏精神气血魂魄，六腑化水谷而行津液。

形脏四者，头角、耳目、口齿、胸中也。奇恒之腑六者，脑、髓、骨、脉、胆、女子胞也。

肺气通鼻，肺和则鼻能知香臭。心气通舌，心和则舌能知五味。肝气通目，肝和则目能辨五色。脾气通口，脾和则口能知五谷。肾气通耳，肾和则耳能闻五音。五脏不和，则九窍不通。六

---

① 痿：本条录自《理瀹骈文》中骈文及注语，文字略有改动。
② 识脏腑：本条录自《理瀹骈文》中骈文及注语，文字略有改动。

腑不和，则留结为痈。

五脏不平，六腑闭塞之所生也。头痛耳鸣，九窍不利，肠胃之所生也。

肺合大肠，心合小肠，肝合胆，脾合胃，肾合膀胱，少阴属肾，肾上连肺，故将两脏。三焦者属膀胱，是孤之腑也。是六腑之所与合者也。

心与胆通，肝与大肠通，脾与小肠通，肺与膀胱通，肾与三焦通。如心病怔忡①，宜温胆；胆病战栗、癫狂，宜补心。肝病宜疏通大肠，大肠病宜平肝。脾病宜泻小肠火，小肠病宜润脾。肺病宜清利膀胱水，膀胱病宜清肺。肾病宜调和三焦，三焦病宜补肾。

百病之始生也，必先于皮毛，邪中之则腠理开，开则入客于络脉，满则注于经脉，经脉满则入舍于脏腑。善治病者治皮毛，次肌肤，次筋脉，次六腑，次五脏，治五脏者，半死半生也。

脏病者，止而不移，其病不离其处；腑病者，仿佛贲响，上下行流，居处无常。

欲得寒，而欲得见人者，腑病；欲得温，而不欲得见人者，脏病。

脏病难治，逆传其所胜也。如肺传肝，肝传脾，脾传肾，肾传心，一脏不再传，故言次传者死。腑病易治，顺传其所生也。如心传脾，脾传肺，肺传肾，肾传肝，肝传心，子母相传，周而复始，故言生也。

间脏者，如肝病乘土当传脾，乃不传脾而传心，则间其所胜之脏，而传于所生之脏矣。脉反四时，及不间脏者难已，间脏者生。

---

① 忡：原作"冲"，据《理瀹骈文》改。

劳症，男自肾传心，而肺而肝而脾，女自心传肺，而肺而脾而肾，传尽则死。凡病，男自下而上，女自上而下，皆逆反，是可治。

病有相移者，如肝移邪于肺，则右胁痛，肺位在于右也。

有脏相移者，肾移寒于脾，脾移寒于肝，薄其胜己也。肝移寒于心，传其所生也。心移寒于肺，乘其所胜也。肺移寒于肾，亦传于所生也。脾移热于肝，肝移热于心，心移热于肺，肺移热于肾，肾移热于脾，仿此。

有六腑相移者，胞移热于膀胱，膀胱移热于小肠，小肠移热于大肠，大肠移热于胃，胃移热于胆，胆移热于脑也。症皆详《内经》。

凡人之病，真脏不病，则五行相生相制，以适于平，虽不服药亦愈。如火极伤金，则有水以制之，有土以生之是也。

脏病分虚邪、实邪、贼邪、微邪、正邪。如心病，中风得之为虚邪，伤暑得之为正邪，饮食劳倦得之为实邪，伤寒得之为微邪，中湿得之为贼邪。余仿此推，详见《难经》。

犯贼风虚邪者，阳受之；饮食不节，起居不时者，阴受之。阳受之则入六腑，阴受之则入五脏。入六腑，则身热，不时卧，上①为喘呼；入五脏，则䐜满闭塞，下为飧泄，久为肠澼。

五脏正经自病，忧愁思虑则伤心，形寒饮冷则伤肺，悲怒气逆上而不下则伤肝，饮食劳倦则伤脾，久坐湿地、强力入房则伤肾。

水火分治歌②

肝胆由来从火治，三焦胞络都无异，脾胃相将湿处求，肺与

---

① 上：原作"立"，据《理瀹骈文》改。
② 水火分治歌：本条录自《理瀹骈文》中骈文及注语，文字略有改动。

大肠同湿类，肾与膀胱心小肠，寒热临时旋商议。详张子和书。

损其肺者，益其气；损其心者，调其荣；损其脾者，调其饮食；损其肝者，缓其中；损其肾者，益其精。

五脏有阴阳之性，可因其类而取之。如心实生热者，当益其肾，肾水滋则热将自除矣。肾虚生寒者，当补其心，心火降，则寒将自除矣。

又如肺实而泻肾，实则泻其子也。肺虚而补脾，虚则补母也。又母病必及其子，子虚必盗母气也。

又如肝实而肺虚者，泻其火，并补其水，令火势衰微，金得平其木也。

又如见肝之病，将传于脾者，当先实其脾。补肝用酸，助心用焦苦，益脾以甘，俾土旺则水弱，水弱则火盛，火盛则金不行，肝木自愈。此治肝补脾之要妙也。

又，八虚候：五脏者肺心有邪，其气留于两肘。肝有邪，其气流于两胁腋。脾留于两髀股，肾留于两腘。

又，五脏各有合病，久而不已，则内舍于其合。如肝合筋，筋痹不已，内舍于肝也。余脏仿此。

头病取足，阳病取阴也；足病取上，阴病取阳也。中病旁取。中者脾胃，旁者甲胆①。如胃中湿胜而成泄泻，宜助甲胆，风胜以克之也。凡五脏皆可类推。

胸腹者，脏腑之郭②也。膻中者，心主之宫城也。胃者，太仓也。肾者，胃之关也。脾为胃行其津液于四肢者也。腰脊者，身之大关节也。

肝恶风，心恶热，肺恶寒，脾恶湿，肾恶燥。

① 甲胆：即胆。因胆为甲木，故称。
② 郭：本指外城，此即外壳之义。

肝苦急，心苦缓，肺苦气上逆，脾苦湿，肾苦燥。

肝欲散，心欲软，脾欲缓，肺欲收，肾欲坚。

诸风眩掉，皆属肝木。诸痛痒疮疡，皆属心火。诸湿肿满，皆属脾土。诸气膹郁病痿，皆属肺金。诸寒收引，皆属肾水。

诸暴强直，支痛缓戾①，里急筋缩，皆属于风。厥阴风木，乃肝胆之气也。

诸病喘呕吐酸，暴注下迫，转筋，小便混浊，腹胀如鼓，痈疽②疡疹，瘤气结核，吐下霍乱，瞀郁肿胀，鼻塞鼽衄，血溢血淋泄闭，身热恶寒，战栗惊恐，悲笑谵妄，衄蔑血汗，皆属于热。少阴君火，乃真心小肠之气也。

诸痉强直，积饮痞隔，中满霍乱吐下，体重胕肿，肉如泥按之不起，皆属于湿。太阴③湿土，乃脾胃之气也。诸痉强直者，湿过极则反兼风化制之，然兼化者虚象，而实非风也。

诸热瞀瘛，暴喑冒昧，躁扰狂越，骂詈惊④骇，胕肿疼酸，气逆冲上，禁栗，如丧神守，嚏呕疮疡，喉痹耳鸣及聋，呕涌溢食不下，目昧不明，暴注瞤瘛，暴病暴死，皆属于火。少阳相火之热，乃心包络三焦之气也。

诸涩枯涸，干劲皴揭，皆属于燥。阳明燥金，乃肺与大肠之气也。

诸病上下所出水液，澄澈清冷，癥瘕㿗疝坚痞，腹痛急痛，下利清白，食已不饥，吐利腥秽，屈伸不便，厥逆禁涸，皆属于寒。足太阳寒水，乃肾与膀胱之气也。

喜伤心者，不可疾行，不可久立。怒伤肝者，上气不可忍，热

---

① 缓戾：谓纠结绞缠以致缩短。

② 疽：原作"疸"，据《理瀹骈文》改。

③ 阴：原作"阳"，据文义改。

④ 惊：原作"警"，为"驚（惊）"之误，据《理瀹骈文》改。

气荡胸，短气欲绝，不可息。忧伤肺者，心系急，上焦闭，荣卫不通，夜卧不安。思伤脾者，气留不行，精聚中脘①，不得饮食，腹胀满，四肢怠惰。恐伤肾者，上焦气闭不行，下焦回还不散，犹豫不决，呕逆恶心也。又，心为喜，喜发于心，而成于肺。脾为思，思发于脾，而成于心，过节则两脏俱伤。肺为忧，又为悲，又心虚则悲，又肝虚而肺气并之则悲。肾为恐，又肝虚则恐，又心虚而肾气并之则恐，又胃热则肾气微弱故恐。肝为怒，怒则肝木克脾，脾伤而四脏俱伤矣。又悲伤心胞者，善忘不识人，置物在处，还取不得，不意而迫。按：五脏不可见，然有诸内者必形诸外，不独筋肉皮骨也。凡色声味脉之类，皆望闻问切之原。至于风热燥湿寒之外感，喜怒悲忧恐之内伤，各有形症，又不待言矣。

四时月日所主②

如肝主春，足厥阴、少阳主治，其日甲乙。心主夏，手少阴、太阳主治，其日丙丁。足厥阴、少阳，肝、胆也。手少阴、太阴，心、小肠也。余仿此推。

脾主长夏、四季。长夏，六月也。四季中，土各旺十八日。足太阳、少阳、阳明应正月、九月、五月，足太阴、少阴、厥阴应十一月、十月、三月也。

五脏积各以月日得者，如肺病传肝，肝当传脾，脾季夏适王③，王者不受邪，肝复欲还肺，肺不肯受，则留结为积，故肝积得以季夏。

痿作于午未申月。

---

① 脘：原作"腕"，据文义改。
② 四时月日所主：本条录自《理瀹骈文》中骈文及注语，文字略有改动。
③ 王：旺盛。

邪之客身，以胜相加，至其所生而愈，至其所不胜而甚，至其所生而持，自得其位而起。如肝病愈于夏①，甚于秋，持于冬，起于春。余仿此。

人一日分为四时，朝为春，日中为夏，日入为秋，夜半为冬。朝则人气生，病气衰，故旦慧。日中人气长，长则胜邪，故安。夕则人气始衰，邪气始生，故加。夜半人气入脏，邪气独居于身，故甚。有相反者，一脏独主其病，必以脏气所不胜时甚。如脾病不能胜旦之木，肺病不能胜昼之火也。所以胜时起，如肺气能胜旦之木，肾气能胜昼之火也。是不能应一日分四时之气者也。

肝病平旦慧，下晡②甚，夜半静。心病日中慧，夜半甚，平旦静。脾病日昳③慧，日出甚，下晡静。肺病下晡慧，日中甚，夜半静。肾病夜半慧，四季甚，下晡静。按：日昃、日昳、未，土旺也，因其慧静，甚而知其为脏之病，亦可辨症。五脏受气于其所生，传之于其所胜。气舍于其所生，死于其所不胜。如肝受病气于心，传于脾，舍于肾，至肺而死。此言气质逆行也。一日一夜五分之，所以占死生之早暮也。五分，谓朝甲乙寅卯、昼丙丁巳午、晡庚辛申酉、夜壬癸亥子、四季戊己壬戌丑未。

凡人身之气流行，每子时自左脚心涌泉穴起，阳循左足腹胁手而上，至头顶囟门而止，午时自顶门循右手腹胁足而下，至右脚心而止，是坎离为阴阳消息也。

又，肾至静，惟子时浊气一动而已。按：治遗精者，多在子时及五更肾气开时可推。

---

① 夏：原作"下"，据《理瀹骈文》改。

② 下晡：申后五刻，即下午五时三刻。晡，申时，即十五时至十七时。

③ 日昳（dié 叠）：太阳偏西，日落。

手太阴肺本脏经络，每朝寅时从华盖旁胸乳上中府穴起，循臂下行，至手大指外侧少商穴止，传手阳明大肠。

手阳明大肠，卯时自少商穴起，循臂上行，至鼻孔旁迎香穴止。

足阳明胃，辰时自迎香穴交与眼下承泣穴上行，至额角头维穴对人迎，循胸腹下，至足大次指厉兑穴止。

足太阴脾，巳时在足跗上冲阳过，交与足大指隐白穴，循腿腹上行，至腋下大包穴止。

手少阴心，午时大包交与腋下极泉穴，循臂下行，至手小指内侧少冲穴止。

手太阳小肠，未时自少冲交与手小指外侧少泽穴，循肘上行，至耳前听宫穴止。

足太阳膀胱经，申时自听宫交与目内眦外一分睛明穴，循头颈下背腰臀腿，至足小指至阴穴止。

足少阴肾，酉时自至阴交与足心涌泉穴，循膝上行，至胸腧府穴止。

手厥阴心包，戌时自腧府交与腋下乳后一寸天池穴，循臂下行，至手中指端中冲穴止。

手少阳三焦经，亥时自中冲交与小次指外侧关冲穴，循臂上行，至耳门穴止。

足少阳胆，子时自耳门交与目锐眦瞳子髎，循头、耳侧、胁下行，至足小指次指端外侧窍阴穴止。

足厥阴肝，丑时自窍阴交与足大指外侧大敦穴，循膝股上行，至乳旁一寸半直下一寸半期门穴止。

此每日气血所注。详《灵枢经》。

伤寒胃热潮热，多在日晡，阳明旺于未也。若寅卯时者，少阳。巳午时者，太阳。

阴虚元气不足，春夏剧，秋冬瘥。又阴虚火动，多在午后交阴分起，至夜半而止。肺热，日西甚。脾热，夜间甚。肾热，亥子时甚。

疟分三阳三阴。又子至巳为阳，午至亥为阴。乱者为阴阳不分。又卯至午为邪在外，午至酉为邪在内，酉至子为邪在血分。

胁痛在午后发者，肝经瘀血也。

黄病日晡当发热，反恶寒，知其为阴黄、女劳也。

木生于亥，旺于卯，绝于申，至酉戌衰甚，及寅卯乃复旺，故肝疳雀目者，暮暗而晓复明也。又，木绝在申水，土即长生于申，故雀目多变黄胀也。五脏可类推。

肺病早间咯血者，寅卯为木旺生火时也。杀肺虫者，须在初四、初五虫头向上日。

五脏名①位

五脏皆通于心，而心亦通五脏。心系上系于肺，其别者自肺叶中曲折向后，贯脊髓通于肾与膀胱，并行而之溲尿处，乃下极部分也。肺有二系，一系上通喉咙，一系曲折向后。

脾为中州，上心下肾，脾与胃以膜相连。

肝之系，自膈下着左胁肋上，贯膈入肺中，与膈膜相连。

两肾二系相通下行，其上则与心系通而为一，所谓坎北离南水火相感也。

按：肾应两腰，介其间者命门，与脐相对，象坎中一画，所谓水中之火也。胃中蒸化谷食，全赖此火，火衰则胃气衰。

胆主腋，两腋、缺盆皆胆之络。

胃号太仓，咽门至胃长一尺六寸，胃居心蔽骨与脐之中。

---

① 名：原作"各"，据文义改。

小肠当脐右，大肠当脐左。

膀胱在小腹之内。

按：心肺居胸背，故心热则肺热，肺热则背热。肝胆居胁，胆附于肝。肾居腰，胃居脐上，肠居脐下，其热亦然。他①症即此可推。

心在肺下肝上。巨阙，心募也。又期门，肝穴，在两乳旁各开一寸半，直下一寸半。期门下五分，即胆穴中府。肺穴也，在乳直上三肋间。脾居中脘，中脘一穴，胃募也。季胁章门，脾募也，在脐上二寸，旁各六寸，带脉所起也。命门，即肾穴也。关元，小肠穴，在脐下三寸。天枢，大肠二穴，在脐旁各开三寸。中极，膀胱穴，在脐下四寸。

膻中为上焦，中脘②为中焦，脐下一寸阴交穴为下焦。背后自大椎起至尾骶骨止，共二十一节。平肩为大椎，即百劳穴也。二风门，三椎肺俞，四即膏肓也，五心俞，九肝俞，十胆俞，十一脾俞，十二胃俞，十三三焦俞，十四肾俞，十六大肠俞，十八小肠俞，十九膀胱俞，皆在椎下两旁各开一寸五分。

腹阴背阳，募在阴，俞在阳。阴病行阳治俞，阳病行阴治募。

见　证③

肝病：《难经》曰：外证：善洁，面青，善怒。内证：脐左有动气，按之牢若④痛。其病胸胁满闷，淋漓便难，转筋。有是者肝也，无是者非也。《素问》：两胁下痛引小腹，令人善怒。虚则目䀮䀮无所见，耳无所闻，善恐，如人将捕之。气逆则头痛，耳聋颊

---

① 他：原作"化"，据《理瀹骈文》改。
② 脘：原作"腕"，据《理瀹骈文》改。
③ 见证：本条录自《理瀹骈文》中骈文及注语，文字略有改动。
④ 若：连词，或。

肿。又肝病眦青，肝热者色苍而爪枯。《灵枢》：足厥阴肝绝则筋急，筋者聚阴器而络舌本，紧急则引舌与卵，故唇青舌卷卵缩，庚日笃，辛日死。按：面青者，肝色；脐左者，肝位；巅顶、耳目、颊舌、胸胁、小腹、阴器，均肝胆脉所至；筋、爪，肝所主；恐与怒，肝之志也。

心病：外证：面赤，口干，善笑。内证：脐上①有动气，按之牢若痛。其病烦心心痛，掌中热而哕。又，胸中痛，胁支②满，胁下痛，膺背肩胛间痛，两臂内痛，虚则悲，胸腹大，胁下腰背相引而痛。又，心病，舌卷短，颧赤。心热者，色赤而脉络溢。又，手少阴心绝则脉不通，血不流，色不泽。仲景云：形体如烟煤，直视摇头者为心绝。按：心、小肠脉皆循臂，小肠脉循臂绕肩胛，交肩上。

脾病：外证：面黄，善噫，善思，善味③。内证：当脐有动气，按之牢若痛。其病腹胀满，食不消，体重节痛，怠惰嗜卧，四肢不收。又，身重，肌肉痿，足不收，行善瘈，脚下痛，泾溲不利。虚则腹满肠鸣飧泄。又脾病，唇黄。脾热者，色黄而肉蠕动。又，足太阴脾绝，则肌肉软，舌痿，人中满，脉弦，口冷足肿，腹热胪④胀，泄利不觉，出时无度。

肺病：外证：面白，善嚏，悲愁不乐，欲哭。内证：脐右有动气，按之牢若痛。其病咳喘，洒淅⑤寒热。又，喘咳逆气，肩背痛，汗出，尻、阴股、膝、髀、腨、胻、足皆痛。虚则少气，

---

① 上：原作"下"，据《难经》改。
② 支：原作"肢"，据《素问·气交变大论》改。
③ 味：《难经·十六难》作"味"。
④ 胪（lú 胪）：皮肤。
⑤ 洒（xiǎn 险）淅：寒栗貌。"淅"原作"浙"，据《难经·十六难》改。

不能报息，耳聋嗌干。又，肺病鼻张。肺热者，色白而毛败。又，手太阴肺绝则皮毛焦，爪枯毛折。又，汗出发润，喘不休。按：肺主皮毛，气逆于上，则痛连肩背而汗出。肺为肾母，母病则子亦受邪，气逆于下，故下部皆痛。肺络会耳中，肾脉入肺中，循喉咙，虚则肾气不能上润，故耳聋嗌干。腨，音善，足肚也。

肾病：外证：面黑，善恐，数欠。内证：脐下有动气，按之牢若痛。其病逆气，小腹急痛，泄如^①下重，足胫寒而逆。又，腹大胫肿，喘咳身重，寝汗出，憎风。虚则胸中痛，大腹小腹痛，意不乐。又，肾病，颧与颜黑，耳焦枯。肾热者，色黑而齿枯。又，足少阴肾绝则骨枯，齿长而垢，发无泽。仲景：溲便遗矢，狂言目反，直视者肾绝。脉浮而洪，身汗如油，喘不休，水浆不下，形体不仁，乍静乍乱者，命门绝也。

胆病者，善大息，口苦，呕有苦沫，心中澹澹，恐如人将捕之，嗌中吤吤然，善唾。又，胆虚，不勇敢，亦不唾，实则勇敢而多唾。

胃病者，腹䐜胀，胃脘当心而痛，上支两胁，膈噎不通，饮食不下。又，胃实则能食不伤，过时不饥，或胀虚则泄。

小肠病者，小腹痛，腰脊控睾而痛，当耳前热，苦寒，若^②独肩上热。

大肠病，肠中切痛而濯濯，冬月重感于寒则泄，当脐而痛，不能久立。

膀胱病者，小腹偏肿而痛，以手按之，即欲小便而不得，肩

---

① 如：连词，表示顺承。而。
② 若：或。

背热，若脉陷及足小指外廉胫踝①后皆热。又，热结下焦，小腹苦满，胞转，小便不利，令人发狂，冷则湿痰上溢，而为多唾，小便淋沥或遗尿。

三焦病者，腹气满，小腹尤坚，不得小便，窘急，溢则水，留为胀。又，上焦不散则喘满，中焦不利则留饮，久为中满，下焦不利则肿满。

验　胀②

鼓胀者，炒盐布包放脐上，水鼓盐化水，食鼓盐红色，血鼓盐紫色，气盐黑色，气虚中满，盐本色不变。

验肺肠痈③

肺肠痈皆吐臭痰，棉花卷竹叶，灯上蘸油烧之。令病人看，两个火头者肺痈，一个火头者肠痈，以肺有两叶，肠只一条也。

验孕男女④

遣孕妇南行，急呼之，左顾男右顾女。盖男左女右，势有偏重，回顾时就其所偏重也。此法颇验。又，摸腹如覆盆者男，如肘颈参差者女。又，左乳有核男，右乳有核女。

---

① 踝：原作"腂"，据《灵枢·邪气脏腑病形》改。
② 验胀：本条录自《理瀹骈文》中骈文及注语，文字略有改动。
③ 验肺肠痈：本条录自《理瀹骈文》中骈文及注语，文字略有改动。
④ 验孕男女：本条录自《理瀹骈文》中骈文及注语，文字略有改动。

辨寒热①

喜凉者热，喜温者寒。又《齐书》载一伧父②冷病积年，重茵③累褥，床下设炉火，犹不瘥。冬月令其裸身坐石上，以百瓶水从头自灌，须臾体出气如云蒸。徐嗣④曰：此大热病也。此事参观，可识真假矣。

辨虚实⑤

喜按者虚，拒按者实。《内经》言：风雨之伤人也实。实者，外坚充满不可按，按之则痛。寒湿之中人也虚，虚则气不足，按之则气足以温之，故快然而不痛。

心藏神⑥

脏者藏也。经云：血气精神，奉生而固性命。是四者，人之本，脏腑之主也。痰者，气之所结。汗者，血之所变也。经所谓津液与精气血脉并行者也。

心藏神，统摄七情，酬酢⑦万变。又，五脏藏七神：心藏神；肺藏魄，魄者肺之神也；肝藏魂；脾藏意；肾藏志；又，脾藏意

① 辨寒热：本条录自《理瀹骈文》中骈文及注语，文字略有改动。
② 伧父：晋南北朝时，南人讥北人粗鄙，蔑称之为"伧父"。《晋书·文苑传·左思》："初，陆机入洛，欲为此赋，闻思作之，抚掌而笑，与弟云书曰：'此间有伧父，欲作《三都赋》，须其成，当以覆酒瓮耳。'"
③ 茵：铺垫的东西。
④ 徐嗣：即徐嗣伯，字叔绍，南北朝南齐医家。
⑤ 辨虚实：本条录自《理瀹骈文》中骈文及注语，文字略有改动。
⑥ 心藏神：本条录自《理瀹骈文》中骈文及注语，文字略有改动。
⑦ 酬酢：宾主互相敬酒，泛指交际应酬。酬，向客人敬酒。酢，向主人敬酒。

与智，肾藏精与志，是为七神。又，神者，精气之化成也。又，心有所忆谓之意，意之所存谓之志，因虑而处物谓之智也。

心怵惕思虑则伤神，恐惧自失。又，恐惧，流淫而不止。脾忧愁不解则伤意，悗乱，四肢不举。又，气闭塞而不行。

肝悲哀动中则伤魂，狂忘不精。不精则不正，当人阴缩而筋挛，两胁骨不举。又，竭绝而失生。

肺喜乐无极则伤魄，伤魄则狂，狂者意不存人。又，神荡散而不藏。

肾盛怒而不止则伤志，喜忘其前言，腰脊不可俯仰屈伸。又，迷惑而不治，恐惧而不解，则伤精，骨酸痿厥，精时自下。又，神荡散而不收。

惊悸大概属血虚与痰，有时心跳亦是血虚。时作时止者，痰因火动。盖心胆经病怔忡者，心中躁动，惕惕如人将捕。一曰悸即怔忡。心虚而停水，则胸中渗漉，虚气流动，水既上升，心火恶之，故不安也。怔忡久则健忘，由心脾血少，亦有痰者。

癫痫属痰火惊。丹溪曰：五志之火，郁而成痰，为癫狂。癫属阴，狂属阳。一曰痫宜吐，狂宜下，癫则宜乎养血安神，兼降痰火。

先贵后贱曰脱营，先富后贫曰失精。虽不中邪，病从内生。血为忧煎，气随悲减，令人饮食无味，神倦饥瘦。按：神病最难治，古云惟贤者能之。神兼七情，病亦匪一，如悗乱，四肢不举，气闭塞不行，及筋挛骨酸等症，往往与杂病相类，苟不求其致此之故，虽百药不效。拙者或误下药，遂致危殆。不可不慎。

肺藏气①

周流乎一身以为生者，气也。气者，精神之根蒂也。元气与

---

① 肺藏气：本条录自《理瀹骈文》中骈文及注语，文字略有改动。

血循环。按：精神气血四者之中，又以气为贯通之主。

天地之道，气化则生，变则易，盛则旺，弱则衰，正则和，乱即病，绝则死。

肺主气。又，肺藏气，膻中为气海，宗气之所积也。膻中，肺室也。又，肾生气，一曰肾纳气，脐下丹田实为生气之源，五脏六腑之本，十二经脉之根，呼吸之门，三焦之原，谓肾间动气也。凡人病剧，候脐下动气未绝者，犹可生。诸病诸痛，皆因于气，凡治气者，须肺与肾兼治。

五气：风伤气为疼痛，寒伤气为战栗，暑伤气为热闷，湿伤气为肿满，燥伤气为秘结。

七气：喜怒忧思悲恐惊也。喜怒惊属心肾胆，过则耗散真气，怔忡健忘失志，不足之症作。怒忧思属肝肺脾，过则郁遏邪气，癫狂膈噎，肿胀疼痛，有余之症作。又，九气者，怒则气上，喜则气缓，悲则气消，恐则气下，寒则气收，炅则气泄，惊则气乱，劳则气耗，思则气结。气郁者，多因名利失志，公私失情。

气滞上焦，心胸痞痛。气滞中焦，腹胁刺痛。气滞下焦，腰痛疝瘕。气滞于外，周身走痛。

上气者，肺有余则喘咳上气。

逆气者，气自腹中时时上冲也。病人自觉冷气自下而上者，非冷也，上升之气无寒，乃火极似水也。

气逆而乱者，清气在阴，浊气在阳，荣气顺脉，卫气逆行，清浊相干，乱于胸中，是为太悗。故气乱于心，则烦心密默，俯首静伏。乱于肺，则俯仰喘喝，按手以呼。乱于肠胃，则为霍乱。乱于臂胫，则为四厥。乱于头，则为厥逆，头重眩仆。

少气者，气不足则息微也。又，肾虚则少气力，言吸吸，骨酸懈惰不能动。

短气者，气急而短促也。有结胸、停水、风湿、气虚之分。

大抵心腹胀满者为实，为邪在里；心腹濡满者为虚，为邪在表。

下气者，心脉不及，下为气泄也。又，肠胃郁结，谷气内发，而不能宣通于肠胃之外，故善噫，而或下气也。但伤食下气臭秽，清气下陷不臭秽。

大凡邪之所在，皆为不足。上气不足，脑为之不满，耳为之鸣，头为之倾。中气不足，溲便为之变，肠鸣。下气不足，痿厥心闷。

凡五虚之症，在上则吐痰不止，在下则泄泻不止，皆死，以气脱无所管摄也。气脱者，目盲。

东垣云：凡治杂病，先调其气；若血受病，亦先调气。

《入门》云：散火之法，必先破气，气降则火降矣。

丹溪曰：气无补法，世俗之言也。气怯不补，气何由行？又曰：肺受火邪，气得炎上之化，有升无降，熏蒸清道，则生诸疾。若用辛香燥烈，是以火济火也。

《直指》曰：气结则生痰，痰盛则气愈结，故调气必先豁痰。

凡爱恶心等症，皆胃病，而总由肝气冲逆，阻胃之降而然，古人胃病治肝以此。

六字气诀：肝嘘，心呵，脾呼，肺呬，肾吹，三焦嘻。其法以口吐鼻取，能去痰延寿。又，肝若嘘时目争睛，肺知呬气手双擎，心呵顶上连①叉手，肾吹抱取膝头平，脾病呼时须撮②口，三焦客热卧嘻行，法分四时行，切忌出声。

气虚宜四君，实宜小乌沉，火多合黄连解毒，痰合二陈，积合平胃之类。若用气药不效者，宜故纸、茴香、乳香纳气归肾。余不备录。

---

① 连：原作"能"，《理瀹骈文》同，据明胡文焕《新刻类修要诀续附·去病延年六字法》改。

② 撮：原作"憭"，《理瀹骈文》同，据《新刻类修要诀续附》改。

肾藏精①

精者身之本，体者骨之充也。精满则气盈，气盈则神旺，内则五脏敷荣，外则肌肤润泽，容颜光悦，耳目聪明。若真精耗散，疾病即生。如肝精不足，目眩无光；肾精不足，腰痛胫酸是也。精伤则阴虚，精脱则耳聋。

六极：一曰精极。五脏皆有精，并无停泊于其所，肾主水，受五脏六腑之精而藏之。凡人未交感，精涵于血中，欲火动甚，而周身流行之血，至命门变精以泄也，宜秘密。

精之主宰在心，藏制在肾。梦而遗者，相火盛而迫之也；不梦而遗者，心肾虚弱不固也。又，梦泄属郁，属经络热，属湿痰渗者宜辨。

浊由败精流注者多，由湿热渗入膀胱者少。

肝藏血②

凡人动则血运于诸经，静则归于肝，以肝为血海，主藏血故也。人身经络，气运之而不闭，血濡之而不枯，故得周流不息。邪由外入，先气而后血，血随气为升降，气病传血，血亦因之病焉。血生于心，统于脾，藏于肝，宣布于肺，疏泄于肾，灌溉于一身，以入于脉。人非节欲以谨养之，必至阳火盛炽，真阴内损，吐衄妄行于上，便溺渗泄于下，而百病生矣。

凡目能视，耳能听，掌能握，足能步，脏能液③，腑能传，皆赖于血。血盛则形盛，血衰则形衰。

---

① 肾藏精：本条录自《理瀹骈文》中骈文及注语，文字略有改动。
② 肝藏血：本条录自《理瀹骈文》中骈文及注语，文字略有改动。
③ 脏能液：指五脏能化生津液。

凡热皆出于心，热甚则伤血，诸见血皆热症。又，血见热则行，其色鲜；见寒则凝，其色瘀。

凡口鼻出血，皆系阳盛阴虚，有升无降，血随气上。法当补阴抑阳，气降则血归于经也。

七情皆能动血。暴喜伤心，不能生血。暴怒伤肝，不能藏血。积忧伤肺，过思伤脾，失志伤肾亦然。

内伤亦能失血。卒然多饮食，则胀满，起居不节，用力过度，则阳络受伤，血外溢而衄，阴络脉伤，血内溢而下。

衄血者，劳伤元气，阴虚火动，气归于肺，或阳明热郁。咳血者，火乘金位，肺络受伤也。先血后痰，阴虚火动，痰不下降，宜滋阴降火。先痰后血，是积痰生热，宜降痰火。痰涎带血者，是脾家蓄热，有红点尤甚。唾血者，鲜血随唾而出，属肾。有带红丝者，是肺痿。不嗽而咯血屑者，出于心。或血疙瘩，或咯不出，或带红丝，此精血枯竭。

呕血出肝，大怒及伤力为多，重者从夹脊而下，如潮之涌。此皆瘀血，虽止之，亦不归经，须听其出。

吐血无声出胃。又，心肝火旺，逼血上行，亦吐血。

吐血分三因：风寒暑湿燥火，外因也；过食生冷，好啖炙煿，醉饱无度，外之内也；喜怒忧思悲恐惊，内因也；劳心好色，亦内也。跌扑闪朒①，伤重蓄血者，不内外因也。

凡吐血，宜降气，不宜降火，气降火自降矣；宜行血，不宜止血，行则自循经络，止则凝而作痛矣；宜养肝，不宜伐肝，肝生血气，亦主藏血气。凡吐血色紫黑者，皆瘀也，以出为妙。未尽，以大黄、桃仁、红花、生地、丹皮行之，转逆为顺。若过用凉药，气血伤而脾败矣。

----

① 朒（nǜ 衄）：闪扭之谓。原作"朒"，据文义改。

按：吐血有气虚挟寒，阴阳不相为守，血亦妄行，盖阳虚阴必走也，然必有虚冷之状方是，勿误。

胞移热膀胱，痛者为淋，血出尿窍。心移热小肠，不痛为溺血，出精窍。一曰溺血，不痛，下元虚冷也。

肠风由肠胃湿热郁积，甚至胀满而下血也。便血者，阴气内结，不得外行，血无所禀，渗入肠间也，与肠风不同。又，便血，内因湿热酒色七情，外感六淫，气血逆乱。又，肠风由邪气外得，色鲜，在粪前，近血，属大肠气；脏毒由热毒内积，色黯，在粪后，远血，属小肠血①。肠澼，由长夏湿热，血与水谷齐出。沈金鳌云：肠风、脏毒、便血、肠澼症相似，而各有辨。

下血，紫黑不痛者湿毒，宜黄连；鲜红痛者热毒，宜白芍；下血不痛者寒，宜干姜、桂枝。

蓄血有上中下三部，喜怒发狂，身黄屎黑为重，但小腹满，小便不利为轻，治以去瘀为先。

通治诸血症。脾肺之血系气虚，以补气益脾为主。肝血系劳伤，以滋阴降火为主。吐血首宜清瘀，然后止之以归其经，补之以还其元。此正治也。凡血逆行难治，顺行易治。吐呕变而下行为恶痢，顺也，邪欲去也。阳盛则身热多渴，阴盛则身凉不渴，然血阴也，身凉易愈，潮热脉大者难治，邪胜也。按：血为气配，古言男调气以养血，女调血以养气。又，补血以养荣，非顺气则血凝，补气以助卫，非活血则气滞，可悟阴阳补泻之道。缪仲醇治吐血用炙草制肝，麦冬、薄荷、橘红、贝母、枇杷叶清肺，苡仁、山药养脾，韭菜、降香、苏子下气，青蒿、鳖甲、丹皮、地骨皮、银胡补阴清热，枣仁、茯神养心，山萸、杞子、牛膝补肾，可以为法。又曰：阴无骤补之法，病家欲速其功，医士张皇失主，

---

① 属小肠血：此后原衍一"脏"字，据《理瀹骈文》删。

百药杂试，往往殒命。此语亦可佩。若劳损已极，神走精亡，则吐如蛋白者，名曰白血，难治。凡阴虚不能制火，火炎于上，则为潮热咯血；火动于下，则为遗精泄泻。凡治阴虚火炎咳嗽者，二六时中①常以舌抵上腭，令华池之水充满，以意目力送至丹田，口复一口，此真水补真阴法，可代肾气丸。如夜间不寐，或口干津液不上升，用此亦妙。

脾　胃②

脾在胃下，主消磨五谷。按：脾胃阳气有余，阴气不足，则热中善饥；阴气有余，阳气不足，则寒中肠鸣腹痛。又，饮食自倍，脾胃乃伤，薄滋味所以养血气也。凡内伤调补之法，淡食并摩腹甚妙。

痰③

痰者，津液之异名，润养肢体者也。肺曰痰，脾曰涎，胃曰饮。按：痰原于肾，动于脾，客于肺，水升火降，脾胃调和，痰何从生？盖痰与饮别，稠浊为痰，清稀为饮。痰由肺虚火炎，熏灼而成，故稠浊；饮由脾虚水停，不散而成，故清稀。痰宜降气清热，益阴滋水；饮宜燥湿利水，行气健脾。肺喜凉润恶温燥，以二母、二冬、地黄、桔梗为要药，脾喜温燥恶寒润，以二术、星、夏为要药。

痰有十，风痰、寒痰、湿痰、热痰、郁痰、气痰、食痰、酒痰、惊痰也。寒痰清，湿痰白，火痰黑，热痰黄，老痰胶，风痰

---

① 二六时中：一昼夜分为十二时辰，故二六时中即指一昼夜之内。

② 脾胃：本条录自《理瀹骈文》中骈文及注语，文字略有改动。

③ 痰：本条录自《理瀹骈文》中骈文及注语，文字略有改动。

青而光，阴虚多黏痰。

饮惟清水，或青黄黑绿酸辣腥臊咸苦皆是。饮有五，流于肺为支饮，肝为悬饮，心为伏饮，经络为溢饮，肠胃为痰饮也。悬饮亦谓流饮。又有留饮、癖饮，总由饮食水浆乖时失度所致，令人咳逆倚息，短气不得卧，形如肿，胁间动摇，漉漉有声，咳嗽引痛，膈满，呕吐喘咳，发热恶寒，腰背痛，目泪出，或身惕瞤，体重背冷，四肢历节痛。

凡痰症初起，头痛发热，类外感表症；久则朝咳夜重，类内伤阴火；痰饮流注，肢节疼痛，又类风症。但痰症胸满食减，肌色如故，脉滑不匀不定为异。凡有痰者，眼皮及眼下必有烟灰黑色。痰症与火症别处：痰有形，火无形；肿而痛者痰，痛而不肿者火也。

汗[①]

水谷之清气，依脾而上升于肺。其至清而至精者，由肺而灌溉乎四体，而为汗液、津、唾，助血脉，益气力，生生不已。其清中之浊者，下入膀胱，而化为水也。

肾主五液，入心为汗。又，汗为心液，心动则汗出。又云诸汗心肾两亏病也，然有风寒暑湿之邪，有五脏之虚宜辨。

汗即血也，故古云夺血者无汗，夺汗者无血。

风伤卫故有汗，表气虚亦多汗，风湿多自汗，暑病多自汗，湿与热合邪，汗出不休而身软。又，火气上蒸，胃中之湿，亦能作汗。

寤而汗出曰自汗，属胃，阳虚宜补阳固卫。寝而汗出曰盗汗，属肾虚有火，宜滋阴降火。

---

① 汗：本条录自《理瀹骈文》中骈文及注语，文字略有改动。

凡热邪乘阴虚出者汗热，寒邪从阳虚出者汗冷。又，痰症，冷汗自出，津津浃背。

又有头汗，分部位看。额，心；鼻，脾；颏，肾；左颧，肝；右颧，肺；若齐额而还，血证。又，手足汗属胃热，心口独有汗属心劳过度。

柔汗，绝汗也。按：陈修园曰：卫外之阳不固而自汗，则用芪、附；脾之阳遏郁而自汗，则用术、附；肾中之阳浮游而自汗，则用参、附；若阴虚火扰之汗，则倍用黄芪，加当归、生地、熟地、黄连、黄柏、黄芩，可以为法。

卷 二

摩浴导引诸法①

《内经》：摩之浴之。摩即按摩，浴即蒸浴之类。经又曰：上取下取，内取外取，以求其过。能胜毒者，厚药；不能胜毒者，薄药。上取，头面胸喉也；下取，少腹胫足也。内取，切脉虚实也；外取，形色也。一曰按摩针灸也，一曰渍形为汗也。

又，病上取下，通也；病下取上，升也。病中傍取，谓病在中，而经络行于左右，针灸熨药旁取之。如病腰取腘也。经又云：风寒客于人，毫毛毕直，皮肤闭而为热。当是时，可汗而发也。或痹不仁，肿痛，当是时，可汤熨及火灸，刺而去之。弗治，病入舍于肺，名曰肺痹，发咳上气。弗治，肺传之肝，名曰肝痹。一曰厥胁痛出食，可按若刺耳。弗治，肝传之脾，名曰脾风，发瘅，腹中热，烦心，出黄，可按可药可浴。弗治，脾传之肾，名曰疝瘕，少腹热而痛，一曰蛊，可按可药。弗治，肾传之心，病筋脉相引而急，名曰瘛，可灸可药。弗治，满十日，法当死，肾因传之心，心即反传而行之肺，发寒热，三岁死。

其卒发者，不必治于传。或其传化有不以次者，忧恐悲喜怒，令不得以次，故有大病。因而喜，大虚则肾气乘矣，怒则肝气乘，悲则肺气乘，恐则脾气乘，忧则心气乘矣。

按：风寒为外感，故传之缓。曰三岁者，亦大略言之也。忧恐悲喜怒，为内伤，此五志之火，触发无常，故病加重。喜为心

---

① 摩浴导引诸法：本条录自《理瀹骈文》中骈文及注语，文字略有改动。

志，肾气乘虚克之，水克火也。余仿此。

又，急传者，是大气入脏。如心病先心痛；传肺，咳；传肝，胁肢满；传脾，闭塞不通，身痛体重；传不已，不满十日死。肺病先咳，肝病先胁满，皆仿此推。

经又云：痛始可刺，其盛可待衰而已。其有邪者，渍形以为汗。其在皮者，汗而发之。其慓悍者，按而收之。其实者，散而泻之。血实宜决之，气虚宜掣引之。

渍形，如布桃枝煎汤液，以蒸浴也。按收，按摩收引也。决，当是决刺。掣引，疑即导引之谓。

此经言外治也，曰上取下取，内取外取，曰按摩，曰蒸浴，曰汤熨，曰火灸，曰针刺，统外感内伤之症。汗下补泻，先后缓急，虚实寒热之治，无不毕备。其中是诚万古不易之常道，与汤药相辅而行者也。引而伸之，足尽医学之变，今人专主汤药，故特详录，以俟后之阐发者。

又按：《史记》扁鹊对桓侯问，云：疾居腠理，汤熨之所及也；在血脉，针石之所及也。其治虢太子死，令弟子子阳厉①针砭石，以取外三阳五会，有间，太子苏。乃使子豹为五分之熨，以八减之剂和煮之，以更熨两胁下，太子起坐。是熨法不独治腠理也，扁鹊非虚试，史公非妄载也。今人用针而不用熨，何也？至太子起坐后，更适阴阳，服汤二旬而如故，则病后调摄之法也。外治之，足以起病，亦明矣。至云越人非生死人，当生者能使之起耳，此值抉医之真谛，见医无可矜之功，即谚药医不死病之说也。然则人果当生，外治亦能取效；人不当生，虽日服药，何济乎？毋自我而死可矣。

① 厉：古同"砺"，磨制。

按摩补五脏法①

热摩手心熨两眼，每二七遍，使人眼目自然无障翳，明目去风。频拭额上，谓之修天庭。连发际二七遍，面上自然光泽。又以中指于鼻梁两边揩二十三遍，令表里俱热，所谓灌溉中州以润于肺。以手摩耳轮，不拘遍数，所谓修其城郭以补肾气，以防聋聩②，亦治不睡。

按：气血流通即是补，非必以参、苓为补也。

导引去五脏风邪积聚法③

肺脏：正坐，两手据地，缩身曲脊，向上五举，亦去心肝邪。或反拳搥脊。盖脊，肺位也。

心脏：正坐，握拳用力，左右互相等，或一手按腕上，一手扼空，如举重石。或两手相叉，以脚踏手心。

脾脏：大坐④，伸一脚屈一脚，以两手放后，反掣或跪坐，两手据地，回顾用力虎视。

肝脏：两手抱项，左右宛转。或两手相重，按左膝，左捩身，右膝，右捩身。又胆腑平坐，合两脚掌，以两手挽脚腕起，摇动为之。

肾脏：握拳拄两肋，摆撼两肩。或以足前后逾。

又，引导诸法：

以两手掩耳，将第二指压中指弹脑后骨，去头脑疾。

① 按摩补五脏法：本条录自《理瀹骈文》中骈文及注语，文字略有改动。
② 聩：原作"瞆"，据《理瀹骈文》改。
③ 导引去五脏风邪积聚法：本条录自《理瀹骈文》中骈文及注语，文字略有改动。
④ 大坐：盘腿打坐。

两手握拳，以鼻收气，运至泥丸，即向天托起，随按顶上，或左右膝上。

闭一口气，将左手伸直，右手作攀弓式，以两眼看右手，左右各三次，去臂①腋疾，并泻三焦火。

平坐伸足，以两手低头攀足，却钓所伸足，屈在膝上，按摩之。

以一手托肾囊，一手摩脐下，暖肾固精，并擦背后肾堂及命门穴。

摩夹脊穴，此穴在背脊下，大便之下，统会一身气血，并疗痔。

两肩扭转，运动膏肓穴，除一身疾。

合掌并两足，蹲身虚坐，起三跃。

凡肩臂病，两手交搥，或左足前踏，左手摆向前，右手摆向后。右亦如之。

凡腿膝疾，一足立定，一足漉之，或两足相纽而行，前进后退各十数步。或高坐伸足，两足纽向内，复扭向外。

又法：如风寒发汗，盘脚而坐，叉手攀脑后风门，向前叩首，几至于地。或缚软竹片为弓，平身立定作开弓式，口中徐念一二三四五，至汗出止。

气逆呃忒，两手据地，伸颈张口，作虎形即止，或据案亦可。验过。

吞酸，于肝经肺经二穴，掐之九九，擦之亦九九，凡病皆可擦。

痞块，左手向前上伸，右手向后下伸，闭气一口，扭身转项，各十七回，俟腹内微觉响声，身热乃止。

---

① 臂：原作"肾"，据《理瀹骈文》改。

霍乱转筋，用脚踏实地，或男挽其阴，女牵其乳近两旁。

腰痛，曲腰合掌，左右摇摆，或起立，据床拔身，左右视背。或病人正东坐，收手抱心，一人于前据，蹑其膝，一人后捧其头，牵令偃卧到地，三起三卧愈。

转脬①，蒲黄一斤，缚腰间，以头数向地取通。

数方皆是导引之法，可参。

按：《庄子》"呼吸吐纳，熊经鸟伸"八字，即导法也。此外有老子四十二势、婆罗门十二势、赤松子十八势、钟离八势、胡见素五脏十二势，大概不出前诸法中。又，《唐六典》有按摩生，以消息导引，除人八病，曰风寒暑湿、饥饱劳逸。凡肢节脏腑，积而疾生，导而宣之，使内疾不留，外邪不入，是导引按摩，实为医之一科。古方中如发汗、呃逆、痞块、转筋等法，皆从此出，用之有效。倘识其脏腑部位、补泻之用，随处皆有神解。今人不讲摩浴，故不知耳。《易筋经》有举、提、推、拉、按、抱、抓、坠八法，亦可参。

方药变通法②

一方有一方之用，言之详矣。然病之千变万化，不可穷极，随时加减，斟酌变通，有不能以一端尽者。如越鞠丸本方，香附治气，川芎治血，苍术治湿，山栀治热，神曲治痰食也。气加木香、陈皮、乌药、槟榔、苏叶，血加当归、丹皮、桃仁、红花，湿加白术、羌活、防己，热加黄连、连翘，痰加半夏、南星、瓜蒌，食加麦芽、山楂、砂仁，此就方内加者也。若寒加吴萸，火加青黛，此在方外加者也。又，五积总方，人参、黄连、厚朴、

---

① 转脬（pāo 抛）：即转胞。以脐下急痛，小便不通为主症。
② 方药变通法：本条主要内容录自《理瀹骈文·续增略言》。

川乌、干姜、茯苓、巴仁也，肝加柴胡、蓬术、昆布、川椒、皂角，心加丹参、黄芩、菖蒲、桂枝、良姜，脾加黄芩、砂仁、吴萸、川椒、玉桂、茵陈、泽泻，肺加紫菀、天冬、桔梗、白蔻仁、三棱、青皮、陈皮、川椒，肾加附子、肉桂、延胡、菖蒲、独活、丁香、川楝子、泽泻、全蝎，此依古方随五脏分加。总方是纲，加药是目，并而合之，只是一方。故曰：拘执古方者，不可为医；不法古方者，尤不可为医也。

又有酌取各半者。如仲景有各半汤，东垣麻黄人参芍药汤，取仲景麻黄汤与补剂各半为之纲目，云：凡虚人当服仲景方者，以此为式。又云：四物与桂枝、麻黄、白虎、柴胡、理中、四逆、茱萸、承气、凉膈等，皆可作各半汤，此易老①用药大略也。

又有二方相合为偶，数方相和为复。偶方如柴平、胃苓、五积、交加、对金饮子，复方如桂枝二越婢一、三一承气、六一顺气之类。

又有层累其剂者。如调胃承气一方，加之而为凉膈散，再加之而为防风通圣散，再加之而为祛风丹、愈风丹之类，盖层累而加者也。天地之数起于一，而充之以至于十百千万，自有其要。五行亦有相生相制，各安其位，以行其权，惟会心人当自知之。

又有极则病者。如风病而筋缩，水极似金也；阳明燥金，主筋缩也；热病而舌黑，火极似水也，皆物极而兼胜己之化，乃假症也。假症宜从治法，仲景四逆汤用猪胆汁者，盖为阳虚阴盛，从治之法也，余可类推。

又有合则化者，如甲己合化，乙庚合化也。盖有制则能化也，化，则亢者亦为和平矣。药如酸甘、酸辛之合用也。仲景白芍甘草汤，即甲己化土也。又，桂枝汤用白芍、甘草，并用桂、姜，

---

① 易老：指金代医家张元素。元素为易州人，故以"易老"称之。

和营卫也。

又有水火交养者，即坎离既济之义也，如盐能补心是也。又如黄柏、知母、胡桃、故纸同用，一是金水相生，一是木火相生也。又黄连、肉桂之交心肾也，又八味丸之用桂、附，水中补火也。

又有寒热无偏胜之弊，即一阴一阳之为道也。若黄连、吴萸，黄连、木香，黄连、干姜，黄柏、细辛之相配也。

又，补阳者，必兼和阴，不使偏胜，用桂、附者，宜用白芍和之是也。

又，五行母子相通，病常相及。方书云虚则补其母，实则泻其子，亦有母子兼补者，亦有母子兼泻者，如肝实者，泻心火，亦泻肾火是也。又，补肺者，益胃津以生肺气，或用参、芪补脾，更用熟地滋肾也。盖子旺能令母实，子虚必盗母气也。

又，手足经皆会于腹也，古方多有手足经并用者，执中央以运四旁，实为千古不刊之论。言治中者，必通彻上下左右也。中者，脾胃也。诸虚不足，先建其中，中虚则清阳下陷，而阴火上干，气血俱伤也。又，脾为中州，必使心肺之阳降，肝肾之阴升，而成天地之泰，所谓上下交而其志同也。若上下不交，则否①矣。故治脾胃者，当彻上彻下看也，理中之分阴分阳，中满之上下分消，皆是此义。

又，正治者有隔二隔三之治。如心生血，脾统血，肝藏血，血症须按三经用药，归脾汤从肝以生心火，从心以生脾土，是隔二之治也。又如膀胱病而治膀胱，是正治也。因金不能生水而膀胱病，不治膀胱而治肺，是隔二也。更因土不能生金，而肺与膀胱病，不治肺与膀胱而治脾，是隔三也。治小便不通，用车前、

---

① 否（pǐ 痞）：闭塞，阻隔不通。

木通，又用麦冬、黄芩，又用苍术、白术者，即是此义。

心为五脏之主，七情总隶于一心。胃为水谷之海，乃三焦、大小肠、膀胱之总司。肺合大肠，心合小肠，肝合胆，脾合胃，肾合膀胱，五脏六腑实相为表里者也。如治肺用花粉以泻大肠，治心用木通以泻小肠之类，此因其相合而治也。

又，心与胆通，心病怔忡宜温胆，胆病战栗颠狂宜补心。肝与大肠通，肝病宜疏通大肠，大肠病宜平肝。脾与小肠通，脾病宜泻小肠火，小肠病宜润脾①。肺与膀胱通，肺病宜清利膀胱水，膀胱病宜清肺。肾与三焦通，肾病宜调和三焦，三焦病宜补肾。是因其相通而治也。

有薄其所胜者，亦有侮其所不胜者。脏腑之寒热相移，又当从其移而治之。

又，肺主气，肝主血。中风由于血虚，中寒由于阳衰。火之本，气也。痰之本，水也。是当原其所从来而治之。

又，初起为寒者，久则郁而为热；初起为热中者，久则传为寒中。是又当究其所终，极而治之。

又，土之不足，木之有余也，古人胃病所以治肝也。水之不足，火之有余也，所以治肾病先清君相二火也。

又，阳有余而阴不足者，宜补阴再泻阳也；阴有余而阳不足者，宜补阳再泻阴也。审察其不可慎乎！

又有先事而预为防者，如治肝病者，先实其脾，恐木克土也。金之源绝，则木无所制矣。治心者，先保其肺，恐火烁金也。水之源绝，火无所制矣。又如用热药者，防其涸阴；用凉药者，防其伤胃。皆宜防患于未然者也。然治法尤须详备。如治中风者，顺气活血，清心化痰，兼疏风也。治虚人之火者，或火太盛者，

---

① 脾：原作“肺”，据文义改。

不能但用寒凉，宜温散甘缓兼补阴也。退热者，宜清心调血兼滋肾也。盖热生于心，心妄动而热不能退，亦热能伤血，血滞则气郁，而热愈不退也。又如助金以平木者，更扶土以抑木，泻火以泄木也。培土以制水者，更益火以拒水，清金以导水也。补火以生土者，更疏木以安土，利水以实土也。又培土以生金者，必水能制火，而后火不刑金也。又如治水者，实脾以为守，泄水以为攻，更兼发汗，为三法必须详备，其可专恃一法乎？

又有一方而统治数病，数病而统于一症者。《金匮》论云：凡症但言风寒，不及暑湿燥火者，盖寒湿燥皆属阴，同类，以燥湿统于寒也；风暑火皆属阳，同类，以暑火统于风也。又，风为阳邪，燥火统于风者，盖燥为金气，古云次寒，故属阴，其复气为火，故又属阳，如防风通圣散治风热燥三症是也。又，人参败毒散治风湿热三气，五积散治风寒湿并气血食痰，六郁汤治湿热并气血痰食，丹溪痛风方治寒湿热并血痰。又，十味补心丹补心而统补五脏，天王补心丹补心神而统魂魄智精志五脏之所藏者，而为一方也；凉膈散统手足太阳、阳明、少阳、太阴、少阴、厥阴之脉之上膈者，而为一方也。又，黄连解毒汤泻亢极之火，兼三焦而统治之也；十鼓取水法以一味为君，而兼五脏、大小肠、膀胱而统治之也。又，九味羌活汤，药备六经，治兼四时，并治杂症；大金丹兼五运，加三豆即治疫痘也。又有热因寒用者，如治寒胀用吴萸、干姜，而佐之以黄连是也。又有寒因热用者，治热秘用知、柏，而佐之以桂是也。又，治渴用五苓，治痢用大黄、枳实，是通因通用也；治满用白术、甘草，及四君、补中益气，是塞因塞用也。然阴阳上下升降，尤不可胶执而治之。方书云：从阳引阴，从阴引阳。又曰：阳病取阴，阴病取阳。又曰：阴中求阳，阳中求阴。盖阴阳互根也。又曰：上病下取，下病上取。如久嗽为喘，而气泄于上者，宜固其肺，尤宜急固其肾也。如久遗成淋，而精脱于下者，宜固其肾，尤宜兼固其气也。古方治喘，用破故纸纳气归肾，治遗及小便不禁，俱用鹿茸、五味等药，提阳固气，不使陷下，其义亦可见矣。又曰：水升火降。盖水火失其升降则病，故心热宜补肾，肾水升则心自不热也；肾寒宜补心，心火降则肾自不寒也。

又曰：将欲升之，必先降之；将欲降之，必先升之。又曰：清阳不升，则浊阴不降。又曰：浊阴出下窍，而清阳自宣化于上矣。此古所以有升降散也。又如六郁汤，苍术、香附同用；天门冬散，升麻、大黄同用；清胃散，升麻、石膏同用；泻肝汤，羌活、防风、胆草、大黄同用；又，顺气汤，升麻、柴胡、黄柏同用；黑锡丹，黑铅、丹铅、硫同用；头瘟方，大黄、姜黄、蚕蝉同用：皆具一升一降之义。余可类推矣。

夫仲景之方，至精简者也，而《金匮》所载鳖甲煎、薯芋丸，皆二十余味，汇集气血之药，攻补兼施，是方中用药，非一定也。后之秦艽、续命，皆治六经中风之通剂。麻黄白术汤为足三阳、足三阴通治之剂，和四君、五苓、补中、平胃、麻黄、吴萸、解毒为一方，内中表里、寒热、补泻之药莫不备具。盖治证既多，故所用药品亦多，固不得以夹杂目之。神明于此道者，自能推类至尽，不拘拘于古，而自与古合，又岂一言能尽乎？

东垣药例①

头痛用川芎为君，巅顶痛用藁本，肢节痛用羌活，腹痛用白芍。恶寒加官桂，恶热加黄柏。腹中实痛用大黄、芒硝，胃寒痛用草蔻仁，胁痛或寒热用柴胡，小腹痛用青皮。气痛，破气用枳壳，调气用木香。血痛，和血用当归，破血用苏木、桃仁。心下痞用黄连，

---

① 东垣药例：本条录自《理瀹骈文·续增略言》。

宿食不消用枳实，腹胀用厚朴，腹中窄狭用苍术。痰用半夏、陈皮，风痰用南星。上热用黄芩，中热用黄连，下热用黄柏，三焦热用栀子。小便涩数用泽泻，膀胱有火及下焦湿热用防己、龙胆草、黄柏、知母，饮水多用白术、猪苓、泽泻。口渴用干葛，嗽用五味子。水泻用白术、芍药、车前子，茎中痛用甘草梢。补气用参，内伤虚汗用黄芪，喘用阿胶。此东垣药例之大略也。

东垣十二剂①

原方十剂：轻可去实，麻黄、葛根也；宣可去壅，生姜、橘皮也；泄可去闭，大黄、葶苈也；通可去滞，木通、防己也；涩可去脱，牡蛎、龙骨也；燥可去湿，桑白、赤小豆也；滑可去着，冬葵子、榆白皮也；重可去怯，磁石、铁粉也；润可去枯，紫石英、白石英也；补可去弱，人参、羊肉也。东垣加寒可去热，大黄、芒硝，热可去寒，附子、官桂，为十二剂。

按：《古方选注》：仲景麻黄葛根汤，轻剂也；栀豉汤、瓜蒂散，宣剂也；陷胸、承气汤，泄剂也；五苓、十枣汤，通剂也；石脂桃花汤，涩剂也；麻黄连翘赤小豆汤，燥剂也；猪胆蜜煎导，滑剂也；龙骨牡蛎汤，重剂也；黄连阿胶汤，润剂也；理中丸、附子汤，补剂也；白虎汤，寒剂也；白通汤、四逆汤，热剂也。《医方集解》《成方切用》分门本此。

东垣脏腑温凉补泻之药②

心：温用当归、吴萸、肉桂、苍术、菖蒲，凉用犀角、生地、黄连、连翘、麦冬、朱砂，补用远志、天冬、菟丝、茯神、金银

---

① 东垣十二剂：本条录自《理瀹骈文·续增略言》。
② 东垣……之药：本条录自《理瀹骈文·续增略言》。

薄炒盐，泻用苦参、黄连、贝母、前胡、郁金。

小肠：温用巴戟、茴香、乌药、益智，凉用木通、通草、黄芩、花粉、滑石、车前，补用牡蛎、石斛、甘草梢，泻用葱白、苏子、续随子、大黄。

肝：温用木香、肉桂、半夏、肉蔻、陈皮、槟榔、荜拨，凉用鳖甲、黄连、黄芩、草龙胆、草决明、柴胡、羚羊角，补用木瓜、阿胶、川芎、黄芪、山茱萸、酸枣仁、五加皮，泻用青皮、芍药、柴胡、前胡、犀角、桑皮、草龙胆。

胆：温用橘皮、生姜、半夏、川芎、桂枝，凉用黄连、黄芩、竹茹、柴胡、草龙胆，补用当归、山茱萸、酸枣仁、五味子，泻用青皮、柴胡、黄连、木通、芍药。

脾：温用香附、砂仁、干姜、官桂、木香、肉蔻仁、益智仁、藿香、丁香、香附子，凉用黄连、栀子、石膏、白芍、升麻、连翘、黄芩、苦茶，补用人参、黄芪、白术、茯苓、陈皮、半夏、干姜、麦芽、山药，泻用巴豆、三棱、枳实、赤芍、青皮、山楂、神曲、大黄。

胃：温用丁香、白蔻仁、草蔻仁、干姜、厚朴、益智仁、吴茱萸，凉用石膏、连翘、滑石、升麻、姜皮、天花粉、黄芩、栀子，补用白术、山药、人参、黄芪、砂仁，泻用大黄、巴豆、枳实、芒硝、厚朴、黑丑。

肺：温用陈皮、半夏、生姜、款冬花、白蔻仁、杏仁、苏子、川椒，凉用知母、贝母、瓜蒌仁、桔梗、天冬、片芩、栀子、石膏，补用人参、黄芪、阿胶、五味子、天冬、沙参、山药、鹿角胶，泻用麻黄、紫苏、防风、桑皮、杏仁、枳壳、葶苈。

大肠：温用人参、官桂、干姜、半夏、木香、胡椒、吴茱萸，凉用黄芩、槐花、花粉、栀子、连翘、石膏，补用罂粟壳、五倍子、牡蛎、豆蔻、木香、诃子肉，泻用芒硝、大黄、续随子、桃仁、麻仁、枳壳、槟榔、牵牛子、葱白。

肾：温用沉香、菟丝子、附子、肉桂、破故纸、柏子仁、乌药、巴戟，凉用知母、黄柏、丹皮、地骨皮、元参、生地，补用熟地、杞子、鹿茸、龟板、五味子、肉苁蓉、牛膝、杜仲，泻用泽泻、猪苓、茯苓、琥珀、木通。按：肾有补无泻，苓、泻乃泻其邪耳。

膀胱：温用茴香、乌药、肉桂、沉香、吴萸，凉用生地、防己、黄柏、知母、滑石、甘草梢，补用益智、菖蒲、续断，泻用车前子、瞿麦、芒硝、滑石、泽泻、猪苓、木通。

命门：温用附子、肉桂、破故纸、茴香、沉香、乌药、干姜，凉用黄柏、栀子、知母、柴胡、滑石、芒硝，补用肉苁蓉、黄芪、肉桂、沉香、破故纸、菟丝子，泻用乌药、枳壳、黄柏、栀子、大黄、芒硝。按：命门在脐下一寸三分，旧名内肾，乃生命之原也，非背后第十四椎下命门俞穴也。凉用知柏者，盖指相火而言耳。

三焦：温用附子、破故纸、当归、熟地、菟丝子、吴茱萸、茴香，凉用知母、草龙胆、木通、车前子、黑山栀、黄柏、地骨皮，补用人参、黄芪、干姜、白术、桂枝、益智仁、甘草，泻用黄柏、栀子、猪苓、泽泻、赤茯、大黄、槟榔。

按：药例有叶香侣①《平易方》，所载标本虚实、寒热补泻、引经报使之②药，较此更详，然即此已用之不穷，只在善用耳。

---

① 叶香侣：即清代医家叶慕樵。慕樵字香侣，杭州人，著有《平易方》四卷。

② 之：原作"子"，据《理瀹骈文》改。

东垣引经药①

太阳经：手，羌活；足，黄柏。

太阴经：手，桔梗；足，白芍。

阳明经：手，白芷、升麻；足，石膏。

少阴经：手，独活；足，知母。

少阳经、厥阴经：手，柴胡；足，青皮。

按：手，手经也；足，足经也。此药引当与药例参看。

用药之法②

各症皆有用药大法，今举气血以见。例如治气有四法：气虚宜补，参、芪、术、草；气升宜降，轻用苏子、橘红、乌药、杷叶，重用降香、沉香；气逆宜调，木香、陈皮、香附、白蔻仁、砂仁；气实宜破，枳壳、枳实、青皮、厚朴、槟榔之类。又，治血亦有数法：血虚，宜熟地、当归、杞子、萸肉、鹿胶；血热，宜生地、芍药、阿胶，大热宜犀角、栀子；血瘀，宜桃仁、红花、苏木、丹皮；血瘀而痛，宜没药、乳香、灵脂；血滞，宜丹参、益母草；血陷，宜升麻、川芎、白芷；血滑，宜乌梅、五倍、白及、发灰；血燥，宜柏子仁、苁蓉；血寒，宜干姜、官桂；气虚不生血、不摄血，宜参、芪、术、草；引血归经，用当归；失血不能引气归元，用炮姜、炙草；止血用黑药，如黑荆芥、炒蒲黄、炒灵脂之类。

表散之药：太阳，风用桂枝，寒用麻黄；阳明，用葛根；少阳，用柴胡；太阴，苍术；少阳，细辛；厥阴，川芎。此分经者

---

① 东垣引经药：本条录自《理瀹骈文·续增略言》。

② 用药之法：本条录自《理瀹骈文·续增略言》而文字略有改动。

也。麻黄峻散寒邪，桂枝解肌缓散，防风、荆芥、紫苏平散，细辛、白芷、生姜温散，柴胡、干葛、薄荷凉散，苍术、羌活走经去湿而散，升麻、川芎能举陷，上行而散。此性味之别也。

又，麻黄无葱不汗，山栀无豉不吐不宣，大黄非枳实不通，芫花非醋不利，附子无干姜不热。又，附子走而不守，得干姜则守而不走；竹沥非姜汁何以行经？蜜导非皂角何以通结？此配法也。又，大黄同白术用，则入心；同生姜捣用，则不直下；同滑石用，则走小便。亦配法也。

又，巴豆同黄连用不烈，同大黄用反不泻；南星得防风则不麻，斑蝥以猪油炒则不毒；半夏泡透，则不伤胎。此制法也。又，黄连，治火君药，略炒以从邪。实火，硝水炒；假火，酒炒；虚火，醋炒；痰火，姜汁炒；气滞痛，吴萸水炒；血瘀痛，干漆水炒。亦制法也。诸药皆有配制法，果皆配制得宜，一药可抵两药用。医书各有详注，宜详审之。至若某方治某病之类，兹不复赘矣。然审症用药，此中大有本领。如伤寒吐衄，有宜用犀角地黄汤者，有宜用麻黄汤者，此表里之别也。伤寒发狂，有宜用大承气者，有宜用海藏参、芪、归、术、陈、甘者，此虚实之分也。全在识症，不可忽也。

外治二法①

煎抹、炒熨二法，叶天士每用之，内伤外感无不验，即岐伯摩之浴之之法也。古方治伤寒阴毒，有葱熨法，《活人方》先填麝香、硫黄于脐眼内，再上加葱饼熨之，海藏用醋炒面皮熨之。按：阴毒重者，非桂、附所能治，故古方多用硫黄。然其性大烈，有硫黄同艾煎，去硫用艾，可参用。

---

① 外治二法：本条录自《理瀹骈文·续增略言》而文字略有改动。

又，治阴毒，药如正阳散用附子、干姜、甘草、皂角、麝香，附子散用附子、桂心、白术、当归、半夏、炮姜、生姜，白术散用川乌、附子、白术、细辛、炮姜，皆可炒熨。

又，复阳丹用荜澄茄、木香、吴萸、全蝎、附子、干姜、硫黄为末，姜汁热酒调。又，返阴丹用附子、炮姜、桂心、太阴①元精石、硝石、硫黄，丸，艾汤调。此二方可用敷法，再加艾缚之。凡用古方，均要临症活变，有不合者，不妨增减，举此例推。

又，治伤寒阳毒，有水渍法，丹溪方煮绿豆汤，一滚取起，以青布浸湿搭胸膈上，危氏用井水搭。按：治阳毒药有三黄汤、白虎汤，阳毒发斑者有消斑青黛饮，又斑毒内陷者有举斑汤，皆可煎抹。余尝自患风斑，仿此法用荆芥、防风、当归、麻黄、紫草、皮硝、蝉蜕、明矾煎抹，眼看斑皆并成一片，随起随消，立时平伏，则知凡斑不透可用消斑、举斑汤煎抹也。又，阳毒发斑者，有三黄石膏汤，用石膏、黄芩、黄连、黄柏、黑山栀、麻黄、香豉、姜茶煎者。盖表症重，故用麻黄、香豉汗之也。此方去麻、豉，加黄硝、姜、枣，名三黄巨圣汤，治阳毒发斑狂甚者。盖里症重，故用硝黄下之也。二方一汗一下，可分别推用。

又，治二便不通，有阴阳熨法，亦名冷热熨法。先以冷物熨之，再以热物熨之，更以冷物熨之自通。按：二便不通，《内经》谓三焦约。约者，不行也。以长流水煎八正散治之。

又，关格垂死者，但通大便，大便行而小便亦行矣。伤寒至阴阳毒病，二便不通，危险已极，尚可用此二法治之，审是何症，于前胸后背及脐眼、对脐、大小腹用之，或擦天庭，熏头面，熏腿湾，揉脐腹，或两手心足心，或浸脚，或浴身，皆可煎汤为之，可发汗，可消导，可推荡，可补益，即有肿痛者用之，亦可消肿

---

① 阴：原作"阳"，据《理瀹骈文》改。

定痛。自仲景一百三十方，《金匮》方与诸家所传方，及危氏五世家传效方，无不可用。凡疑难之症，如感症热邪入里，土燥水枯，仲景用承气等，攻下以存阴，后贤恐误下邪陷，或多亡阴，改用滋阴补水之法，以始终照顾津液为主。津液既充，不必攻而宿物自润下矣。诚知本之治也。但阴虚而邪盛者，势不能以滋补滞其膈，惟外治则正气不动，亦无亡阴内陷之弊。

又按：温症一门，有由春夏时口鼻受者，叶天士云初起用辛凉轻剂，挟风加牛子、薄荷，挟湿加滑石之类是也。吴鞠通本此著《温病条辨》，更为分明，人多宗之。有由冬伤于寒与冬不藏精，伏邪至春夏始发者，在阳分则易疗；在阴分则难疗。若阴阳两邪同发，与伤寒两感，太阳与少阴俱病，头痛口干，烦满而渴之例相同。喻嘉言云：治法先以麻黄、附子、细辛汗之，继以附子、黄连、黄芩、大黄下之。柯韵伯云：桂枝汗后大渴者，即是温热猖獗，当用白虎加人参法。病家见药峻烈疑难，即示以抹熨二法为妙。

伤寒辨症①

伤寒传经，不皆始于太阳，有径犯阳明者，有八九日而仍在表，有二三日而已传里，有不由表而直中里者，当审脉症施治。

伤寒初感，只宜姜、葱、苏叶散之，勿遽用麻、桂、升麻，引入阳明胃经，助胃中邪火，致燥结狂谵发斑，亦勿遽用芩、栀、牛子、石膏，引入阴经，致呕吐泻痢。又，无积滞勿轻消导，引邪入内。

伤寒头痛身热，便是阳症，不可用热药。盖伤寒六经内，太阴病头不痛身不热，少阴病有发热而无头痛，厥阴病有头痛而无

---

① 伤寒辨症：本条录自《理瀹骈文·续增略言》。

发热也。

伤寒当直攻毒气，不可补益。盖邪在经络，补之则毒气流藏，多杀人。

中风邪在经络，未入脏腑者，亦当遵《金匮》导引吐纳、针灸膏摩之法，不可补益，使九窍闭塞。

伤寒不思食，为邪在胃，不可温脾胃。

伤寒腹痛，亦有热症，不可例用温药。仲景云痛甚加大黄，乃知惟身冷厥逆者方是阴症。

伤寒自利，当察阴阳，不可例用温药及止涩药。盖自利，惟身不热、手足温者属太阴，身冷四逆者属少阴、厥阴，其余身热下利皆是阳症。

伤寒手足厥冷，当辨阴阳。古云用理中试之，阳厥便热，阴厥不热，此须斟酌。

伤寒阴症阳症，当分真假。

伤寒阳毒阴毒，与阳症阴症殊别。盖毒入阳经为阳，入阴经为阴，仲景用解毒之品，而阳毒不用蜀椒，阴毒则加蜀椒，是宜参悟。

此举伤寒为例耳，诸症皆有六经表里寒热虚实宜忌之辨，并有相沿旧说，而须自具慧眼者，照此类推，幸毋粗忽。

论针灸按摩法①

经文"外取"，注云"针灸按摩也"。今之烧针灼艾推拿本此。然针灸禁忌太多，且嫌炮烙。《入门》云：针但能泻实，如虚损危病久病，俱不宜用。盖无古人之能以精神消息也。艾灸只宜于阴寒症，若伤寒热病，头面诸阳之会，胸膈二火之地，及阴虚有火

---

① 论针灸按摩法：本条录自《理瀹骈文·续增略言》。

者，俱不宜用。惟风痹用桑枝烧熏，名桑枝针；瘰疬用大蒜擦脊梁，名水灸。前人已有变通之法。唐有按摩生，专为一科。今外科亦有热汤淋洗、神火照法，若用炒熨、煎抹之法，审其部位。如伤寒邪在太阳膀胱，用羌、防太阳经药擦背背两旁为太阳经，若径犯阳明用葛根擦胸，若阴症须看症治疟少阳肝积，亦有六经形症用柴胡少阳经药擦背两旁太阳经，中央督脉，经风府，疟所会。大椎至尾骨，疟所上下。十二经各有部位。又，募穴在前，俞穴在后，督脉行背，任脉行腹，冲脉起于脐下，带脉横束于腰，均照此推，其余就患处治之可也。

老人产妇小儿治法①

老人气血两衰，不能胜药，如火亏用附、桂、吴萸，则燥热伤阴，火旺用犀角、石膏，则寒凉伤胃。又，食物停积，不可用硝、黄以削元气，虽目前或效，而日后变生他病，卒致不救。其根实由于此。《南史》徐文伯治范云伤寒，云发汗便愈，但一年后不起，即此理。前明高医缪仲醇②治老人食冷不化，有生姜、紫苏煎浓汤揉胸腹法，药寻常而其效甚速。

妇人积冷痛经与子宫冷者，皆艰生育，忌热药种子。生子多殇。痛用延胡、当归、萸、椒等炒熨，冷用蛇床子煎汤频洗，安胎葱敷至妙，难产用蛮法，死者最惨。《济阴纲目》载一妇严冬难产，血冷凝滞，用红花煎浓汤，棉蘸罨③之，并以器盛汤，又暖又淋，久而生一男。又一妇难产，下体已冷，用椒、橙、吴萸煎汁，如上法淋洗遂产，可以为法。产后症，有葱熏、姜擦、醋喷、黑豆

---

① 老人……治法：本条录自《理瀹骈文·续增略言》。
② 醇：原作"纯"，《理瀹骈文》同，据文义改。
③ 罨（yǎn 衍）：原作"畲"，《理瀹骈文》同，据《济阴纲目·临产门》改。

蒸熨诸方，皆稳。

小儿稚阳之体，不受凉药，且脏腑未坚，并不受诸药。古云用祛风药反生风，用化痰药反生痰是也。儿初生有鸡蛋清擦法，风寒有疏表等法，急惊有蜂蜜擦法，痘症有麻油擦法、葱荽熏法、柳枝浴法、酒鸡敷法，居家均宜知之。

外治用药，略举数方，以待推用①

治头风，盐摩疾上，所以清邪，加白附子者，是用劫药之法也。

治头痛，瓜蒂嗜鼻。嗜鼻取嚏，所以治表。取脑中黄水，是治里之法也。

治白带，矾石丸导法，用杏仁从大肠升气于肺，而肺气乃下行，此以升为降之法也。

热结便闭，胆汁蜜煎导法，是润以下之之法也。

治肾水挟脚气凌心，矾石汤浸足，矾石能却水，此涩以收之之法也。

治水肿，用麻黄、羌活、苍术、柴胡、苏梗、荆芥、防风、牛子、忍冬、柳枝、葱白，煎浴取汗，此开鬼门之法也；消河饼②、铺脐药饼，此洁净府之法也。

中风口眼㖞斜，乃经络之病，用生瓜蒌汁和大麦面为饼，炙热熨心头，此治本之法也。阴寒多属肾经，附子烧酒浸透，贴足心，俟腹中有声，则风寒散矣，此亦治本之法也。

卒死，葱白捣纳鼻孔及肛门，气通则愈，此通阳之法也。

---

① 外治……推用：本条录自《理瀹骈文·续增略言》。

② 消河饼：方名。药用大田螺四个、大蒜五个、车前子三钱，研成饼，贴脐中，有利水消肿之效。

大病虚脱，本是阴虚，用艾灸丹田者，此补阳而阳生阴长之法也。

少阴病得之一二日，口中和，背恶寒者，服汤后即用灸法，此见微知著，内外交攻之法也。

大凡外治用药，皆本内治之理，而其中有巧妙处，则法为之也。兹不具载，能者自可引伸。

用药宜慎①

升麻引上，牛膝引下，桔梗载药浮中，三承气分三焦，此用药之法也。然治上者岂能禁其不入于下？治下者岂能禁其不经于上？又，桂枝、桑枝达四肢者也，然治左未必竟肯走左，治右者未必竟肯走右，引药亦不过以意度之耳。若误用引邪，如足太阳症误用葛根，领邪传入阳明；手太阳症误用犀角，领邪径犯心君。又如误用升麻治痢，而邪提于上焦；误用牛膝治产，而瘀降于两腿，其害甚大。又，《女科》载催生方，内用附子、牛膝，云附子先令儿转身向上，牛膝再使儿翻身向下，此说尤恐腹中未必答应。又，痘症用人参、鹿茸者，往往亦提毒于胸；用大黄、石膏者，每开灰白陷下之门。甚矣！用药之宜慎也，即能当其位，中其病矣，能不犯无故矣。而分两之轻重多寡，或过或不及，不可必也。不及则留邪，过则伤正。然不及尚可增，过则难减也。亦有先则不及，而后又过者；有药本不误，而药性未发，疑其无效，易药服之，而反误者；有初已误，而性未发，信其有效，再三服之，而大误者；有医多药杂，性有制而不及发，无由辨其误者；又有病家凤服他药，他药性发，疑是此药之误，而莫能辨其误者；有主人执定一见，不喜说错，与医家自以为是，而不肯认错者，不

---

① 用药宜慎：本条录自《理瀹骈文·续增略言》而文字略有改动。

在此例。然用药难必无误也。《周官》① 尚有失三失四之文，仲景亦有误汗误下之戒。既误而救之，元气已伤，易生他变。或忽患急病，或原病陡然加重，以致脏有偏绝而暴夭者。如味过于酸，肝气以津，脾气乃绝之类，可以推矣。又如食辛令人夭，辛药太散故也。又，常服苦参、黄连，反能生热。又，常服附子、人参，热在阳分者，其害易见；热在阴分者，似为无害，必至熬干津液而后已。前人履以为戒，非无故也。又如，吐血症服参者多难愈，服凉药者卒至败脾胃而死。今人信药不思其弊，良可慨矣！彼借药以纵欲者，又何论哉？

勿药说②

诸阳聚于头，十二经脉，三百六十五络，其血气皆上于面而走空窍。面属阳明胃经，晨起擦面，非徒为光泽也，和血气而升阳益胃也。又，胃不和则睡不安，故擦面能治不睡。洗眼，滋脏腑之精华以除障也。漱齿，坚骨以防蛊也。梳发，疏风散火也。发者血余，古方中热心烦，大汗不止者，以冷水浸发；伤寒中风无汗者，以热汤浸发。盖心主血，而汗者血之所化也，同气相求，一有汗一无汗，一冷一热，妙用可参。饭后摩腹，助脾运，免积滞也。临卧濯足，三阴皆起于足指，寒又从足心入，濯之所以温阴而御寒也。痛则手揉，痒则爪搔，唾可抹毒，溺以疗伤，近取诸身，何必服药？七情之病也，看花解闷，听曲消愁。人果能善为调摄，则勿药也可。

① 《周官》：即《周礼》。《周礼》原称《周官》，西汉时改称《周礼》。
② 勿药说：本条录自《理瀹骈文·续增略言》而文字有改动。

治宜内外相辅①

前贤相传之法，可遵而行之；不传之法，亦可变而通之。经曰：风寒与百病之始生也，必先于皮毛，邪中之则腠理闭，闭则入于络脉支而横者为络，如肺经列缺穴横行大肠经者，络脉满则注于经脉，经脉满则入客于脏腑。善治者治皮毛，次肌肤，次筋脉，次六腑，次五脏，治五脏者半死半生也。皮毛者，肺之合也五脏皆有合，病久而不去者，内舍于其合也。如皮痹不已，内舍于肺。骨痹舍肾，筋痹舍肝，脉痹舍心，肌痹舍脾亦然。伤寒初起，邪客于皮毛，头痛发热，无汗而喘者，古用麻黄汤，所以发散肺经火郁，使之达于皮毛也。

又按：肺脉起中焦，络大肠，肺系属背。凡皮毛病皆入肺，而自背得之尤速。既用麻黄汤内服，复用麻黄汤抹背及中焦，则尤为得力。李士材香附擦背，其意即如此。风寒入肺，皆令人咳，肺络大肠，又与大肠相表里，肺咳不已，往往大肠受之。若照东垣脏腑咳之药例，煎抹中焦，而更用导法，从魄门入大肠，升气于肺，则表里可兼治也。仲景治白带肺气不利者，矾石丸导法即如此。脏腑咳皆宜，非止治风寒也。又，太阳为六经之首，主皮肤，伤寒初起，邪在太阳，古用羌活汤，所以解太阳之表也。背为心肺膀胱经所属，邪中于背，故脊强。既用羌活汤内服，亦可以之擦背也。若热在膀胱，口渴尿赤者，即用五苓散敷小腹。盖太阳以膀胱为里，膀胱在小腹之内也。心营肺卫，其治背一也。太阳与少阴同行身后，背又属少阴。仲景少阴表症有麻黄附子细辛汤，可照煎抹也。仲景少阴病口中和背恶寒者，当灸之，附子汤主之附

---

① 治宜内外相辅：本条录自《理瀹骈文·续增略言》而文字有改动。

子（炮）二枚，白术四两，芍药、茯苓各三两，党参二两正①，则治里症之阳虚阴盛者也。更以附子汤擦背，亦能使阴气流行而为阳。太阳少阴交病者，亦同此法。五脏之系，咸在于背，脏腑病皆可治背，前与后、募俞亦相应。故心腹之病，皆可兼治背，言背而心腹不必言也。他如留饮令背冷，伏饮令背痛，乃饮之由胸膈而深藏于背者。背为胸之腑也，未至于背，则治胸，既至于背，倘必令还反胸膈，始得趋胃趋肠而顺下喻嘉言说，岂不费手治背极妙。又如，疟疾是少阳病，胁为少阳之枢②，脊背为疟上下之道路，则用柴胡汤煎抹胁与背，实可助内服柴胡汤之力。伤寒往来寒热，与疟疾同，水结胸症，与停饮同，并可仿用。熟于《内经》经络《内经》刺法，皆按其所过之经以调之，又融汇乎先贤内治处方用药之理，以之外治，皮毛肌肤筋脉，五脏六腑，随处皆有神解，一法即千万法所生也，是在善悟者。

六法解③

自古治病，莫重于伤寒，亦莫难于伤寒。治伤寒者，必统三阴三阳、五脏六腑之所受病，视寒热虚实，行汗吐下和解温补诸法。能治伤寒，则中风、热病与杂病莫不可知。仲景伤寒、杂症合为一书者，此也。柯韵伯曰：仲景《伤寒杂病论》为百症立法，非只为伤寒言也。其中以六方为主，诸方从而加减之。凡汗剂皆本桂枝，吐剂皆本栀豉，攻剂皆本承气，和剂皆本柴胡，寒剂皆本泻心，温剂皆本四逆也。而其原实出于经。经文内者内治，外者外治，汗之下之，言汗下也。又曰：其有邪者，渍形以为汗汪注：如用桃枝煎汤液以蒸浴，汗难出者，

---

① 正：疑即"整"之俗字。
② 枢：原作"极"，据《理瀹骈文》改。
③ 六法解：本条录自《理瀹骈文·续增略言》。

每用此法。柯云：邪入肌肉，已伤形者，仲景用桂枝汤；其在皮毛者，汗而发之柯云：邪在皮毛，未伤形者，仲景用麻黄汤；其剽悍者，按而收之汪云：谓按摩收引也；其实者，散而泻汪云：谓表实散之，里实者则兼泻之也。柯云：仲景大青龙，于麻桂中加石膏以泻火是也。皆汗也。其高者，因而越之，吐也柯云：仲景栀豉汤、瓜蒂散是也。其下者，引而竭之；汪云：利大小便也。柯云：仲景之大小承气、调胃、抵当，下也。猪苓、真武，利也；中满者，泻之于内汪云：谓实满者以下药泻之，虚满者补之，皆泻之也；血实宜决之决，行也，即仲景之桃仁承气是也。皆下也，气虚宜掣引之柯云：仲景方，阳气虚，加人参于附子、吴萸中以引阳；阴气虚，加人参于白虎、泻心中以引阴是也，则济虚也，此不易之法也。不言和解温补，而一则曰可汗而已，一则可泄而已，其不可汗、不可泄，宜从他法治者，要可推也如少阳症禁汗下者，仲景以柴胡汤主之，乃和解也。少阴病背恶寒者，灸之，附子汤主之。柯云：此伤寒温补第一方。内者内治，外者外治，非外者不能内治，内者不能外治也。经有张鼻泄之、蒸浴按摩之法，仲景亦有火熏、土瓜根、胆汁导之法，唐宋以下，诸贤亦有外治诸方。除内治之用汗吐下和温补之外，如知熏蒸渫洗之能汗也，则凡病之宜发表者，皆可用清药或温药如麻黄、羌活、防风、葱白等，或用麻黄、桂枝等药，皆可汗。以汗之也，知畬①敷揉熨之能下也如生姜畬结胸、紫苏摩蓄血等方。凡病之宜通里者，皆可用寒药如用皮硝装磁碟内，纸垫覆脐上，布扎，可以取下，或用三承气亦可。或热药治积有以巴豆糁者，有以大黄附子敷者，可推。以下之也，吐法则取嚏为最善嚏即吐也。子和治痰用瓜蒂、防风各三两，黎芦一两，煎服取吐，可以研末，搐鼻得嚏，而痰亦自出。凡上脘停食，窒闷疼痛，欲吐不得吐者，皆可取嚏松之，或于法禁吐、虚不可吐者，取嚏尤妙。又，绞肠痧、霍乱转筋及转胞小便不通，当探吐提气者，取嚏亦

----

① 畬（yǎn眼）：《理瀹骈文》同，疑是"罨"之声误。

妙。外治有此三法，而更参以和解温补，又何症之不可治哉？此外，又有嚏、坐、熨、抹、缚五法。嚏，即经云气出于脑，即不邪干也注云：嚏也，张鼻泄之，使邪从外出也，上之也，所谓上病上治也。又因其轻而扬之也，轻清在上为天，鼻受天气风寒暑湿燥热之邪，可以嚏出之。扬者，发扬也，散也。又高者因而越之也越，出上窍也，吐也，嚏兼汗吐。坐即经言可导而下也仲景导法本此。《纲目》导药名坐药。妇人通经暖子宫亦本此。又因其重而减之也重浊在下为地，口受地气臊焦香腥腐之邪，而入于阴，可以坐出之。减者，衰其半也。又下者，引而竭之也。炒熨煎抹与缚之，经之灸布一作摩之渍水一作浴之也，曰熨曰浴曰按也经云：风寒客于人，可汤药，可熨，可浴，可按，可刺，可灸。又薄之轻则渐摩，劫之重则劫夺也，开之发之也开腠理而发表。又察阴阳所在而调之也经曰：谨察阴阳所在而调之，以平为期。又曰：疏其血气，令其调达，而致和平。又曰：血气者，喜温而恶寒，寒则泣①而不流，温则消而去之。此调中法。炒煎皆温也。又因其衰而彰之也正气偏衰，济而彰之，此扶正法。又中满者，泻之于内。实者泻之，虚者补之也。内治之总纲，实外治之活法也。无乎不包，无乎不举者也。用者惟当分三部，约六经，察六郁升降清浊，以和阴阳，并参古针灸法，以知上下左右前后之所取，则无往而不应也。

分三部说②

人身有上中下三部，而皆以气为贯。上焦，心肺居之；中焦，脾胃居之；下焦，肝、胆、肾、大小肠、膀胱居之三焦是脏腑空处③，丙火之原，水谷之道路也。宗气积于上焦，宗气积于胸中，出喉咙，

---

① 泣：原作"注"，据《理瀹骈文》改。
② 分三部说：本条录自《理瀹骈文·续增略言》。
③ 处：原作"虚"，据《理瀹骈文》改。

贯心脉，而行呼吸。宗气，大气也，行中焦生营，行下焦生卫，与营卫分为三隧。营气出于中焦谷气入胃，分别糟粕，下行蒸腾津液，上行化精微而为血，卫气出于下焦下焦浊气下行而为二便，其精气上升者为卫气，而流行于六阴六阳也。温分肉，充皮肤，肥腠理，司开阖也。心主营，肺主卫。血为阴，营于内；气为阳，卫于外。营行脉中，卫行脉外。营主于夜，卫主于昼。营卫不合则病，不行则死。上焦在胃之上脘，上通天气，主纳而不出；中焦在胃之中脘，上通天气，下通地气，主腐熟水谷；下焦在脐下，下通地气，主出而不纳亦曰主泻而不纳。上焦如雾，中焦如沤，下焦如渎。自纵言之，则以上中下为三部；自横言之，则以在表在里半表半里为三部。又，头至胸为上焦，胸至脐为中焦，脐至足为下焦。经曰：气有高下，病有远近，证有中外，治有轻重，适至其所。此之谓也。

约六经说[①]

十二经脉各有起止，以处百疾，决死生详见《内经》。手三阴从脏走手肺从中府走少商，心从极泉走少冲，心包从天池走中冲，是从脏走手也，手三阳从手走头大肠从商阳走迎香，小肠从少泽走听宫，三焦从关冲走丝竹，是从手走头，足三阳从头走足膀胱从睛明走至阴，胃从头维走厉兑，胆从瞳子髎走窍阴，是从头走足也，足三阴从足走腹脾从隐白走太包，肾从涌泉走俞府，肝从大敦走期门，是从足走腹也。太阳、少阴行身之后，阳明、太阴行身之前，少阴、厥阴行身之侧伤寒先行身后，次行身前，次行身侧。太阳，头项痛，腰脊强太阳主皮肤在表，脉从巅络脑下项，挟脊抵腰，故有此见症。阳明，身热目痛，鼻干不得卧阳明主肉，在表之里，脉挟鼻络目。少阳，胸胁痛，耳聋少阳主胆，在半表里，脉循胁络耳。按：三阳受病，可汗。喻曰：太阳禁下，阳明禁汗、利小便，少阳

---

① 约六经说：本条录自《理瀹骈文·续增略言》。

禁汗、下、利小便。此定禁也。三阴无定禁，但非胃实，仍禁下耳。太阴阳邪传入于里，腹满嗌干太阴脉布胃中，络嗌。少阴，口燥舌干而渴少阴脉贯肾络肝，系舌本。厥阴，烦满囊缩厥阴脉循阴器，络于肺。太阳为开在表，敷布阳气。仲景太阳提纲：脉浮，头项强痛，恶寒柯韵伯《伤寒论注》极详，宜熟读。阳明为阖在表之里，收纳阳气。仲景阳明提纲：胃家实阳明之表有二：有初起风寒外束，微恶寒，汗出多，或无汗而喘，可以麻桂发之；有热自内达外，身热汗出，不恶寒，反恶热，脉浮而紧，口苦咽燥，腹满而咳，栀豉汤吐之。此为阳明解表和里之圣药。治阳明内热之表有三法：上焦栀子吐之，中焦白虎清之，下焦猪苓泄之。胃热一解，胃不实矣。治表即是治里，胃和则能阖不呕，邪去而三阴不病。如传入太阴，则腹满而吐，食不下。少阴则欲吐不吐。厥阴饥不欲食，食即吐蛔，若胃阳亡，水浆不入，则死矣。然三阴亦得从阳明而下，则阳明又为三焦实邪之出路也。然胃为命根，故仲景有禁攻之说。少阳为枢在表里间，转输阳气。仲景少阳提纲：口苦，咽干，目眩柯云：少阳、少阴，皆半表里。少阳为阳枢，归重半表；少阴为阴枢，归重半里。苦、干、眩者，皆相火上走空窍而为病也。太阴为开至阴，敷布阴气。仲景太阴提纲：腹满时痛而吐利太阴主里，然云开者，不全在里也。自利不渴，里有寒者，可用四逆、吴萸等温之。脉浮者，为在表，可用桂枝汤汗之。厥阴为阖阴之尽，受纳阴气。仲景厥阴提纲：气上冲心，心中疼热，饥不欲食，食即吐蛔柯云：太阴、厥阴，皆以里症为提纲。太阴主寒，厥阴主热。太阴为阴中至阴，厥阴为阴中之阳也。少阴为枢肾气不充，则开阖失常。仲景少阴提纲：脉微细，欲寐少阴：口中气出，唇口燥干，鼻中涕出，为内热；阴阳脉紧，舌上胎滑，蜷卧足冷，又是内寒。此少阴为枢，故见寒热相搏①。病虽发于阴，而口舌唇鼻之半表里，恰与少阳口咽目眩之半表里相应也。治与少阳不同，汗下皆勿妄用，宜神而明之。少阴病，咳而呕，渴。心烦者，肾水不升也；下利不眠者，心火不降也。凡利水之剂，必先上升，而后下降，治以滋

---

① 搏：原作“搏”（抟），据《理瀹骈文》改。

阴利水，以生津液，斯上焦渴除，中焦烦呕亦静，下焦利亦自止矣，猪苓汤主之。按：少阴病，阴中有阳则生，否则死，故有正治存阴之症，亦有从权急温之症也。

察五郁六郁说[①]

百病皆生于郁。外感，郁也；七情，郁也；痈疽，亦郁也；脉见沉、伏、结、促、代，皆是也。木郁达之达者，通达之义。木郁，风之属，脏应肝胆，结在胁肋，主在筋爪，伤在脾胃，症多呕酸。木喜调畅，当用清扬之剂，在表疏其经，在里疏其脏，但使气得通行，均谓之达。喻曰：肝逆胁胀，宜升发，因风飧泄，亦宜举散。火郁发之，发者，越之也。其病为阳为热，其脏应心主、小肠、三焦，其主在脉络，其伤在阴分。凡火之结聚敛伏者，不宜蔽遏，当因其热而解之散之，升之扬之也。如腠理外闭，邪热拂郁，则解表取汗以散之。如龙火郁甚，非苦寒降沉之剂可治者，则用升浮之药，佐以甘温，顺其性而从治之，汗未足以概也。药用羌活、葛根、升、柴之类。喻用升阳散火汤，土郁夺之夺者，直取之也。湿滞则土郁，其脏应脾胃，其主在肌肉、四肢，其伤在胸腹。土畏壅滞，在上宜吐，在中宜伐，在下宜泻，皆夺也。喻曰：邪热入胃，或湿热作胀，湿热为痢，可酌攻下，金郁泄之泄，疏利也。其病敛闭，为燥塞，其脏应肺、大肠，其主在皮毛、声息，其伤在气分。或解表，或利气，皆可为泄利小便，是水郁治法，与金郁无关。喻云：金为水之上源，金郁则水道闭，宜利，水郁折之折，调制也。水之本在肾，标在肺，反克在脾胃，伤在阳分。水性善流，壅滞不通，宜防泛溢。折之之法，如养气可以化水，治在肺；实土可以制水，治在脾；壮火可以胜水，治在命门；自强可以帅水，治在肾；分利可以泄水，治在膀胱。凡此皆谓之折，非独抑之而已。喻用开鬼门、洁净府三法[②]。经曰：调其气，过者折之，以其畏也。如木过者当益金。所谓泻之，如

---

① 察五郁六郁说：本条录自《理瀹骈文·续增略言》。
② 喻用开鬼门、洁净府三法：《理瀹骈文》同。考其实，似是由误解喻嘉言《寓意草·面议何茂倩令嫒病单腹胀脾虚将绝之候》中相关论述而来。

咸泻肾，辛泻肺之类。必折其郁气，资其化源如寒水司天，则火受郁，火失其养，则资其木，抑其运气，扶其不胜，毋使过暴而生疾。此经治五郁之法也。六郁，气、血、湿、火、食、痰。气郁，胸满胁痛。湿郁，周身关节走痛，首如物蒙，足重，遇阴寒则发。热郁，目蒙口干舌燥，小便赤浊。痰郁，胸满，动则喘息，起卧怠惰。血郁，四肢无力，能食，小便淋，大便红。食郁，黄疸①，鼓胀，痞块。不言风寒者，郁则为热故也，然亦有属寒者。丹溪云：气郁湿滞，湿滞成火，火郁生痰，痰滞血凝，血凝食结，六者相因，理气为主。赵献可专主木郁，以逍遥散代越鞠，云：治木则诸郁自散。亦是一法。又，郁为积聚癥瘕疝癖之本积有形，聚无形，无非食积瘀血痰饮而成。折郁气而资化源，行气活血，燥湿清火，化痰消食，和中健脾，大法如此。治积聚亦如此。若再明乎盛虚异同，正治反治正者，以寒治热，以热治寒。反者，以寒治热，佐以热药；以热治寒，佐以寒药；或寒药温用，热药凉用。如外治假热证，以热药浸冷用，即是此意。微者随之逆之，甚者制之从之，何病之有？

诊候生死要法②

五脏者，中之守也。中脏盛满，气胜伤恐者，声如从室中言，是中气之湿也。言而微，终日乃复言者，此夺气也。衣被不敛，言语善恶，不避亲疏者，此神明之乱也。仓廪不藏，是门户不要也。水泉不止，是膀胱不藏也。得守者生，失守者死。五脏者，身之强也。头者，精明之府，头倾视深，精神将夺矣。背者，胸中之府。背曲肩随，府将坏矣。腰者，肾之府，转摇不能，肾将惫矣。膝者，筋之府，屈伸不能，行则偻附，筋将惫矣。骨者，髓之府，不能久立，行则振掉，骨将惫矣。得强则生，失强则死

---

① 疸：原作"疽"，据《理瀹骈文》改。
② 诊候生死要法：本条录自清·尤在泾《金匮翼·卷八·诊候生死要法》。

也。《脉要精微论》。

人一呼脉四动以上曰死，脉绝不至曰死，乍疏乍数曰死。

人无胃气曰逆，逆者死。脉从阴阳，病易已；脉逆阴阳，病难已。脉得四时之顺，曰病无他；脉反四时及不间脏，曰难已。

春夏而脉瘦，秋冬而脉浮大，命曰逆四时也。风热而脉静，泄而脱血脉实，病在中脉虚，病在外脉涩坚者，皆难治，命曰反四时也。

水谷为本，故人绝水谷则死，脉无胃气亦死。所谓无胃气者，但得真藏脉不得胃气也。

平心脉来，累累如连珠，如循琅玕，曰心平，夏以胃气为本。病心脉来，喘喘连属，其中微曲，曰心病。死心脉来，前曲后倨，如操带钩，曰心死。平肺脉来，厌厌聂聂，如落榆荚，曰肺平，秋以胃气为本。病肺脉来，不上不下，如循鸡羽，曰肺病。死肺脉来，如物之浮，如风吹毛，曰肺死。平肝脉来，软①弱招招，如揭长竿末梢，曰肝平，春以胃气为本。病肝脉来，盈实而滑，如循长竿，曰肝病。死肝脉来，急益劲，如新张弓弦，曰肝死。平脾脉来，和柔相离，如鸡践地，曰脾平，长夏以胃气为本。病脾脉来，实而盈数，如鸡举足，曰脾病。死脾脉来，锐坚，如鸟之喙，如鸟之距，如屋之漏，如水之流，曰脾死。平肾脉来，喘喘累累如钩，按之而坚，曰肾平，冬以胃气为本。病肾脉来，如引葛，按之益坚，曰肾病。死肾脉来，发如夺索，辟辟如弹石，曰肾死。《平人气象论》。

形气相得，谓之可治；色泽以浮，谓之易已；脉从四时，谓之可治；脉弱以滑，是有胃气，命曰易治，取之以时。形气相失，谓之难治；色夭不泽，谓之难已；脉实以坚，谓之益甚；脉逆四

---

① 软：原作"耍"，"耎（软）"之形误，据《素问·玉机真脏论》改。

时，为不可治。所谓逆四时者，春得肺脉，夏得肾脉，秋得心脉，冬得脾脉，其至皆悬绝沉涩者，名曰逆四时。

五实死，五虚死。脉盛，皮热，腹胀，前后不通，闷瞀，此谓五实。脉细，皮寒，气少，泄利前后，饮食不入，此谓五虚。浆粥入胃，泄利止，则虚者活。身汗，得后利，则实者活。《玉机真脏论》。

形盛脉细，少气不足以息者危；形瘦脉大，胸中多气者死。形气相得者生，参伍不调者病，三部九候皆相失者死。上下左右之脉相应，如参舂者病甚；上下左右相失，不可数者死。中部之候虽独调，与众相失者死，中部之候相减者死。目内陷者死，脱肉身不去者死，真脏脉见者死。

九候之脉，皆沉细悬绝者为阴，主冬，故以夜半死。盛躁喘数者为阳，主夏，故以日中死。寒热病者，以平旦死。热中及热病者，以日中死。病风者，以日夕死。病水者，以夜半死。其脉乍疏乍数，乍迟乍疾者，日乘四季死。形肉已脱，九候虽调，犹死。七诊①虽见，九候皆从者不死。

脉不往来者死，皮肤着者死。瞳子高者，太阳不足；戴眼者，太阳已绝。此决死生之要也。《三部九候论》。

乳子而病热，脉悬小者，手足温则生，寒则死。

乳子中风，热，喘鸣肩息者，脉实大也。缓则生，急则死。

肠澼便血，身热则死，寒则生。肠澼下白沫，脉沉则生，浮则死。肠澼下脓②血，脉悬绝则死，滑大则生。肠澼之属，身不热，脉不悬绝者曰生，悬涩者、滑大者曰死。

癫疾脉搏大滑，久自已。脉小坚急，死不治。癫疾之脉，虚

---

① 诊：原作“症”，据《素问·三部九候论》改。
② 脓：原作“浓”，据《素问·通评虚实论》改。

则可治，实则死。

消瘅虚实，脉悬小坚，病久不可治。脉实大，病久可治。《通评虚实论》。

阳从左，阴从右，老从上，少从下。是以春夏归阳为生，归秋冬为死。反之则归秋冬为生。

一上不①下，寒厥到膝，少者秋冬死，老者秋冬生。

形若气虚，死。形气有余，脉气不足，死。脉气有余，形气不足生。《方盛衰论》。

得守者生，失守者死。得神者昌，失神者亡。《本病论》。

平人而气胜形者寿，病而形肉脱，气胜形者死，形胜气者危。《寿夭刚柔论》。

热病七八日，脉微小，病者溲血，口中干，一日半死。脉代者，一日死。

热病已得汗出，而脉尚躁，喘，且复热，喘甚者死。

热病七八日，脉不躁，躁不数散，后三日中有汗，三日不汗，四日死。

热病不知所痛，耳聋不能自收，口干，阳热甚，阴颇有寒者，热在髓，死，不可治。热病已得汗，而脉尚躁盛，此阴脉之极也，死；其得汗而脉静者，生。热病，脉盛躁而不得汗者，此阳脉之极也，死；脉盛躁，得汗静者生。

热病不可刺者有九：一曰汗不出，大颧发赤，哕者死；二曰泄而腹满盛者死；三曰目不明，热不已者死；四曰老人婴儿，热而腹满者死；五曰汗不出，呕下血者死；六曰舌本烂，热不止者死；七曰咳而衄，汗不出，出不至足者死；八曰髓热者死；九曰热而痉者死。腰折，瘈疭，齿噤齘也。凡此九者，不可刺也。《热

---

① 不：原作"一"，据《素问·方盛衰论》改。

病》篇。

热病脉静汗出已，脉盛躁，是一逆也；病泄，脉洪大，是二逆也；着痹不移，䐃肉破，身热，脉偏绝，是三逆也；淫而夺形，身热，色夭然白，及后下血衃笃重，是四逆也；寒热夺形，脉坚搏，是谓五逆也。

脉一呼再至曰平，三至曰离经，四至曰夺精，五至曰死，六至曰命绝。此至之脉也。一呼一至曰离经，再呼一至曰夺精，三呼一至曰死，四呼一至曰命绝。此损之脉也。损之为病：一损损于皮毛，皮聚而毛落；二损损于血脉，血脉虚少，不能荣于五脏六腑；三损损于肌肉，肌肉消瘦，饮食不能为肌肤；四损损于筋，筋缓不能自收持；五损损于骨，骨痿不能起于床；反此者，至脉之病也。从上下者，骨痿不能起于床者死；从下上者，皮聚而毛落者死。

脉来一呼再至，一吸再至，不大不小，曰平。一呼三至，一吸三至，为适得病。前大后小，即头痛目眩；前小后大，即胸满短气。一呼四至，一吸四至，病欲甚。脉洪大者，苦烦满；沉细者，腹中痛；滑者，伤热；涩者，中雾露。一呼五至，一吸五至，其人当困。沉细，夜加浮大，昼加不大不小，虽困可治。其有大小者难治。一呼六至，一吸六至，为死脉也。沉细夜死，浮大昼死。一呼一至，一吸一至，名曰损人。虽能行，犹当着床。所以然者，血气皆不足故也。再呼一至，再吸一至，名曰无魂。无魂者，当死也。人虽能行，名曰行尸。上部有脉，下部无脉，其人当吐不吐者死；上部无脉，下部有脉，虽困，无能为害。所以然者，人之有尺，譬如树之有根，枝叶虽枯槁，根本将自生，有根本，人有元气，故知不死。

扁鹊云：筋绝不治九日死，手足爪甲青黑，呼骂口不息也。

医意脏腑图说

自 序

余尝读《迁史①·扁鹊传》而有感焉。夫俞跗之治疾也，必割皮解肌，诀②脉结筋，搦③髓脑，揲荒爪幕④，湔浣肠胃，漱涤五脏，而后奏功。甚矣！医固若斯之难也！范文正公云：不为良相，当为良医。诚以相与医皆有救世福民之任，实天下苍生性命所关。故良相之救民也，必统天下中外而熟筹之；良医之活人也，亦必统一身内外而熟悉之。《汉·艺文志》：医经者，原人血脉、经络、骨髓、阴阳、表里，以起百病之本、死生之分。不此之察，虽日从事于医，亦何异盲者言视，而不知所以视，跛者言履，而不知所以履哉！夫脾肾心肝肺，五官⑤之司；口舌鼻耳目，五官之候。斯即稍通医理者，亦能言之，夫何必赘！惟世之易视医者，动言五运六气，及叩其所以然之理，弗知也。每言五脏六腑，及询其所以然之部位，弗知也。如此而欲起死人而肉白骨，不几若涉大水之无津涯乎！今之能言脏腑者，惟西医为最原，西医能剖病人之腹，逐一考验，为华医所不及。然核与古人图说，不无微异之处。盖西医只详于一身之脏腑条件而已，至于脉络之起止，精血之流通，尚属缺而未备。不揣愚昧，博览旁稽，合中西而厘

---

① 迁史：《史记》之别称。

② 诀：通"决"，疏通。《史记·扁鹊仓公列传》有"诀脉"，《三国志》"华佗传"有"决脉"。

③ 搦（nùo 偌）：按治。

④ 揲荒爪幕：持取膏肓，梳理膈膜。揲，原脱，据《史记·扁鹊仓公列传》补。荒，通"肓"；幕，通"膜"。《太平御览·卷七百二十一·方术部二》引《史记》即作"揲肓爪膜"。爪，古同"抓"。

⑤ 官：原作"言"，据《子华子·北宫意问》改。下句"官"同。

订之。凡同中之异，异中之同，各存其实。且删繁就简，俾有心于医者，开卷了然，庶于灵府①中燃暗室之灯，辟长明之界，每视疾，若隔纱睹物，莫不悉见，则迭里特②之传不至尽失，而于医之一道，或不无小补云。

光绪丙申年重阳奉天锦县徐龄臣识于羊城旅邸

---

① 灵府：指心。
② 迭里特：即耶律迭里特，字海邻，辽代医家。据《辽史》卷一百十二所载，其人"神于医，视人疾，若隔纱睹物，莫不悉见"。

目　录

卷　一

内　景①

《蠡海集》②曰：天开于子，地辟于丑，人生于寅。寅时手太阴之气始动，其应在寸口。寸口以候上部，肺居五脏上部，独为五脏之华盖，所以管领一身之气。

《类经》曰：肺朝百脉，以行阴阳，而五脏六腑皆以受气③。故十二经以肺为首，循序相传，尽于足厥阴肝经，而又传于肺，终而复始④，是为一周。

《痿论》曰：肺者，脏之长也，为心之盖也。

张介宾曰：肺位最高，故谓之长。

高武⑤曰：肺者，朝百脉，故肺者脏之长。

马氏⑥曰：肺者，为诸脏之华盖。

华元化曰：肺者，生气之源，乃五脏之华盖。

《入门》曰：肺形似人肩，而为脏之盖。

《程氏医彀》曰：肺形如人肩二布，大叶四垂如盖。

---

① 内景：本部分内容录自日人小坂元祐《经穴纂要·卷四·内景》，文字略有改动。

② 蠡海集：明·王逵著，一卷。《四库总目提要》言："分天文、地理、人身、庶物、历数、气候、鬼神、事义八门，皆即数究理，推求天地人物所以然，虽颇穿凿，而亦时有精义。"

③ 气：原脱，据《类经·经络类》补。

④ 始：原脱，据《类经·经络类》补。

⑤ 高武：字梅孤，鄞县（今浙江宁波）人，明代针灸学家。著有《针灸聚英》。

⑥ 马氏：指明代医家马莳。

《医经原旨》曰：肺形似人肩二布，叶中有二十四空行列，分布诸脏清浊之气，又应二十四气也。

肺前面全状

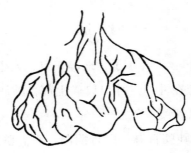

肺前面全状

按①：其形如蜂窠②，下无通窍，随呼吸而盈虚，其色如蓝，光泽有斑纹，古人皆谓六叶两耳，大概之言耳。古今说内形，比之内形，殆有不相似者矣。《入门》《医彀》《原始》等说略似之。

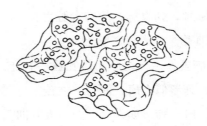

横断肺，见里面有白小孔

肺系

《圣济总录》曰：喉咙以下为肺系，骨者累累然其十二。又曰：天盖骨下为肺系之本。

---

① 按：此前《经穴纂要》原有"菅昇"二字，"菅昇"乃元祐之字，表明下文原是小坂元祐按语。

② 窠：原作"巢"，据《经穴纂要》改。

《脏腑指掌图书》曰：钱豫斋①曰：会厌缀于舌本之下，正应乎气管之上。气管，即喉咙也，居于前，主持呼吸，为声音之门户，故名吸门，共十二节。上三节微小，下九节微大，第四乃结喉也。

杨玄操曰：喉咙，空虚也，言其中空虚，可以通气息焉。即肺之系，呼吸之道路。

《金鉴》曰：结喉者，喉之管头也。其瘦者，多外见颈前；肥人则隐于肉，肉多不见。

《经释》② 曰：喉咙，即出声之处，即俗名喉脘。

会厌

《程氏医彀》曰：缀于舌本之上，正应于气管之下。气管，即喉咙也。

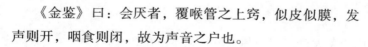

《医学原始》曰：齿以后至会厌，深三寸五分，大容五合。会厌为吸门，其大如钱，为音声之户，薄则易于起发，音出快而便利，厚则起发迟③，音出慢而重舌也。人卒然无音者，寒气客于厌。

《金鉴》曰：会厌者，覆喉管之上窍，似皮似膜，发声则开，咽食则闭，故为声音之户也。

悬壅垂

《金鉴》曰：悬壅垂者，张口视喉上，似乳头之小舌，俗名碓嘴。

---

① 钱豫斋：明代医家，名雷，字豫斋。增补《脏腑证治图说人镜经》，另著附录两卷，名《人镜经附录》。

② 经释：指徐灵胎所著《难经经释》。

③ 迟：原脱，《经穴纂要》同，据《医学原始·卷三·鼻口通咽喉考》补。

《医学原始》曰：喉上如小舌而下垂者曰悬雍，乃音声之关也。

吴崑曰：悬雍，吸门垂下肉乳也。

颃颡①

《金鉴》曰：口内之上二孔，司②分气之窍也。

喉咙

《金鉴》曰：喉咙者，喉也，肺之系也。

嗌

《金鉴》曰：嗌者，咽也，胃之系也。

咽喉

《忧恚无言》篇曰：咽喉者，水谷③之道也。喉咙者，气之所以上下者也。

《类》注曰：人有二喉，一软一硬。软者居后，是谓咽喉，乃水谷之道，通于六腑者也。硬者居前，是谓喉咙，为宗气出入之道，所以行呼吸，通五脏者也。

鼻

《阴阳应象大论》曰：肺主鼻。又曰：在窍为鼻。

《医学原始》曰：肺主鼻。鼻者，肺之官，故肺和则鼻能知香臭矣。

皮毛

《痿论》曰：肺主身之皮毛。

---

① 颃颡（hángsǎng 杭嗓）：咽的上部与鼻相通之处。

② 司：原作"目"，《经穴纂要》同，据《医宗金鉴·刺灸心法要诀·周身名位骨度》改。

③ 谷：原作"道"，《经穴纂要》同，据《灵枢·忧恚无言》改。

《皮部论》曰：百病之始生也，必先于皮毛。邪中之则腠理开，开则入客①于络脉；留而不去，传入于经脉；留而不去，传入于腑。

肠

杨玄操曰：肠，畅也，通畅胃气，去渣秽者也。

《医学原始》曰：广肠，一曰肛门。肛门，言其处似车軏形，故曰肛门，即广肠也。一名直肠，一名魄门，一名洞肠，亦名肛门，受大肠之谷而道②出焉。

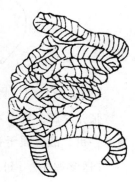

祚③按：大小肠，古经皆以为二物。然解体亲视之，唯一肠而有巨细之分耳。今以曲尺度之，长二丈四五尺许，上属于胃，下连肛门，其色白带淡红。

《四十二难》《十四经》《针灸聚英》等：大肠当脐右环十六曲。《肠胃》篇：当脐左旋。

《五脏别论》曰：夫胃、大肠、小肠、三焦、膀胱，此五者，天气之所生也。左旋④，故二肠亦左旋。《肠胃》篇"当脐左旋"是。

胃

杨玄操曰：胃，围也，言围受食物也。

《玉机真脏论》曰：五脏者，皆禀气于胃。胃者，五脏之本也。

---

① 客：原作"容"，《经穴纂要》同，据《素问·皮部论》改。
② 道：导也。
③ 祚：《经穴纂要》作"菅昇"，表明下文原是小坂元祐按语。
④ 左旋：详文义，此为"天左旋"之意。

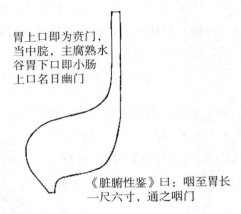

胃上口即为贲门，
当中脘，主腐熟水
谷胃下口即小肠
上口名曰幽门

《脏腑性鉴》曰：咽至胃长
一尺六寸，通之咽门

《刺疟论》曰：胃者，六腑之长也。

张介宾曰：胃者六腑之长，而大肠、小肠皆与胃连，居胃下，气本一贯，故皆属于胃。

《医学原始》曰：口内通于腹中者，只有二窍。前曰喉，是肺管；后为咽，是食管也，即胃脘①也。下即贲门，亦透膈而下是胃。胃下有幽门，即接小肠。小肠下是阑门，阑门接大肠。大肠及直肠，直肠②透肛门，秽从此出。阑门之傍有膀胱，达于前阴而出溺。

又曰：纡曲屈，伸长二尺六寸，大一尺五寸，径五寸，盛谷二斗，水一斗五升。

《经脉别论》曰：食气入胃，其清纯津液之归于心，入于脉，变赤而为血。有余则注于冲任，而为经水。经水者，阴水也。阴必从阳，故其色赤，禀火之色也。且冲为血海，任主胞胎，若媾男子之精，阴阳和合而成孕，则其血皆移荫于胎矣。胎既产，则

---

① 脘：原作"腕"，据《经穴纂要》改，与《医学原始·卷三·咽喉分脏腑考》合。

② 及直肠，直肠：及，至，此处作连接解。此五字原脱，《经穴纂要》同，据《医学原始·卷三·咽喉分脏腑考》补。

胃中清纯津液之气归于肺，朝于脉，流入于乳房，变白而为乳，是禀肺金之色也。其或儿不自哺，阳明之窍不通，其胃中津液仍归于脉，变赤而复为月水也。

《医彀》曰：妇人血与乳，俱脾胃所生。

脾

《脏腑性鉴》曰：膈膜之下有胃，盛受饮食而熟腐之。其左有脾，与胃同膜，而附其上，其色如马肝赤紫。

又曰：磨胃食乃消化。

《入门》曰：居中脘①一寸二分，上去心三寸六分，下去肾三寸六分。中间一寸二分，名曰中庭。在天为太阳，在地为太阴，在人为中黄祖气。脾气壮，则能磨消水谷，以营养四脏。

滑氏②曰：脾广三寸，长五寸，掩乎太仓，附着于脊之第十一椎。

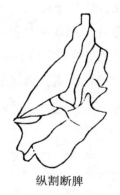

纵割断脾

---

① 脘：原作"腕"，据《经穴纂要》改；与《医学入门》卷一·脏腑合。

② 滑氏：指元代医家滑寿。著《难经本义》。

肉

《痿论》曰：脾主身之肌肉。

《医经原旨》曰：脾属土，肉象地之体，故合肉也。脾气通于唇，故荣唇也。又曰：肉属众体之土。

心

《脏腑性鉴》曰：肺下即心，心有系，上①系于肺，肺受清气，下乃灌注。其象尖长而圆，其色赤。

又曰：凡脾胃肝胆肾膀胱，俱各有一系系于包络之旁，以通于心。

《口问》篇：岐伯曰：心者，五脏六腑之主也。

《医学原始》曰：心为百体之君，元火之②府，生命之根，灵神之寓，故四脏皆系于心，而次第生焉。

又曰：心为灵君，万念皆生于此。

又曰：心为一身之君主，禀虚灵而含造化，具一理以应万几，脏腑百骸③，惟所是命，故曰神明出焉。

又曰：《元命包》曰：心者，火之精，成于五，故人心长五寸。

---

① 上：原作"二"，据文义改。《医贯·玄元肤论·内经十二官论》云："肺之下为心。心有系络，上系于肺。肺受清气，下乃灌注。其象尖长而圆，其色赤。"所言与本段同。

② 之：原脱，《经穴纂要》同，据《医学原始·卷四·心脏图说考》补。

③ 骸：原作"体"，据《经穴纂要》改，与《医学原始·卷四·心脏图说考》合。

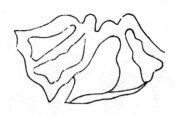

横割心

血

《痿论》曰：心主身之血脉。

《阴阳应象大论》曰：在窍为舌。舌为心之苗，故主舌。

《灵枢·决气》篇曰：何谓血？岐伯曰：中焦受气取汁，变化而赤，是谓血。

发

《医学原始》曰：头上曰发，属足少阴、阳明。耳前曰鬓，属手足少阳。目上曰眉，属手足阳明。唇上曰髭，属手阳明。颏下曰须，属足少阴、阳明。两颊曰髯，属足少阳。其经气血盛，则美而长；气多血少，则美而短；气少血多，则少而恶；气血俱少，则其处不生；气血俱热，则黄而赤；气血俱①衰，则②白而落。

浩然③曰：验小儿寿夭，亦视毛发。儿发受母血而实，故名血余也。母血充实，儿发则黑而光润；母血虚弱，或胎漏败堕，或纵欲多淫，儿发则黄槁焦枯，或生疳瘶之患，俱关不寿之兆也。

《万病回春》曰：发者，血之余也。

---

① 俱：原作"则"，《经穴纂要》同，据《医学原始·卷三·髭须眉发毫毛考》改。

② 则：原脱，《经穴纂要》同，据《医学原始·卷三·髭须眉发毫毛考》补。

③ 浩然：即王宏翰，《医学原始》著者。宏翰字惠源，号浩然子，清代医家。

舌

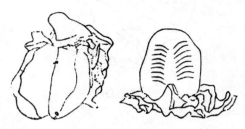

《甲乙经》曰：舌者，心之官。心气通于舌，心和则舌知五味。

又曰：舌重十两，长七寸，广二寸半。

《阴阳应象大论》曰：心在窍为舌，肾在窍为耳。此云开窍于耳，则耳兼心肾也。

《医彀》曰：南方赤色，入通于心，开窍于耳。注曰：舌为心之官，当言于舌，舌①用非窍，故云耳也。盖手少阴之络，会于耳中故也。

杨玄操曰：舌者泄也，言可舒泄于言语也。

虞庶②曰：舌者，声之机。

《金鉴》曰：舌者，司味之窍也。

膀胱

《医彀》曰：膀胱者，与小肠脂膜③
相联，有下口而无上口，其管直透前阴，
出溺。

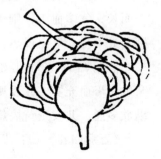

---

① 舌：原脱，据《素问·金匮真言论》王冰注补。

② 虞庶：宋代医家。著《注难经》五卷，补吕广、杨玄操所未尽。原书已亡，《集注八十一难经》存其佚文。

③ 膜：原作"蔓"，据文义改。清·蔡贻绩《医学指要·卷一·脏腑总论》云"膀胱者……与小肠脂膜相连"，与此处所论略同。

《脏腑性鉴》曰：凡胃中熟腐水谷，其精气自胃之上口曰贲门，上输于肺，肺乃播于百脉；其滓秽自胃之下口曰幽门，传于小肠，至小肠下口曰阑门，泌别其汁，清者渗出小肠，而渗入膀胱，滓秽之物，则转入大肠矣。膀胱上无所入之窍，止有下口。

肾

其色茶褐，中间白色，有两枚，形圆长，长三寸许，着脊十四椎左右，两筋下通于茎，精水由此通，其脏在肠胃之后。

横割肾观之，中间白色如人精，臭亦相类。有数窠，疑是精液所留乎？

《脏腑性鉴》曰：肾有系二条，上条系于心包；下条过屏翳穴，后趋脊骨。

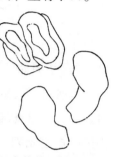

全状前面之图

《颐生微论》

李士材曰：父母构①精，未有形象，先结河车，中间透起一茎，如莲蕊初生，乃脐带也。蕊中一点，实生身立命之原，即命门也。自此天一生水，先结两肾。夫命处于中，两肾左右开阖，正如门中枨闑②，故曰命门。盖一阳处于二阴之间，所以成乎坎也。

按：《铜人图》：脊骨自上而下十四节，自下而上七节，有命门穴，两旁有肾腧穴，则知

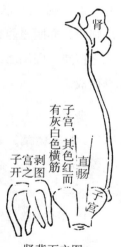

肾背面之图

---

① 构：原作"㧌"，《经穴纂要》同，据《颐生微论·卷二·脏腑论第九》改。

② 枨闑（chéngniè 程聂）：枨，古代门两旁所竖长木；闑，古代门中央所竖短木。枨，原作"根"，《经穴纂要》同，据《颐生微论·卷二·脏腑论第九》改。

中是命门，两傍皆肾也。脐与命门，生于百体之先，故命门对脐①中。《易》曰一阳陷于二阴之中，命门犹儒之太极也。

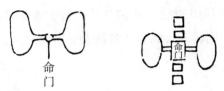

《医学原始》

浩然曰：人始生，先②脐与命门，故命门为十二经脉之主。一曰真火，一曰真气，一曰动气。真火者，人身之太极，无形可见，先天一点之元阳，两肾之间是其息所，人无此火，则无以养生。曰真气者，禀于有生之初，从无而有，即元气之本体也。曰动气者，盖动则生，亦阳之动也。命门具而两肾生，两肾者静物也，静则化，亦阴之静也。命门者，立命之门，元火元气之息所，造化之枢纽，阴阳之根蒂③，即先天之太极。四行由此而生，脏腑以继而成。

肾经

《锦囊秘录》曰：两肾俱属水，左为阴水，右为④阳水，以右⑤为命门，非。命门在两肾中间，命门左边小黑圈是真水之穴，

① 脐：原脱，《经穴纂要》同，据《医学原始·卷一·命门图说考》补。

② 先：原脱，《经穴纂要》同，据《医学原始·卷一·命门图说考》补。

③ 蒂：原作"带"，《经穴纂要》同，据《医学原始·卷一·命门图说考》改。

④ 为：原脱，《经穴纂要》同，据《冯氏锦囊秘录·杂症大小合参·阳水阴水相火真水命门图说》补。

⑤ 右：原脱，《经穴纂要》同，据《冯氏锦囊秘录·杂症大小合参·阳水阴水相火真水命门图说》补。

命门右边小白圈是相火之穴，此一水一火俱无形，日夜潜行不息。盖命门居两肾之中间，而不偏于右，即①妇人子宫之门户也。子宫者，肾脏藏精之腑也，当关元、气海之间，男精女血，皆聚于此，为先天真一之气，所谓坎中之真阳，为一身生化之源，在两肾中间，而不可偏于右。两肾属水，有阴阳之分；命门属火，在二阴之中。若谓左主于肾，而右偏为命门，此千古传说之伪也。

《质疑录》曰：《内经》初无命门之名，命门之说始于越人之《三十六难》，而曰肾有两，左为肾，右②为命门，男子藏精，女子系胞。夫右肾既藏男子之精，则左肾将藏何物？女子之胞，何独偏系于右？此其说之不能无疑也。命门居两肾之中，而不偏于右，即妇人子宫之门户也。子宫者，肾脏藏精之腑也，当关元、气海之间，男精女血，皆聚于此，为先天真一之气，所谓坎中之真阳，为一身生化之源。此命门在两肾中间，而不可以独偏于右。两肾属水，有阴阳之分；命门属火，在二阴之中。故《脉经》以肾脉配两尺，但当曰左尺③主真阴，右尺主真阳。而命门则为阳气之根，随三焦相火以同见于右尺则可。若谓左肾则主于肾，而右肾偏为命门，此千古讹传之弊，而不得不亟正之者也。

耳

《阴阳应象大论》曰：肾主耳。又曰：在窍为耳。

---

① 即：原作"而"，《经穴纂要》同，据《冯氏锦囊秘录·杂症大小合参·改正内景之图》改。

② 为肾，右：原脱，《经穴纂要》同，据《质疑录·论右肾为命门》补。

③ 尺：原作"肾"，据《质疑录》改。

骨

《宣明五气》篇曰：肾主骨。

《说文》曰：骨者，体之质也，肉之核也。

《医彀》曰：男子骨色纯白，妇人骨色淡黑。男子髑髅骨①自项及耳至脑后共八片，脑后横一缝，当正直下发际别有一直缝。妇人只六片，脑后横一缝，当正直下则无缝。左右肋，男十二条，八长四短；女十四条，八长六短。

《类》注曰：肋骨各十二条，八长四短。女人多擎夫骨②二条，左右各十四条。

《吴医汇讲》曰：男子肋骨二十有四，女子肋骨二十有八。男子头骨八块，女子头骨六块。

《类》注曰：尾骶骨，男子尖，女子者圆而平。

《金鉴》曰：颠顶骨，男子三叉缝，女子十字缝。

头颅骨

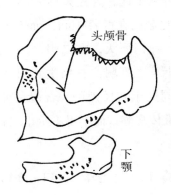

① 髑髅骨：头骨的别称。
② 骨：原脱，据《类经·经络类·骨度》补。

肋初骨

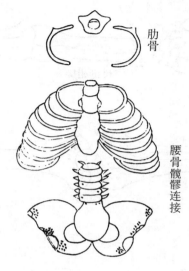

肋骨

腰骨髋髎连接

肩胛骨

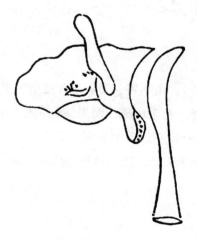

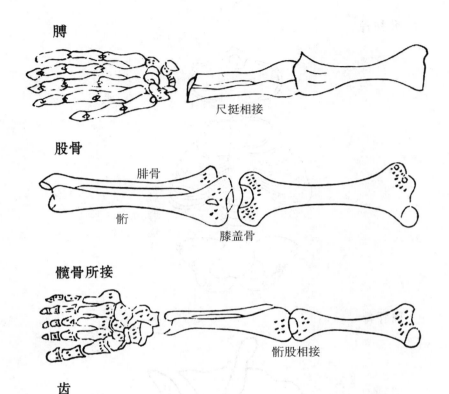

髆

尺挺相接

股骨

腓骨

骱

膝盖骨

髋骨所接

骱股相接

齿

　　《医学原始》曰：齿属肾，肾①乃骨之余。上龂属胃，下龂属大肠。何少年齿密，老年齿疏，而齿性原②刚，胡③有收缩，而致稀疏者乎？艾儒略④曰：齿形上平宽，下稍锐，而人身百体之长有时而止，惟齿则自少而壮，至老益加长焉。

---

　　①　肾：《经穴纂要》同，详文义，疑涉上文而衍。

　　②　原：原作"厚"，《经穴纂要》同，据《医学原始·卷四·肾脏图说考》改。

　　③　胡：原作"故"，《经穴纂要》同，据《医学原始·卷四·肾脏图说考》改。

　　④　艾儒略：Jules Aleni（1582—1649），字思及。明时意大利耶稣会传教士。

胆

杨玄操曰：胆，敢也，言其人有胆气，果敢也。

李中梓曰：胆者，担也，犹人正直无私，善担当也。

《脏腑性鉴》曰：膈膜之下有肝，肝有独叶者，有二三叶者，其系亦上络于心包，为血之海，上通于目，下亦无窍，有胆附于短叶间。

《六节藏象论》曰：凡十一脏，皆取决于胆。《类》注曰：五脏六腑，共为十一，禀赋不同，情志亦异，必资胆气，庶得各成①其用，故皆取决于胆也。

又曰：胆禀刚果之气，故为中正之官，而决断所出。胆附于肝，相为表里，肝气虽强，非胆不断。肝胆相济，勇敢乃成。

胆连肝叶下，其色薄青少黑，形类茄子，内有黄汁，比诸脏腑最小。

肝

《脏腑性鉴》曰：膈膜之下有肝，肝有独叶者，有二三叶者。

《入门》曰：肝之系者，自膈下着右胁肋，上贯膈入肺中，与膈膜相连。

《人镜经》曰：肝脏主筋膜之气，其位居右胁之前，并胃着脊之第九椎。

祚②按：肝者，膈膜下低于胃之右，其形大约似肺脏，其色如蜀黍③，上连心系而

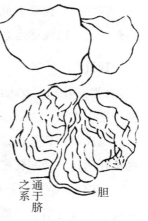

之通
系于
　脐　　　　胆

肝后面

---

① 成：原脱，《经穴纂要》同，据《类经·藏象类·藏象》补。

② 祚：《经穴纂要》。原作"营昇"，说明下文原是小坂元祐按语。

③ 蜀黍：即高粱。

　　垂膈下。古书所云左三右四，未见其然否。

　　胆与肝相连。

　　《风论》曰：善怒，时憎女子。

　　吴注①曰：肝志②怒，肝脉环阴器。肝气治则悦色而欲女子，肝气衰则恶色而憎女子。

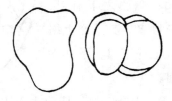

　　睾丸《图翼》曰：音高。阴丸也。

　　《金鉴》曰：睾丸者，男子前阴两丸也。

阴器

　　张氏曰：阴器者，合太阳、厥阴、阳明、少阴之筋，以及冲、任、督之脉，皆聚于此，故曰宗筋。厥阴属肝，肝主筋，故络诸筋而一之，以成健运之用。

廷孔

　　《类》注曰：女人溺孔，在前阴中横骨之下。男子溺孔，亦在横骨之下中央，为宗筋所函，故不见耳。

　　马氏曰：廷孔也，其孔即溺孔之端。盖窃漏之中有溺孔，其端正在阴廷，乃溺孔之端也。

　　《医学原始》曰：前阴亦一而有两窍者，廷孔与溺孔也。溺孔在前，廷孔在后，一道而两用，在出之户也。

　　又曰：廷孔者，即出精之道，从尾闾上，通两肾之间，男子

---

　　①　吴注：指明·吴崑《黄帝内经素问吴注》中注语。

　　②　志：原作"忘"，据《经穴纂要》改，与《素问吴注》合。

以藏精，女子以系胞，故曰肾间动气，人之生命也。肾间者，两肾之间，即①命门真元之所也。此五脏六腑之本，十二经脉之根，呼吸之门，三焦之原。

又曰：惟肾亦有系通于前阴而泄精。

眼目

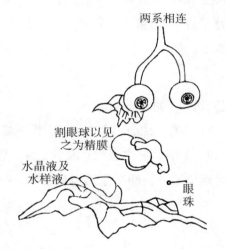

两系相连

割眼球以见
之为精膜

水晶液及
水样液

眼
珠

《医学原始》曰：《口问》篇：岐伯曰：心者，五脏六腑之主也。目者，宗脉之所聚也。

《人镜经》曰：肝气通于目，目和则知黑白矣。

《医学原始》曰：目为五官之尊，以视为职。

又曰：目之上下生睫毛者，以免尘之侵②，即汗下，亦不能注入也。

---

① 间，即：原脱，《经穴纂要》同，据《医学原始·卷三·咽喉分脏腑考》补。

② 以免尘之侵：《医学原始》卷二《目之视官论》作"以防飞尘之侵"，《经穴纂要》遗一"防"字而文义不属。徐氏改"飞"作"免"，义虽通而文气不畅，足证其于《医学原始》未尝寓目。

又曰：暗中闭目，以手按摩，内光忽见，何也？盖目中①原有自然之微光，不激动则不发见，以手按摩，则激动其光，世俗所谓神光尔。

目

《金匮真言论》曰：东方青色，入通于肝，开窍于目。

《医学原始》曰：人之情伪，先观其目，此心之②捷报也。心有一情，目即露之。

筋

《宣明五气》篇曰：肝主筋。

《六节藏象论》《类》注曰：人之运动，由乎筋力。

《甲乙经》曰：肝者，筋之合也。筋者，聚于阴器，而脉络于舌本，故脉弗营则筋缩急，筋缩急则引卵与舌，故唇青舌卷卵缩则筋先死。

爪

《本脏》篇曰：肝应爪。爪厚色黄者，胆厚；爪薄色红者，胆薄；爪坚色青者，胆急；爪濡色赤者，胆缓；爪直色白无约者，胆直；爪恶色黑多纹者，胆结。

《六节藏象论》《类》注曰：爪者，筋之余，故其华在爪。

脑髓

《经脉》篇曰：人始生，先成精，精成而脑髓生。

《类》注曰：精藏于肾，肾通于脑。脑者阴也，髓者骨之充

---

① 中：原作"光"，据《经穴纂要》改，与《医学原始·卷二·目之视官论》合。

② 之：原脱，《经穴纂要》同，据《医学原始·卷二·目之视官论》补。

也，诸髓皆属于脑，故脑成而后脑髓生。

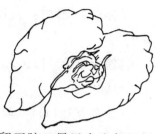

《本草备要》辛夷之条下：金正希先生尝语余曰：人之记性，皆在脑中。小儿善忘者，脑未满也；老人健忘者，脑渐空也。凡人见一①外物，必有一形影留于脑。昂思今人每记忆往事，必闭目瞪而思索之，此即凝神于脑之意也。李时珍曰：脑为元神之府。

胞衣表面

《胤嗣全书》曰：胞之蒂起于两肾中间，着脊而生，悬胎于胞，通母之气血，内含浆水以养儿。身头与手足幡作一团，如卵之黄，其浆水如卵之白，使上下四旁皆不得相碍。

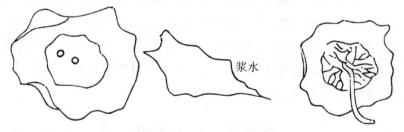

浆水

时珍曰：胎在母腹，脐连于胞，胎息随母。

《人镜经》曰：脐带一系，系于儿脐，悬儿于胞中，此通母之气血，遗荫之路也。

《医门秘旨》曰：与母之真气相连，如果生枝上，乃一身之根本也。

《保产万全书》曰：按是连紫河车皮膜，内含浆水，儿生下则四破。

---

① 见一：原脱，《经穴纂要》同，据《本草备要》辛夷条补。

《经脉》篇曰：人始生，先成精，精成而脑髓生。

《医学原始》曰：人之始生，先脐与命门，故为十二经脉之主。

《千金方》曰：人禀天地而生，故内有五脏六腑、精气骨髓筋脉，外有四肢九窍、皮毛爪齿、咽喉唇舌、肛门胞囊，以总而成体。

《医彀》曰：有言其脏腑生成之次第者。若阴包阳者为男，先生右肾；阳包阴者为女，先生左肾。其次①肾生脾，脾生肝，肝生肺，肺生心，以生其胜己。肾属水，故五脏由是为阴，其次心生小肠，小肠生大肠，大肠生胆，胆生胃，胃生膀胱，膀胱生三焦，以生其己胜者。小肠属火，故六腑由是为阳。其次三焦生八脉，八脉生十二经，十二经生十五络，十五络生一百八十系络，系络生一百八十缠经②，缠经生三万四千孙络，孙络生三百六十五骨节，骨节生三百六十五大穴，大穴生八万四千毛窍，则耳目口鼻、四肢百骸之身备矣。

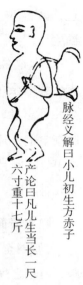

脉经义解曰小儿初生方赤子

产论曰凡儿生当长一尺六寸重十七斤

七冲门③出于《四十四难》。

《评林》④曰：冲，通也，要也，为冲要之地。

唇为飞门，齿为户门，会厌为吸门。贲门，胃上口也，水谷自此入于胃。幽门，为下口也，水谷渣秽自此入于小肠。

《医彀》曰：上接胃即幽门。

---

① 次：原作"以"，据《经穴纂要》改。
② 缠经：《经络汇编·原始》作"缠络"。下"缠经"同。
③ 七冲门：本部分内容录自《经穴纂要·卷四·七冲门》
④ 评林：指明·王文洁编著的《图注八十一难经评林捷径统宗》。

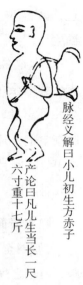 铁如意轩医书四种
二八四

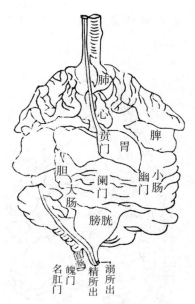

《原始》曰：胃下有幽门，即接小肠。小肠下是阑门，接大肠。

《疮疡经验全书》曰：咽门广二寸半，至胃一尺六。喉咙广二寸，长一尺二寸。

《原始》曰：十二节，上三节微小，下九节微大，第四节乃结喉也。

《医彀》曰：阑门下通大肠。

又曰：阑住水谷，主泌别清浊，故曰阑门。清者渗入膀胱。

又曰：溺出前，其精管自两脊骨间发来，绕大肠之右溺管下，同出前阴而泄精。

《医学原始》

《医学原始》曰：齿以后至会厌，深三寸五分，大容五合。会厌为之吸门，其大如钱，为音声之户，薄则易于起发，音出快而便利，厚则起迟①，音出慢而重舌也。人卒然无音者，寒气客于厌，则厌不能发，发不能下。

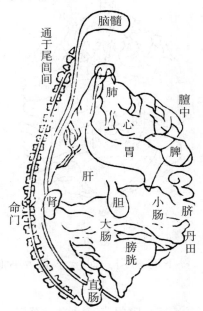

钱豫斋曰：会厌缀于舌本之下，正应乎气管之上。气管即喉咙也，居于前，主持呼吸，为发音之门户，故名吸门。共十二节，上三节微小，下九节微大，第四节乃结喉也。结喉可容得上三节于内，如饮食，则结喉即起，套于上三节之外，直抵于会厌之下而掩之，令水谷不得而漏入焉。一或误投之，即发呛而不已矣。

《医学原始》曰：惟肾亦有系，通于前阴泄精。

又曰：前阴亦一而有两窍者，廷孔与溺口也。溺孔在前，廷孔在后，一道而两用。

又曰：廷孔者，即出精之道，循尾间上，通两肾之间。

---

① 迟：原作"发"，《经穴纂要》同，据《医学原始·卷三·鼻口通咽喉考》改。

《评林》曰：按《内经》，并无七冲门。

又曰：今越人言七冲者，以饮食入于唇，碎于齿，受于会厌，腐熟①太仓，而出下口，输于小肠大肠，出肛门，冲要通达，以立命根，故谓冲门。张世贤②曰：冲者，通也，要地也。此七冲门者，水谷冲要通利开阖之所是也，谓之七冲门也。《俗解》③曰：此七冲者，皆水谷变化相冲出入之门路也。

《评林》曰：此则自唇至肛门，自上而下，凡饮食之既纳而出入，冲要通达，非他处可拟也，故曰七冲门也。

飞门唇　户门齿　吸门会厌　贲门胃之上口　幽门胃之下口　阑门小肠下口　魄门肛门

张氏《图翼》曰：命门、气门，新增入于二④门，为九门。

命门精血之门，居前阴中　气门溲溺之门，居前阴中，由气化而出，故曰气门

飞门

《灵枢·忧恚无言》篇曰：口唇者，音声之扇也。注曰：唇启则声揭，故谓之扇。

张世贤曰：两唇动运，如物之飞。

杨氏⑤曰：肝主于唇，为飞门也。飞者，动也，言唇受水谷，动转入于门也。

户门

《俗解》曰：饮食由此得入，如家室之门户也。

---

① 腐熟：《经穴纂要》同，详文义文例，此后疑脱一"于"字。
② 张世贤：明代医家，字天成，号静斋。著有《图注八十一难经》。
③ 俗解：指明·熊宗立所著《勿听子俗解八十一难经》。
④ 二：《经穴纂要》同，详文义，疑是"七"字之误。
⑤ 杨氏：指杨玄操。

《评林》曰：齿之在人，为户门焉。凡物之大者，不得径入，必得齿以碎之，然①得入。其上下开辟，如室之有户也。

会厌

丁氏②曰：会厌为吸门者，咽喉为水谷下时，厌接呼吸也。

《俗解》曰：会厌，咽门也，吸入也。会厌为吸门，咽物吸入而不得复出。

《评林》曰：会厌在人为吸门焉，当咽物之时，咽物吸入，合掩喉咙，不使食物误入，以阻气之嘘吸出入，故谓吸门。

《医学纲目》曰：咽与喉，会厌与舌，四者同在一门，而其用各异。喉以纳气，故喉气通于天；咽以纳食，故咽气通于地；会厌管③乎其上，以司开辟④。掩其喉，则其食下；不掩之，其喉错。必舌抵上腭，则会厌能闭其喉矣。四者交相为用，阙一则饮食废而死矣。

贲门

《俗解》曰：胃为贲门，食饮下咽，贲向聚于胃也。

滑氏曰：贲与奔同，言物之所奔向也。

幽门

《俗解》曰：大仓，亦胃也。大仓下口为幽门，在脐上二寸，谓居幽暗之处也。

---

① 然：《经穴纂要》同，详文义，此后疑脱一"后"字。
② 丁氏：指宋·丁德用。著有《补注难经》，改正补注杨玄操所注《难经》，并绘图阐释《难经》之隐奥。原书已亡，《难经集注》存其佚文。
③ 管：原作"官"，《经穴纂要》同，据《医学纲目·卷十五·肝胆部·咽喉》改。
④ 辟：原作"阇"，据《经穴纂要》改，与《医学纲目·卷十五·肝胆部·咽喉》合。

阑门

丁氏曰：大肠小肠会为阑门。会者，合也。大肠小肠合会①之处，分阑水谷，精血各有所归，故曰阑门。

《俗解》曰：大肠小肠会为阑门者，是大肠小肠各受物传化，而相会于此，分别清浊，渣粕秽浊入广肠，水液渗泄入膀胱，关阑分隔也。

魄门

《五脏别论》曰：魄门亦为五脏使，水谷不得久藏。

丁氏曰：下极为魄门。大肠者，肺之腑，藏其魄。大肠下，名肛门，又名魄门。

《俗解》曰：下极，肛门也。下极为魄门，主出不主纳，上通于肺，肺藏魄，故曰魄门。

---

① 会：原脱，《经穴纂要》同，据《难经集注·脏腑度数第六·四十四难》改。

周身名位骨①

囟

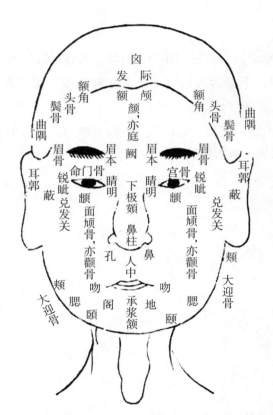

《金鉴》曰：颠前之头骨。婴儿脑骨未合，软而跳动之处曰囟

---

① 周身名位骨：本部分录自日本小坂元祐《经穴纂要·卷五·周身名位骨》。

门。《人镜经》曰：顶颟①前为囟。《无冤录》②曰：囟门在百会之前。

发际

《金鉴》曰：囟前为发际。

额颅

《金鉴》曰：额前发际之下。《无冤录》曰：首骨也。在囟门之下。《经穴指掌图书》曰：颅下曰额。额，鄂也，即天庭也。《无冤录》曰：额角在头颅左右。

颜

《释骨》③曰：额之中曰颜曰庭。《六书故》曰：自颈达分颡为颜。《灵枢·五色》篇曰：明堂者，鼻也。阙者，眉间也。庭者，颜也。又云：庭，首面也。《释骨》曰：自庭至下极皆颜。《说文》曰：眉目之间。

阙

《释骨》曰：眉间曰阙。

下极

《释骨》曰：阙之下曰下极。

頞

《金鉴》曰：鼻梁，即山根也，鼻亦下极。《经络全书》：鼻山根也，俗呼为鼻梁。《玉篇》曰：頞，鼻茎也。

---

① 颟（nǐng 拧）：头顶。
② 无冤录：元·王与撰。
③ 释骨：清·沈彤撰。沈彤字冠云，号果堂，江苏吴江人。

鼻柱

《金鉴》曰：两孔之界骨，名曰鼻柱。下至鼻之尽处，名曰准头。《释骨》曰：鼻骨曰鼻柱，曰明堂骨。

鼻孔

《人镜经》曰：人中上两旁为鼻孔。

人中

《金鉴》曰：鼻柱下唇上名水沟。

唇

《人镜经》曰：口沿为唇。

齿

《人镜经》曰：口内前小者为齿。《小儿方诀》曰：自脑分入龈中，作三十二齿，而齿牙有不及三十二数者，变不足其常也。或二十八日即至长二十八齿，已下仿之，但不过三十二数。

牙

《图翼》曰：前小者曰齿，后大者①曰牙。《人镜》曰：齿旁大者为牙。

断②

《人镜经》曰：根肉为断。《经络全书》曰：齿根肉也。亦作龈。

舌

《人镜经》曰：齿内为舌。

---

① 者：原脱，《经穴纂要》同，据《类经图翼·卷三·周身骨部名目》补。

② 断：古同"龈"。

舌本

《金鉴》曰：舌本者，舌根也。

悬痈①

《医彀》曰：舌本上为悬痈。

承浆

《人镜经》曰：地阁上陷为承浆。

地阁

《金鉴》曰：即两牙车相交之骨，又名颏，俗名下巴骨。《经络全书》曰：颏，一名地阁。

结喉

《金鉴》曰：喉之管。《脏腑指掌图书》曰：十二节，上三节微小，下九节微大，第四节乃结喉也。

额角

《人镜经》曰：额颅前两傍为额角。

头骨

《金鉴》曰：额两旁棱处之骨也。

鬓骨

《经穴指掌图》曰：耳前动处，一名鬓骨，即颥颥②，俗曰两太阳。

曲隅

《人镜经》曰：额角两旁、耳上发际为曲隅。《释骨》曰：形

---

① 悬痈：通常作"悬壅"。
② 即颥颥：此后原衍"一名鬓骨"四字，《经穴纂要》同，据文义删。

曲故曰曲角。

目

《金鉴》曰：目者，司视之窍也。《口问》篇曰：心者，五脏六腑之主也；目者，宗脉之所聚也。

目眶

《经络全书》曰：睑也，俗呼为眼胞。

目纲

《金鉴》曰：纲者，上下目胞之两睑边。又名曰睫，司目之开阖也。

目胞

《金鉴》曰：目胞者，一名目窠，一名目裹，即上下两目外卫之胞也。《无冤录》曰：眼之裹胞也，俗呼眼盖也。

目珠

《金鉴》曰：目睛之俗名也。

目系

《金鉴》曰：目睛入脑之系也。《人镜经》曰：目内连深处为系。

宫骨

《圣济总录》曰：左睛之上，为宫骨。

命门骨

《圣济总录》曰：右睛之上，为命门骨。

内眦

《医彀》曰：内眦者，为睛明。

外眦

《医彀》曰：外眦者，为锐骨。《金鉴》曰：内眦乃近鼻之内眼角，以其大而圆，故又名大眦。外眦，目外旁边近鬓前之眼角也，以其小而尖，故称目锐眦。

頔

《释骨》曰：目下曰頔。《经穴指掌图书》曰：面秀骨。《经络全书》曰：頔者，頄也，俗呼颧骨。

面颊骨

《释骨》曰：頔下旁而大者，曰面颊骨，即颧骨，亦曰頄。

关

《释骨》曰：耳前曰关。

兑①发

《人镜经》：耳前发脚为兑发。

蔽

《金鉴》曰：耳门也。

耳郭

《金鉴》曰：耳轮也。

颊

《金鉴》曰：耳前颧侧面旁之称。《经络全书》曰：面旁也，在耳下，亦名蕃车。《无冤录》曰：腮颊面旁。

---

① 兑：古同"锐"，尖锐。

大迎骨

《释骨》曰：曲骨前断①而若逆。

頄

《金鉴》曰：頄者，俗呼为腮，口旁颊前肉之空软处。

颔

《金鉴》曰：颏下结喉上，两侧肉之软处。《无冤录》曰：颔颏在颐下。

颐

《金鉴》曰：口角后頄下。郑玄曰：颐者，口车之名也。

吻

《金鉴》曰：口之四周也。

《金鉴》曰：凡前曰面，凡后曰背。居头之前，故曰面。

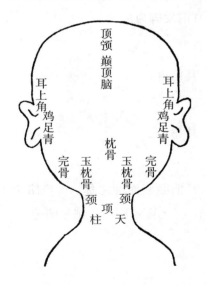

---

① 断：原作"斷"，《经穴纂要》同，据《释骨》改。

顶颡

《人镜经》曰：巅前为顶颡。

巅

《金鉴》曰：头顶也，巅顶骨也，俗名天灵盖。

脑

《金鉴》曰：脑者，头骨髓也，俗名脑子。

枕骨

《释骨》曰：巅之后横起者，曰头横骨，曰枕骨。《金鉴》曰：后山骨，即枕骨也。

玉枕骨

《释骨》曰：枕骨之两旁最起者，曰玉枕骨。

完骨

《释骨》曰：玉枕骨下高以长，在耳后曰完骨。《金鉴》曰：寿台骨，即完骨，在耳后，接于耳之玉楼骨者也。

柱骨

《释骨》曰：三节植颈项者，通曰柱骨。

颈

《金鉴》曰：颈之茎也。又曰：颈者，茎之侧也。又曰：头之茎骨，肩骨上际之骨，俗名天柱骨。

项

《金鉴》曰：颈后茎骨之上，三节圆骨也。

鸡足青

《金鉴》曰：耳本脉中，为鸡足青。

耳上角

《释骨》曰：耳之后上起者。

巨骨

《释骨》曰：肩端前，横而大。《图翼》曰：膺上横骨。

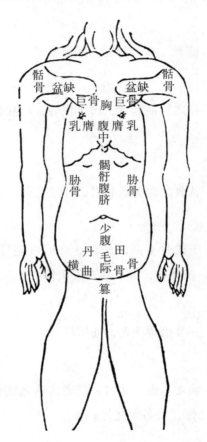

缺盆

《经穴指掌图》曰：结喉下，巨骨上，缺陷处，若盆也。

髃骨

《释骨》曰：乃缺盆骨两旁之端，即①肩端骨。《玉篇》：骨端也。

胸

《金鉴》曰：缺盆下腹上有骨之处。《图翼》曰：两乳之间。

膺

《金鉴》曰：胸前两旁高处也。

乳

《金鉴》曰：膺上突肉有头。

髑骬②

《释骨》曰：蔽心者曰髑骬，曰鸠尾，曰心蔽骨、臆前蔽骨。《广雅》曰：髑骬，缺盆骹③也。《灵枢》曰：缺盆以下至髑骬，长九寸。

腹

《金鉴》曰：胸下。《图翼》曰：脐上下皆曰腹。

脐

《金鉴》曰：人之初生，胞带之处也。

少腹

《金鉴》曰：脐下曰少腹，亦名④小腹。《太平御览》曰：有

---

① 即：原作"前"，《经穴纂要》作"则"，据《释骨》改。

② 髑骬（héyú 合于）：胸骨下方形状如同鸠尾的小骨，即胸骨剑突。

③ 骹（yì 义）：缺盆骨。

④ 名：原脱，《经穴纂要》同，据《医宗金鉴·刺灸心法要诀·周身名位骨度》补。

小腹之别，脐下曰小腹，脐下旁曰少腹①。《保命歌括》② 曰：脐以下曰水腹，水汋所聚也。又曰：少腹，少，小也，比于脐上为小也③。

毛际

《金鉴》曰：小腹下横骨间，丛毛之际也。

横骨

《释骨》曰：髃骺直下，横两股间者曰横骨，曰股际骨。《经穴指掌图》曰：阴毛中有陷如偃月。

曲骨

《释骨》曰：横骨中央，两垂而厌阴器者。

篡

《金鉴》曰：横骨下，两股之前，相合共结之凹也。前后两阴之间，名下极穴，又屏翳穴、会阴穴，即男女阴气之所也。《人镜经》曰：篡内深处为下极穴。

阴廷

《人镜经》曰：下极之前，男为阴廷，女为窈漏，阴④廷下为阴器。

廷孔

《类经》曰：女人溺孔，在前阴中横骨之下。男子溺孔，亦横

---

① 太平……少腹：《经穴纂要》同，惟此文不见于《太平御览》，或为小坂元祐误记而徐氏承之。

② 保命歌括：综合性医书，明代医家万全撰著，凡三十五卷。

③ 脐以下……小也：此二十五字源自东汉刘熙《释名·卷二·释形体》，且不见于《保命歌括》，或为小坂元祐误记而徐氏承之。

④ 阴：原脱，据《经穴纂要》补。

骨之下中央，为宗筋所函，不见耳。马注曰：廷孔也，其孔即溺孔之端。盖窈漏之中有溺孔，其端正在阴廷，乃溺孔之端也。

睾丸

《金鉴》曰：男子前阴两丸也。

茎

张氏曰：阴器者，合太阳、厥阴、阳明、少阴之筋，及冲、任、督之脉，皆聚于此，故曰宗筋。厥阴属肝，肝主筋，故络诸筋，而一之以成健运之用。《说郛》曰：阴茎属足厥阴肝经；阴囊，足厥阴肝经；睾丸属足厥阴肝经；阴中即阴户之口，属足厥阴肝经；阴户即阴门之口，属厥阴肝经。

背

《释骨》曰：项大椎之下二十一节，通曰脊骨，曰脊椎，曰膋骨，曰中膂。第一节曰脊大椎，形如杼，故亦曰杼骨。第十三节至十六节曰高骨，曰大骨。其以上七节曰背骨，则第八节以下乃曰膋骨。末节曰尻骨，曰骶骨，曰脊骶，曰尾骶，亦曰骶，曰尾屈，曰撅骨，曰穷骨。

《生气通天论》王注曰：高骨，谓腰之高骨。是高骨通谓腰间脊骨之高者。

沈彤按：上七节皆背骨，而膋骨自八节以下。明矣。又《说文》

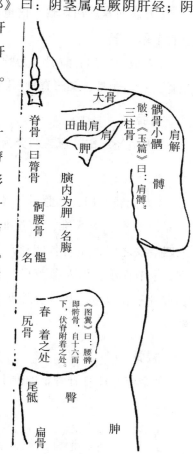

训吕为脊骨，训背为脊，而训脊则兼背、吕，亦一脊而分上背下吕之证。又《气穴论》云：中胪两旁各五穴。注谓：起肺俞至肾俞。肺俞在第三椎下两旁，肾俞在十四椎下两旁，是中胪云者，谓第三椎至第十四椎，为膂之中也。此又以膂骨五骨通称为胪也。

《六书精蕴》[①] 曰：吕，力莒切，脊骨也。凡二十一部，如珠气行一起一伏也，象上下相贯形。凡脏腑皆系于吕，心系于五椎，自十七至二十为腰监骨所弇[②]，心之前有蔽骨，天然之妙也。或从肉作膂，脊之重在骨，不在肉也。借为律吕之吕。

《万病回春》曰：背，倍也，在后称也。又曰：脊，积也，积续骨节络上下。

《人镜经》曰：脊骨节为颐，颐骨下尽处为颐尾，颐尾锐为尾蛆骨，一名骶骨，又曰脊骨。除项骨三节，二十一尽处为尾蛆骨。

扁骨

《人镜经》曰：骶骨两旁为扁骨。

尻

《人镜经》曰：八髎尽分各处为尻。《金鉴》曰：尻骨者，腰骨下十七椎、十八椎、十九椎、二十椎、二十一椎五节之骨也。上四节纹之旁，左右各四孔，骨形凹如瓦，长四五寸许，上宽下窄，末节更小，如人参芦形，名尾闾，一名骶端，一名橛骨，一名穷骨。肛门后，其骨上外两旁形如马蹄，附着两骨上端，俗名骻骨。

腰骨

《金鉴》曰：脊骨十四椎下，十五十六椎间，尻上之骨也。其

---

① 蕴：原作“温”，据《经穴纂要》改。
② 弇：覆盖，遮蔽。

形中凹，上宽下窄，方圆二三寸许，两旁四孔，下接尻骨上际。《医彀》曰：蓝骨上为腰骨，一名骶。

骱

《医彀》曰：骶上为骱。《玉篇》：骶、骱均训腰骨，与髂、骶同。

腰髀①

《图翼》曰：腰髀，即腰骻骨也，自十六椎而下，伏脊附着之处也。

腰蓝骨

《医彀》曰：尻上横者，为腰蓝骨。

臀

《金鉴》曰：尻旁之大肉也。《人镜经》曰：臀肉为脽。《医经原旨》曰：凡形充而臀削者，必非福寿之兆。

胂

《金鉴》曰：腰下两旁，髀骨上之肉也。《博雅》曰：朐谓之胂，胂谓之脢。又《集韵》：延知切，音夷，夹脊肉也。或作胰。

三柱骨

《医彀》曰：肩胛际会处，为三柱骨。

骹

《医彀》曰：三柱之上，两旁之前，谓之骹。

肩胛

《医彀》曰：肩解下成片者为肩胛，一名髆。

肩解

《金鉴》曰：肩端之骨节解处也。

---

① 髀：原作"踝"，《经穴纂要》同，据文义改。

小髃

《释骨》曰：肩前微起者。

髃骨

《释骨》曰：缺盆骨两旁之端，肩端骨。《医彀》曰：肩两端骨间为髃骨。

膂

《医彀》曰：凡二十一节，通项骨三节，共二十四节，脊肉为膂。

膂

《医彀》曰：膂两旁为膂胛。又曰：膂肉为胛，一名腜。《易·咸卦》：九五，咸其腜。注：腜者，心之上口之下也。郑玄曰：背脊肉也。《说文》：腜，背肉也。

腋

《释骨》曰：肩之下，胁之上际。《图翼》曰：腋下亦曰胳。《玉篇》曰：胳，腋下也。

胠

《说文》：胠，腋下也。《图翼》曰：腋下胁上。《金鉴》曰：胠，统胁肋之总名，曰胠。《释骨》曰：乳三寸者曰胠，胠骨五，左曰左胠，右曰右胠，其抱胸过乳而两端相直者曰膺中骨。

胁

《释骨》曰：膺中骨之下及胠外者曰胁骨，曰胁肋。胠及膺中骨之在乳下者通曰胁。《至真要大论》注曰：胁谓两乳之下及胠外也。

橛①肋

《释骨》曰：肋骨之短而在下者，曰橛肋，三。

季肋

《释骨》曰：橛肋最短侠脊者，曰季肋。其橛肋之第三条曰季肋。

肋支

《释骨》曰：凡肋骨之端，通曰肋支。

骸

张志聪曰：胸肋交分之扁骨内膈，前连于胸之鸠尾，旁连于肋，后连于脊之十一椎。《释骨》曰：肋支之端相交者曰骸。又《说文》：腰也。《广韵》：胫骨近足细处。与前说互异。

䏚②

《玉机真脏论》曰：季肋之下，侠脊两旁空软处也。《金鉴》曰：肋下无肋骨空软处也。肾外当䏚。王冰说：《素问》曰：邪客入于太阴之络，令人腰痛，引小腹控䏚，不可以仰③息。

楗

《骨空论》王注曰：髀辅骨上，横骨下，股外之中，侧立摇动，取之筋动应手。《经络全书》曰：在髀辅骨上，腰横骨下，股外之中，侧立摇动，取之筋动应手是也。

髀枢

《图翼》曰：楗骨下，髀之上，曰髀枢，当环跳穴。

---

① 橛：原作"撅"，据《经穴纂要》改。下同。
② 䏚（miǎo 秒）：胁肋下虚软处。
③ 仰：原作"养"，据《素问·缪刺论》改。

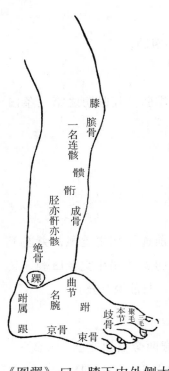

膝

《释名》曰：膝，伸也。可屈伸。

《金鉴》曰：股中节上下交接处。

膝解

《金鉴》曰：膝之节解也。《人镜经》曰：髀关下膝解为骹关。

《骨空论》曰：膝解为骹关。注曰：膝外为骹关。《集注》：膝后分解之处。

膑骨

《说文》：膝端也。《释骨》曰：盖骨也。膝盖之骨曰膝膑。《经络全书》曰：膝盖骨也，又名连骸骨。又《释骨》：辅骨旁不曰辅，曰连骸。骸上者，胫之上端也。《说文》曰：骸骨。

《图翼》曰：膝下内外侧大骨。

髌

《说文》：膝胫间骨也。《人镜经》曰：腘下通为髌。

辅骨

《人镜经》曰：髌外为后辅骨。《释骨》曰：侠膝之骨曰辅骨，内曰内辅，外曰外辅。

骭

《释骨》曰：在膝以下者曰骭骨。骭亦作胻。骭者，小股也，亦曰足胫。胫与胻同，曰骹，曰骭。《类经》曰：骭，足胫骨。骹，《说文》曰：胫骨。又曰：骭，骹骨。《经络全书》曰：胫骨之近足而细于股内者，亦名之为骭骨。

成骨

《释骨》曰：胻外廉起骨成胻者曰成骨。《刺腰痛论》注曰：谓膝外近下胻骨上端两起骨，相并间陷容指者也。胻骨所成柱膝髀骨，故谓之成骨。

踝

《释骨》曰：胻下端起骨曰踝。内曰内踝，外曰外踝。

腕

《人镜经》曰：胫下尽处，为曲节，一名腕。

跗

《图翼》曰：足面也。《人镜经》曰：歧骨上为跗。

歧①骨

《人镜经》曰：本节后即为歧骨。

本节

《人镜经》曰：聚毛后为本节。

京骨

《释骨》曰：足外侧大骨曰京骨。

束骨

《释骨》曰：小指本节后曰束骨。

跗②属

《释骨》曰：外侧近踝者曰跗属。《类经》曰：足面前后皆跗之属。

---

① 歧：原作"岐"，《经穴纂要》同，据文义改。
② 跗：原作"附"，《经穴纂要》同，据文义改。

跟

《释骨》曰：两踝后在踵者曰跟骨。 《图翼》曰：足根也。《回春》曰：足后曰跟。《人镜经》曰：足掌后为跟。

三毛

《人镜经》曰：大指爪甲之后为三毛。

聚毛

《人镜经》曰：三毛后横纹为聚毛。

股[①]

《人镜经》曰：髀枢下股，一名胯股骨，为骹臁。《说文》曰：胯，股也。《金鉴》曰：下身两肢通称也，俗名大腿小腿。

鱼腹股

《人镜经》曰：股下为鱼腹股。

髀

《人镜经》曰：鱼腹股外为髀关。

髀关

《人镜经》曰：伏兔后交纹中，为髀关。

伏兔

《人镜经》曰：髀之前，膝上起肉，为伏兔。

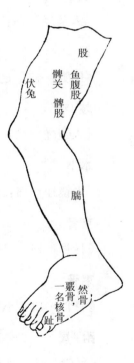

---

① 股：原脱，据《经穴纂要·周身名位骨》补。

腘

《人镜经》曰：膝后曲处为腘。《金鉴》曰：膝屈，俗名腿凹也。

腨

《说文》曰：腓肠也。《至真要大论》王注曰：胻后软肉处也。《金鉴》曰：腨者，下腿肚也，一名腓肠，俗名小腿肚。

然骨

《释骨》曰：内踝下前起大骨。

覈

《释骨》曰：跗内下为覈骨，一名核骨。《图翼》曰：足大指本节后内侧圆骨。《医学纲目》曰：本节后约二寸，内踝前约三寸，如枣核横于足内踝赤白肉际者是也。

趾

《金鉴》曰：其数五，名为趾者，别于手也。

跖

《人镜经》曰：大指下为跖。

跶

《人镜经》曰：跖下为跶。

板

《人镜经》曰：跶后为板。

蹄

《释名》曰：蹄，底也，足底也。 《回春》曰：蹄，底也，乃足之底。

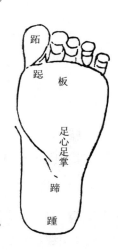

足心

《人镜经》曰：板后为足心。

足掌

《人镜经》曰：足心后为足掌。

踵

《释名》曰：踵，钟也，钟聚也，上体之所钟聚也。《金鉴》曰：足下面着于地之谓也，俗名脚底板。

膊

《人镜经》曰：从肩前后之下为膊。

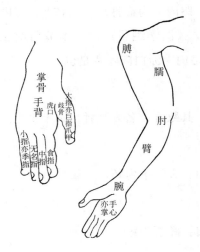

臑

《人镜经》曰：膊下对腋为臑。《金鉴》曰：肩膊下内侧对腋处，高起软白肉也。

臂

《图翼》曰：肘之上下皆名臂。一曰自曲池以下为臂。《金鉴》曰：一名肱，俗名肐膊。《说文》曰：臂，手上也。《人镜经》曰：

臑下为股，一名臂。

腕

《人镜经》曰：臂骨尽处为腕。《金鉴》曰：臂掌骨接交处，以其宛居，故名也。当外侧之骨名曰高骨，一名锐骨，亦名踝骨。马氏曰：掌后高骨为壅骨。

掌骨

《金鉴》曰：掌者，手之众指之本也。手之众骨，名壅骨。

手背

《金鉴》曰：手背者，手之表也。

歧①骨

《金鉴》曰：凡骨之两叉者，皆名歧骨，手足同。

虎口

《人镜经》曰：歧骨前为虎口。

指

《金鉴》曰：指者，手指之骨也。第一大指名巨指，第二名食指，第三中指名将指，第四名无名指，第五为小指。《图翼》曰：谓大指之次指，即食指也。足亦同。谓小指之次指，即无名指也。足同。

爪甲

《金鉴》曰：爪甲者，指之甲也。足指同。

胴

《玉篇》曰：胴，手理也。

---

① 歧：原作"歧"，据文义改。下二"歧骨"同。

《圣济总录》曰：凡三百六十五骨也，天地相参，惟人至灵，其女人则无顶威骨、左洞、右棚及①初步等五骨，止三百六十骨。

顺骨之左为洞骨，顺骨之右为棚骨，洞棚下中央为髑骬，直下为天枢骨。

髁骨之前，各有下刀骨。髁骨之后，各有京骨。下刀骨之前，各有释歆骨。释歆之前，有起仆骨。起仆骨之前，各有衬甲骨。释歆骨两旁，各有核骨。起仆之下，各有初步骨。

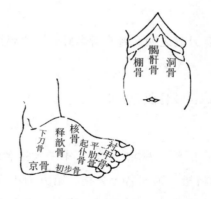

关　元②

《六十六难》《集注》曰：丹田者，人之根本也，精神之所藏，五气之根源，太子之府也。男子以藏精，女子主月水，以生养子息，合和阴阳之门户也。在脐下三寸，方圆四寸，附着脊脉。两

---

① 及：原作"乃"，《经穴纂要》同，据《圣济总录·针灸门·骨空穴法》改。

② 关元：本条录自《经穴纂要·卷五·一穴有二十七名》。

肾之根名曰大海，一名溺水，一名大中极，一名大涵，一名昆仑，一名持枢，一名五城①。

《类经》曰：道家以先天真一之气藏乎此，为九环七返之基，故名之曰丹田。医家以冲任之脉盛于此，则月事以时下，故名之曰血室。又曰：凡人之生，惟气为先，故又名为气海。然而名虽不同，而实则一子宫耳。子宫之下，有一门，其在女者，可以手探而得，俗人名为产门。

人有四关②出于《九针十二原》篇

合谷、大冲，是曰四关马氏曰：四关者，即手肘足膝之所，关节之所系也。

人有四海③《医学原始》曰：海有东西南北，人亦有四海以应之。

胃者水谷之海，冲脉者十二经之海，膻中者气之海，脑者髓之海是也。

反关脉④

吴崑《方考·脉论》曰：反关脉者，脉不行于寸口，由列缺络入臂后手阳明大肠经也。以其不顺行于关上，故名曰反关。有一手反关者，有两手反关者，此得于有生之初已然，非为病也。诊法皆同。若病人平旦正取有脉，一旦因得病伏匿者，此病脉。种种不同，必原其证而治之。

《古今医统》曰：人或有寸关尺三部脉不见，自列缺至阳溪见

---

① 城：原作"域"，据《经穴纂要》改。
② 人有四关：本条录自《经穴纂要·卷五·四关》。
③ 人有四海：本条录自《经穴纂要·卷五·四海》。
④ 反关脉：本条录自《经穴纂要·卷五·反关脉》。

者，俗谓反关脉。此经脉虚而络脉满。

神门脉①

李士材《诊家正眼》曰：两手尺中，乃神门脉也。王叔和曰：神门诀断，两在关后，人无二脉，病死不救。详考其论肾之虚实，俱于尺中神门以后验之。盖水为天一之元，万物赖以资始也，故神门脉绝，即是肾绝。先天之根本既无，即无回生之日也。而脉微谓为心脉者，误矣。彼因心经有穴名曰神门，正在掌后兑骨之端，故错认耳。殊不知心在上焦，岂有候于尺中之理乎！

三经脉②

《类经》注曰：经脉十二，而三经独多动脉，而三经之脉，则手太阴之大渊，足少阴之太溪，足阳明上则人迎、下则冲阳，皆动尤甚者也。

《诊家正眼》曰：冲阳者，胃脘也。一曰跗阳，在足面大指间五寸，骨间动脉是也。凡病势危笃，当候冲阳，以验其胃气之有无。盖土为万物之母，资生之本也，故经曰：冲阳绝，死不治。

又曰：太溪者，肾脉也，在足内踝后跟骨上陷中动脉是也。凡病势危笃，当候太溪，以验其肾气之有无。盖水为天一之元，资始之本也，故经曰：太溪绝，死不治。

十二经动脉③

《人镜经》曰：十二经动脉，或时动时止而不常。惟手太阴为

---

① 神门脉：本条录自《经穴纂要·卷五·神门脉》。
② 三经脉：本条录自《经穴纂要·卷五·三经脉》。
③ 十二经动脉：本条录自《经穴纂要·卷五·十二经动脉》。

五脏之主，足阳明为六腑之原，足少阴起于冲脉，为十二经之海，故常动不休。

手太阴肺经动脉大渊　　　　手阳明大肠经动脉阳溪

足阳明胃经动脉冲阳　　　　足太阴脾经动脉冲门

手少阴心经动脉阴郄　　　　手太阳小肠经动脉天窗

足太阳膀胱经动脉委中　　　足少阴肾经动脉大溪

手厥阴心包经动脉劳宫　　　手少阳三焦经动脉和髎

头上诸脉①出于《吴医汇讲》

盖闻手之三阴，从脏走手手太阴肺、少阴心、厥阴心包、手之②三阳，从手走头手少阳三焦、阳明大肠、大阳小肠；足之三阳，从头走足足太阳膀胱、阳明胃、少阳胆；足之三阴，从足走腹足太阴脾、少阴肾、厥阴肝。《灵》已逐一而分言，兹乃合编③而便读。膀胱之脉交于巅，肝与督脉会于巅，络脑须知膀督，惟欲便于读，故用简字诀。余仿此。发际循乎胃脉，胃至额颅发际下为额颅，胆抵头角。上额者，督与膀胱在内直上；出额者，其惟肝经在外直出。目系连于肝脉，心之支者，并系于目之内角，名目内眦，小支至而膀胱起，胃经还约于旁。小肠之支者，至目内眦。膀胱之脉，起于目内眦。胃脉起于鼻之交頞④中，旁约大阳之脉，下循鼻外。目之外角，名曰锐眦，胆接焦支三焦之支者至锐眦，胆脉起于目锐眦。小肠亦至。目下为顿，焦胆小肠而合

---

① 头上诸脉：本条录自《经穴纂要·卷五·头上诸脉》。

② 之：原脱，《经穴纂要》同，据《吴医汇讲·卷七·周身经络总诀》补。

③ 编：原作"端"，《经穴纂要》同，据《吴医汇讲》改。

④ 頞：原作"頰"，据《经穴纂要》改，与《吴医汇讲》合。

至三焦俱支者。两旁为颊，大小肝①焦而上下夹面②横骨为颊，大肠贯颊，小肠之上颊，肝与三焦俱下颊，四肢亦俱支者。小肠之支斜络于颧，督脉至于鼻柱，胃脉起于交頞即山根，大肠之支挟鼻孔，而交中挟口从下齿还出挟口，交人中，左之右，右之左，上挟鼻孔，至迎香穴而终，交足阳明经。胃经之脉循鼻外，而挟口环唇。肝又环于唇内，胃又交承浆下唇陷中。胃经之脉入上齿，大肠之支入下齿。頷前大迎，胃脉出而胆支下腮下为頷，頷前一寸三分，动脉陷中为大迎，乃胃经穴。頷下为颐，胃脉循而任脉上胃经循颐后下廉。耳之上角，焦支出而胆支至。客主人穴，胆出走而胃脉过耳前上廉起骨，曰客主人，乃胆经穴。胆脉之支者，出走耳前，至目锐眦后。胃脉上耳前，过客主人。三焦之孙脉《灵枢》曰：经脉为里，支而横者为络③，络之别者为孙。此支之歧④者，故曰孙脉。后仿之，出走客主人前。小肠与焦胆三支并入耳中，胆脉焦支系于耳后，胆支胃脉循在颊车耳下曲骨为颊车。咽有小心脾肾之脉小肠脉循咽⑤，心脉之支者挟咽，脾脉挟咽，肾脉至咽，喉为胃支肾脉之循二脉循喉咙，肝循喉后而入咽颡肝脉循喉咙之后，上入咽颡。咽颡名颃颡，在上腭后。脾连舌本而散舌下，肾脉挟乎舌本，胃支下在人迎结喉旁一寸五分动脉。此为诸阳之会，先须大略而陈。

在身诸脉⑥

原夫脑后为项，膀胱督脉与焦支。两旁为颈，大小肠支同胆

---

① 肝：原作"胆"，《经穴纂要》同，据《吴医汇讲》改。

② 面：原作"而"，《经穴纂要》同，据《吴医汇讲》改。

③ 络：原作"经"，《经穴纂要》同，据《灵枢·脉度》《吴医汇讲》改。

④ 歧：原作"岐"，《经穴纂要》《吴医汇讲》并同，据文义改。

⑤ 咽：原脱，《经穴纂要》同，据《吴医汇讲》补。

⑥ 在身诸脉：本条录自《经穴纂要·卷五·在身诸脉》，《经穴纂要》则录自《吴医汇讲·卷七·周身经络总诀》。

脉。肩髃之前廉，大肠出之。肩后之下为膊，膀胱循也。焦胆小肠，交合于肩会于大椎者为肩。肾经督脉，并贯于脊。脊骨两旁第一行，相去各一寸五分，挟脊肉为膂，胆脉循之而挟脊。脊骨两旁第二行，相去各三寸，成片骨为胛音夹，小肠绕而膀支贯。至于肩前，陷下名曰缺盆，焦胆胃肠并入其中，是以胆脉循胸，三焦布膻上焦两乳中间为膻中。乳内廉乃胃经直下，腋之中分胆经包络心包络亦有直者支者之分，恐辞句繁复，故此处支者仅云包络①。下文正脉，乃用"心包"二字以别之②。腋下为包络之过，心直下而肺横出。胁里为胆脉之③循，心包出而肝经布。胁骨之下为季胁，须识胆经之过。脐下四寸为中极，当知任脉之起任脉起于中极之下。然而任脉当脐，冲胃挟脐；脾脉入腹，胃支循腹。肝经上抵乎小腹，胆胃出入于气街脐下毛际两旁动脉为气街，一名气冲，乃胃经穴。胆绕毛际曲骨之外为毛际，肝环阴器。此在身躯之脉，所当胪列而明。

脏腑中诸脉④

其在脏腑之脉，太阳与少阴为表里手大阳小肠、手少阴心，足太阳膀胱、少阴肾，少阳与厥阴为表里，手少阳三焦、厥阴心包，足少阳胆、厥阴肝，阳明与太阴为表里手阳明大肠、太阴肺，足阳明胃、太阴脾⑤。凡此六经，脉皆互络，手足同然，无烦详赘如肺脉络大肠，大肠脉络

---

① 包络：原作"心包"，《经穴纂要》同，据《吴医汇讲》改。

② 之：原作"文"，《经穴纂要》同，据《吴医汇讲》改。

③ 之：原脱，《经穴纂要》同，据《吴医汇讲》补。

④ 脏腑中诸脉：本条录自《经穴纂要·卷五·脏腑中诸脉》，《经穴纂要》则录自《吴医汇讲·卷七·周身经络总诀》。

⑤ 太阴脾：原作"少阴肾"，《经穴纂要》《吴医汇讲》并同，据文义改。

肺之类，十二经皆仿之。更有肺之一脏，在心直上而肾直入；胃之一腑，肝脉挟而肺小循肝脉挟胃，肺脉还循胃口，小肠之脉抵胃。心有肾支之络，肝有肾经之贯，脾支又注于心中，肺脉自起于中焦。心下有膈，惟膀胱为无涉，十有一经，皆上下而贯之心下膈膜遮隔浊气，不使上熏心肺。惟膀胱之脉，挟脊抵腰中，入循膂，络肾属膀胱，故不贯膈，此脏腑之间，并须熟谙者。

手经诸脉[①]

论乎肩肘之间，乃号为臑音柔，俗名大臂[②]。臑之内廉有三，肺循前而心循后，包络恰循乎其间。臑之外廉有三，小循后而大循前，三焦乃循乎其外。臑下为肘，三焦上贯内廉，尺泽包络入之包络之支者，入肘内陷中尺泽穴，肺则下于内前，心又下于内后肺脉下肘中，心脉下肘内，惟肺脉行前，心脉行后，心包行其中间为别，小肠出于内侧两筋之间，大肠入于外廉。肘下为臂，包仍在中即上文支者，大循上而小循下，心脉仍循内后廉。上骨下廉之内，仍循肺脉。臂外两骨之间，还出三焦。肺入寸口而循鱼际关前动脉为寸口，大指后肉隆起处为鱼。鱼际，其间穴名。心抵锐骨而入后廉心脉抵[③]掌后锐骨之端，入掌内后廉。包络直入于掌中从曲泽行掌后两筋之间横纹中陷中，入掌中，三焦仍循乎表腕。大肠出于合谷，而上入两筋之中合谷，俗名虎口，大肠经穴；小肠循于外侧，而出腕下之踝循手外侧，上腕，出踝中。踝，音华，上声，腕外兑骨。肺脉出于大指，包络出于中指。次指为肺支肠脉之交肺脉之支者，直出次指内廉，出其端。大肠之脉，起于次指之端，四指为包孙焦脉之接，

---

① 手经诸脉：本条录自《经穴纂要·卷五·手经诸脉》，《经穴纂要》则录自《吴医汇讲·卷七·周身经络总诀》。

② 臂：原作"骨"，《经穴纂要》同，据《吴医汇讲》改。

③ 抵：原脱，《经穴纂要》同，据《吴医汇讲》补。

三焦又上出小次之间，小指为心脉小肠之接。所谓手经，大略如前。

足经诸脉①

至如尻上为腰，膀胱脉抵背脊下横骨为腰。腰下为臀，膀支贯之。两②旁捷骨之下名髀枢，而胆横膀过一名髀厌，胆脉横入髀厌中。膀胱之支者，过髀枢。前面气街之下号髀关，而胃经直下。股之内廉，前廉脾而后廉肾，又肝脉内循于股阴。股外为髀③，后膀支而前胃脉髀前膝上六寸起肉为伏兔，胃脉抵之，又胆脉下循于髀阳循髀外，行④太阳阳明之间。是以挟膝筋中为膑即膝盖骨，仍属胃经之直下，而膝内脾经内前廉，膝外胆脉⑤外廉⑥；膝后曲处为腘，还是膀支之直入，而肾出肝上，俱在内廉肾脉出腘内廉，肝脉上腘内廉。脾肾上于腨内腨，足肚也。二脉上腨内廉。膀支贯于腨外从腘中下贯腨内，出外踝之后。胆下于外辅骨前，而直抵绝骨之端髀骨为辅骨，外踝上为绝骨；肝斜于胫⑦䯒内侧，而胃循胫外之廉。内踝有脾前肾后之分，外踝有胆前膀后之别跟⑧上两旁内外曰踝。大指节后为核骨，脾经脉过。足外侧骨为京骨，膀脉支循。肾入跟中，胃胆循跗。跗上廉乃肝经循处，足心中有肾脉斜趋⑨涌泉穴。大指甲后属胆支肝脉之

────────────────────

① 足经诸脉：本条录自《经穴纂要·卷五·足经诸脉》，《经穴纂要》则录自《吴医汇讲·卷七·周身经络总诀》。
② 两：原作"而"，《经穴纂要》同，据《吴医汇讲》改。
③ 髀：原作"脾"，据《经穴纂要》改，与《吴医汇讲》合。
④ 行：原脱，《经穴纂要》同，据《吴医汇讲》补。
⑤ 膝外胆脉：原脱，《经穴纂要》同，据《吴医汇讲》补。
⑥ 外廉：原脱，《经穴纂要》同，据《吴医汇讲》补。
⑦ 胫：原作"胆"，《经穴纂要》同，据《吴医汇讲》改。
⑧ 跟：原作"踝"，《经穴纂要》同，据《吴医汇讲》改。
⑨ 趋：原作"过"，《经穴纂要》同，据《吴医汇讲》改。

交，大指内侧为胃支脾脉之接。中指内外，分胃直胃支之入。四指之间，又胆经直入而络。胆支至于小指之外，肾脉起于小指之下。足经之脉，又如此也。

医医琐言

自　序

　　余自弃儒就医，钻研其道者近十年。每见诸说纷歧，迨持以临证，恒苦龃龉①难合，心窃悼之。于乙亥②秋游京师，就正于有道③之前，然所论仍不免冰炭④。因思古人有"群言淆惑衷于圣"之语，由是勤求古训，专宗《伤寒》《金匮》《神农本经》《素问》《灵枢》诸书。研究复十余年，岐黄至理虽未能窥其堂奥⑤，而论症施治已不同于往昔之隔靴搔痒，徒执五行阴阳运气脏腑经络之说而遂妄投以药也。岁乙未⑥游粤，著有《医粹精言》及《医意脏腑图说》诸卷问世。近复将平昔有关于疾医之言，删繁就简，辑一小册，名之曰《医医琐言》。凡古之所不讲，及诸家之空谈伪论红紫乱朱者，悉屏除之，庶不使学者惑焉。至其中或有未尽之处，尚祈海内同道之士匡我不逮⑦，是则余之深幸也夫！

　　　　光绪二十三年岁次丁酉荷月⑧锦县徐延祚龄臣氏叙于羊城旅邸

---

　　①　龃龉：上下齿不相对应。比喻不相符合，抵触。
　　②　乙亥：此指清光绪元年，即 1875 年。
　　③　有道：有道德、有才艺的人，此指精通医道者。《论语·学而》："敏于事而慎于言，就有道而正焉。"
　　④　冰炭：冰块和炭火。比喻性质相反，截然不同。
　　⑤　堂奥：深处。比喻深奥的义理。奥，室的西南隅。
　　⑥　岁乙未：指光绪二十一年，1895 年。
　　⑦　匡我不逮：意为补充我的不足。
　　⑧　荷月：农历六月。

目 录

上　卷

司　命①

古人谓医为司命官者，盖本扁鹊之言，而未尝深究其意也。扁鹊曰：疾在骨髓，虽司命无奈之何。其所谓司命，非谓己为司命也。夫死生有命，命者天之令也，孔子尚罕言之。医其如夫命何？盖医者掌疾病者也，谓之掌疾病则可；谓之司命官，则未免诬扁鹊而惑来学矣！

死　生②

死生者，命也，自天作之。自天作之，医焉能死生之哉？故仁不能延，勇不能夺，智不能测，医不能救。虽然，死生者，医之所不与也；疾病者，医之所当治也。语云③：尽人事以听天命。苟人事之不尽，岂得委于命乎？是故术之不明，方之不中，而致死者非命也。执古之方，体今之病，能合仲景之规矩而死者，虽死无憾。世之言医者，动辄预定死生，彼其意谓毙于吾手则害于名，姑作是言，以自为之地。间有一二中者，益信其说之神矣。不知察声观色，视其死生，古人不免而必出诸臆断，使生者辄编之鬼籍，是岂仁人之用心乎？故既视其死，犹且尽吾术以望其或生。至于终不能生，然后可谓之命。若不自审其用药之当何如，

---

① 司命：本条录自《医断》，文字有改动。《医断》乃日人鹤冲元逸于1747年编集其师吉益东洞之说而成，但未刊而亡。其后同门中西惟忠继之，略事增补，刊行于1759年。

② 死生：本条录自《医断》，文字有改动。

③ 语云：《医断》原作"故先生曰"，表明此后为吉益东洞之说。

而惟假死生之说以欺世，是惑人适以自惑也。故曰：死生者，医之所不与也。

元　气①

元气之说，圣人不言。有之，盖自汉儒始，扬波逐流，迄乎唐宋，遂为医家之恒言，曰元气虚，曰元气衰，曰补元气。夫元气者，阴阳之气也，天之所赋，人之所生，所谓先天也。旺衰者，天地之道，万物之常，非人力所能回。如其当强壮而衰弱者，则有所抑遏也。除其所抑遏者，则自复其常矣。不此之辨②，妄以为虚衰而欲补之，不亦瘨③乎！又曰：行气则病自除。其说盖本之《素问》。不知病者毒也，非气也，毒去而气自充。医者不论及此，误矣。

脉　候④

人心⑤之不同，如其面也，脉亦然。古人以体肥瘦、性缓急等为之规则，此其大略耳，岂得人人而同乎？医谓人身之有脉，犹地之有经水也，知平生之脉，病脉乃可知也。而知其平生之脉者，十之一二耳。是以先正⑥之教，先证而不先脉，先腹而不先证。扁鹊曰：越人之为方也，不待切脉、望色、听声、写形，言病之所在。可以见已。且如留饮家脉，千状万形，或无或有，不可得而

---

① 元气：本条录自《医断》，文字有改动。
② 辨：原作“辩（办）”，据文义改。
③ 瘨（diān 颠）：指精神颠倒错乱。
④ 脉候：本条录自《医断》，文字有改动。
⑤ 心之：原作“之心”，据《医断》乙正。
⑥ 先正：先代之臣，此犹言先贤。《医断》原作“先生”，指吉益东洞。

详矣。夫脉之不足以证也如此，则谓五动或五十动候五脏之气者妄矣。如其浮沉迟数滑涩，仅可辨①知；三指举按之间，焉能辨所谓二十七脉哉？世有隐其病，使医诊其脉以试之者，乃耻其不知之似拙，以意推度，言其仿佛，欲以中之，自欺之甚矣。

腹　候②

腹者，有生之本，故百病根于此焉。是以诊病必候其腹，外证次之。盖有主腹状焉者，有主外证焉者，因其所主，各殊治法。扁鹊曰：病应见于大表。仲景曰：随证而治之。宜取古法而求其要矣。

脏　腑③

《周礼》曰：参之以九脏之动，而不分腑也，仲景未尝论之，以其无益于治病也。《伤寒论》中间有是言，然非仲景口气，疑后世搀人者也。夫汉以降，以五行配之，以相克推病，且曰肾有二，曰脏五而腑六，曰脏六而腑五，曰有命门、有心包、有三焦。其说弗啻坚白④，要皆非治疾之用也。

经　络⑤

十二经、十五络者，言人身气脉通行之道路，医家之所重也。

---

①　辨：原作"辨（办）"，据《医断》改。下"辨"同。
②　腹候：本条录自《医断》。
③　脏腑：本条录自《医断》，文字略有改动。
④　其说弗啻坚白：意谓以上说法不异于战国时期惠施与公孙龙关于"坚"、"白"之性与"石"究竟是相互分离还是密切相联的诡辩。弗啻，不啻，不异于。
⑤　经络：本条录自《医断》，文字略有改动。

然与治病无涉，是以不取也。如针灸法，无一不可灸之穴，无一不可刺之经。所谓井荥俞经合者，亦妄说耳，不可从。

引经报使①

本草曰：某药入某经、某脏。又曰：某药治某经病，某药某经之药也，某物某脏之剂也。其分别配合，历历乎如可据者。若其如此，谁失正鹄？然而不可以此治病，则其为牵强可知已。古法唯因上下表里所主，而处方不同焉耳。

针 灸②

针灸之用，一旦驰逐其病，非无验也，唯难除本断根耳。如瘤毒灸之则动，动而后攻之易治，故针灸亦为一具，而不必专用，亦不拘经络分数。毒之所在，灸之刺之是已。

荣 卫③

荣卫者，气血之别称也。所谓荣行脉中，卫行脉外，行阳二十五度，行阴二十五度，亦理而已，非疾医之用也。

阴 阳④

阴阳者，天地之气，无取乎医也。如以表里为阴阳，上下为阴阳，犹可耳。至如朱丹溪阳有余、张介宾阴有余之说，穿凿甚

---

① 引经报使：本条录自《医断》。
② 针灸：本条录自《医断》，文字略有改动。
③ 荣卫：本条录自《医断》。
④ 阴阳：本条录自《医断》，文字略有改动。

矣。后人执两家之中，以为得其所，所谓子莫执中①耳。其他如六经阴阳，不可强为之说，非唯无益于治，反以惑人。学者思诸！

五 行②

五行之说，《虞书》《洪范》曾言之，厥后汉儒推衍其说。《素问》《难经》欲由是以总天下之众理，穷人身之百病，说之若符契，然要皆论说之言而已。今执其说施之匕③术，毫厘千里④，吾党不敢取也。

运 气⑤

五运六气者，无验于病也。考司天在泉，推太过不及，定寒热温凉，按主病，试应脉者，无有其验，可谓迂矣。要是阴阳家之言，吾党奚取哉？

理⑥

世之好言理者，必物推事穷，至于其所不通，而后凿以诬之。盖理本非可恶者也，恶其凿焉耳。故虽口能说百病之理，而难其治者，为其凿也。夫理无定准，疾有定证，岂可以无定准之理，临有定证之疾哉？故吾党⑦只论其所已然，不论其所未然，

---

① 子莫执中：语出《孟子·尽心上》，论杨朱利己、墨子兼爱之偏激两端时，谓"子莫执中"。此处"执中"是说这种做法虽貌似圣人中庸之道，实则不可取。执，原作"之"，据《医断》改。
② 五行：本条录自《医断》，文字有改动。
③ 匕：原作"七"，据文义改。《医断》作"匙"，义同。
④ 毫厘千里：即失之毫厘，谬以千里。
⑤ 运气：本条录自《医断》，文字略有改动。
⑥ 理：本条录自《医断》，文字略有改动。
⑦ 吾党：原作"言当"，据《医断》改。

又不论其所以然者，盖事理相依不离者也，故事为而得之，理默而识之。

医意①

医意之说一出，而世之不明此道者，咸借以为口实。若曰医可以意推，何必读书受业而后为之耶？噫！医之为道，自有一定之法，岂可以臆断为哉！

痼疾②

世医以痼疾名持病③，鲜不谓其治之难矣。至如中风、噎膈、胀满、痿躄等症，难之益甚。是无它，方不得法也。苟方法不忒，亦何病之不愈乎？今从法处方，即甚难者，亦可得治。纵已不能治，于千百人中，或起一人，不亦善乎？

《素》《难》④

《素》《灵》二书，古人以为先秦之伪作。周南先生⑤曰：六朝以降之书，然其中间有古语可法者，学者择焉。《难经》传以为越人书也，而其言理最胜，故害道亦多。考之《扁鹊传》，亦唯伪作而已。

① 医意：本条录自《医断》，文字改动较大。
② 痼疾：本条录自《医断》，文字有改动。
③ 持病：日语，即宿疾。
④ 素难：本条录自《医断》。
⑤ 周南先生：指日人山县周南（1687—1752），著名的儒学复古派人物。

《本草》①

《本草》妄说甚多，不足以征也。然至考药功，岂可废乎？宜择其合于仲景法者用之，至如延龄长生，补元气，美颜色，入水不溺，白日见星，殊不可信也。其非炎帝书也，不待辩而明矣。后世服食家说，搀入《本经》，不可不择焉。

修 治②

后世修治之法甚烦，煨、炮、炒、中黑、微炒、酒浸、醋浸、九蒸九曝，与作饭、作饼、为羹、为胾③之法何别乎④？去酷烈之本味、偏性之毒气，以为钝弱可狎之物，何能除毒治病哉？盖毒即能，能即毒，制以益毒则可也，杀毒则不可也。

相畏相反⑤

相畏相反之说，甚无谓也。古人制方，全不拘于此。如甘草、芫花，未见其害也，其他亦可以知已。

用 药⑥

药之逐病也，无不瞑眩，此其所以为药也。今人惧瞑眩甚于

---

① 本草：本条录自《医断》。《本草》，此指《神农本草经》，传为神农氏所作，亦简称《本经》。

② 修治：本条录自《医断》，文字略有改动。

③ 胾：切成大块的肉。泛指肉类。

④ 何别乎：原脱，据《医断》补。

⑤ 相畏相反：本条录自《医断》。

⑥ 用药：本条录自日人尾台逸所撰《医余·治术篇上》，文字略有改动。

疾病，至笃癃大患①，尚且欲以平淡泛杂之剂治之，终使可生者毙，殊可慨矣。

药　能②

诸家本草所说药能，率多谬妄，皆宜考信于仲景之书乃为善。人能神明其方，功用立见③。今举本草所载不合仲景者，如人参治心下痞硬④，而彼以为补气，石膏已渴，而彼以为解热，附子逐水气，而彼以为温寒。其相龃龉者，不一而足。拙著《医粹精言》，别撰《药征》以详之⑤，不赘于此。

药　产⑥

药产有某土宜处，某土不宜处，其土之所生，性之所禀，不可不详也。

人　参⑦

参本味苦⑧，治心下痞硬之物也，仲景之书及《千金》《外台》方中所用可见已。自服食家之说行，有补元气、益精力之言，

---

①　笃癃大患：危重之疾。笃，病情沉重；癃，衰老病弱。

②　药能：本条录自《医断》，文字有改动。

③　皆宜……立见：《医断》原作"故先生一皆考信于仲景氏，云参观其方，功用可推也"，先生指吉益东洞。

④　硬：原作"鞕"，据《医断》改。下"人参"条"硬"同。

⑤　拙著……详之：《医断》原作"先生别撰《药征》以详之"，先生指吉益东洞，而《医粹精言》中之《药征》，则系节录东洞《药征》及东洞弟子村井杶之《药征续编》而成。

⑥　药产：本条录自《医断》。

⑦　人参：本条录自《医断》，文字有改动。

⑧　参本味苦：此前《医断》原有"人参有数种，今观清韩贾舫所载来者，皆非古也。盖"二十字。

于是浸甘草汁甘其味，加修饰美外形，以炫贵价也。服者以为救死之良药，医者以为保生之极品，相率为伪，眩赝而失真矣。贫贱而死者，以为不用参之尤；富贵而毙者，以为参不及救之，唯遁辞于彼而已①。

古　方②

方者莫古于仲景，而仲景为传方之人，非作方之人也。盖身为长沙太守，博集群方，施之当时，以传后世，而其书具存焉。故欲用古方者，先读其书；方用可知，然后药能可知也。未知方用，焉能知药能乎？虽然，未知药能，则方用亦不可知也。况方意不可解者甚多，虽仲景，亦或有不解者。然昔人所传，既经有验，又何疑焉？降至《千金》《外台》书，方剂不古者居多。其可取者，不过数方而已。其间多味者，不无可疑。世有欲以数药兼治数证者，自谓无不中也，亦唯暗投瞑行也已。

名　方③

世俗所谓名方者，间有奇效，故医传之，非医者亦传之。不审其所出，而一时施用有验者，相传以为名方也。盖载书籍者，未必佳；传俗间者，未必不佳。宜博求普问，以辅其术焉。

伤寒六经④

《伤寒论》六经，非谓病在六经也，假以为纪而已。及其施治

---

① 遁辞于彼而已：此后《医断》原有"且今用之，心下痞硬不治，和参能治之。是其由制造，可以知也"二十四字。和参，日本所产人参。
② 古方：本条录自《医断》，文字略有改动。
③ 名方：本条录自《医断》，文字略有改动。
④ 伤寒六经：本条录自《医断》，文字略有改动。

也，皆从证而不拘焉。如后世谓某证在某经，某经传某经，及误下、越经传之说，皆非矣，不可从也。

病　因[①]

后世以病因为治本也，动曰：不知之，焉得治？予尝学其道，恍惚不可分，虽圣人难知之，然非谓无之也。言知之者，皆想像也。以想像为治本，吾斯之未能信矣。故医者[②]以见证为治本，不拘因也，即仲景之法也。今举一二而征焉。中风头痛、发热汗出者，下利后、头痛、发热汗出者，皆桂枝汤主之；伤寒、寒热往来、胸胁苦满，中风、寒热往来、胸胁苦满，或疟，或腹痛，或热入血室，有前证者，皆小柴胡汤主之；伤寒大烦渴，中热大烦渴，皆白虎汤主之。是虽异其因，而方则同矣。可见仲景从证不拘因也。若不徒以此论之，则尚有二焉：饮食、外邪是也。夫入口者，不出饮食，留滞则为毒，百病系焉，诸证出焉。在心下为痞，在腹为胀，在胸为冒，在头为痛，在目为翳，在耳为聋，在背为拘急，在腰为痿躄，在胫为强直，在足为脚气，千变万怪，不可名状[③]。邪虽自外来，无毒者不入，假如天行疫气，间有不病者，天非私于人，人非有异术[④]，无毒故也，故仲景必随毒所在而处方。由是观之，虽曰无因亦可。是以吾党不取因，恐眩因失治矣。后世论因，其言多端，不胜烦杂，徒以惑人，识者辨之。

---

① 病因：本条录自《医断》，文字有改动。
② 医者：《医断》原作"先生"，指吉益东洞。
③ 状：原作"肰"，据《医断》改。
④ 人非有异术：《医断》原作"人非不居气中"。

治 法①

治有四，汗、吐、下、和是也。其为法也，随毒所在，各异处方。用之瞑眩，其毒从去，是仲景之为也。如其论中所载，初服微烦，复服汗出，如冒状，及如醉状，得吐如虫行皮中，或血如豚肝，尿如皂汁，吐脓泻出之类，是皆得其肯綮者然也。《尚书》曰：若药不瞑眩，厥疾弗瘳。可知仲景之术，三代遗法。今履其辙而尝试之，无有不验。信乎古人不我欺也。然而世人畏瞑眩如斧钺，保疾病如子孙，其何疾之除哉？甚矣，其惑也！

禁 宜②

人性之好恶不同，称口腹者为宜。古者养精以谷肉果菜，未尝言禁宜也。后世严立禁宜，曰：某物增病，某物胜药。是其为物所夺者，非药也，何以胜彼病之为哉？立禁宜之弊，至进其所恶，禁其所好，不亦左乎！

产 蓐③

产蓐之法，方士所习各殊。其有害者除之，无害者从之，勿为收生家所拘束焉，恐反生他病也。盖产后困倦，欲眠且卧，而今京师风俗，数日戒之，甚不可。若血晕，欲以参、芪之剂防之，妄矣。宜审证治之④。

---

① 治法：本条录自《医断》，文字略有改动。
② 禁宜：本条录自《医断》，文字略有改动。
③ 产蓐：本条录自《医断》，文字有改动。
④ 宜审证治之：此后《医断》原有"又，妊娠腹带之法，中华古无之，本邦有之者，世谓神功皇后征韩，妊娠摑甲，古用之。非常法也"三十六字。

初　诞①

初诞之法，务去胎毒为主，且不可早与乳也，二三日为度。若早与之，其毒难去。如朱蜜、茯苓、五香等，何毒之逐？不用为善。至其有病者，莫令绵延，须急攻之。今人动辄谓，人之禀性，古今自有厚薄，今也薄矣，故不胜攻击也，宜补之。恶！是何言哉？夫人者，与天地参焉，天不裂，地不坏，何唯人之异哉？虽草木亦然，以今之药攻今之疾，何畏怖之有？

痘　疹②

痘疹之证，古籍不概见焉，东汉初始有之③。盖天地人物，古今一也，岂古有之者无于今，今有之者无于古哉？意者自古有之，特不传其名耳。其为病也，始与痈疡无异，治法亦以除毒排脓为主。如补泻二法，则不知者之所立耳。盖见毒酷而死者矣，未见毒尽而毙者也。其毙者，是酷毒壅塞之所致也。

攻　补④

医之于术也，攻而已矣，无所谓补也。药者一乎攻焉者也，攻击疾病而已。《内经》曰：攻病以毒药。此古之法也。精气者，人之所以生也，可养以持焉。养持之者，谷肉果菜耳。《内经》曰：养精以谷肉果菜。不谓之补，而为⑤之养，其意可思也。盖虽

---

① 初诞：本条录自《医断》，文字略有改动。
② 痘疹：本条录自《医断》，文字有改动。
③ 东汉初始有之：此后《医断》有"本邦则圣武帝时云"八字。
④ 攻补：本条录自《医断》，文字有改动。
⑤ 为：通"谓"。《墨子·公输》："宋，所为无雉兔狐狸者也。"《战国策·宋策》"为"作"谓"。

谷肉果菜，犹且难补，而况药乎？故曰无所谓补也。后世并论攻补，动谓轻则宜攻之，重则宜补，若强攻之，则元气竭死。不知药主乎攻，岂真能补元气哉！元气果可补，则人将无死期矣。

虚 实①

夫正权衡，而后轻重可较也；审平常，而后虚实可论也。盖人自有常焉，失常然后有虚实矣。精气谓之虚，邪气谓之实，何以言之？《内经》曰：邪气盛则实，精气夺则虚。夫精气者，人之不可无也，唯惧其虚，故言②之曰虚，又言之曰夺。邪气者，人之不可有也，唯惧其实，故言之曰实，又言之曰盛。是故虚以养言，实以攻言。攻之者毒药，养之者谷肉，此古之法也。故虚实皆可由平常而论焉。有人于此体甚羸弱，所患最多，造医而问曰：仆惫矣，可若何？咸曰：果尔，此天质之虚症也，病不可治矣。若欲强治之，其毙也必矣，不若补以全生也。乃以药代饮食，无一日废之。虽然，尚仍旧。子之所见，将毋同乎？余曰：唯唯，否否③，子之所患，是乃实也。其人谔然曰：子何言之妄？瘦瘠如此，加之以痀，人咸谓虚，子独谓实，何也？曰：吁！何此之谓哉？夫虚实者，失常之名也。于邪气谓之实，于精气谓之虚。子已有病，何得谓之虚？又何得诿之天质乎哉？是当其胚④胎之初，受疾而生，精气为所抑压，而不能充畅者耳。《内经》曰"邪之所

---

① 虚实：本条录自《医断》，文字略有改动。

② 言：原作"重"，据《医断·虚实》改。下"言之曰夺"、"言之曰实"、"言之曰盛"之"言"同。

③ 唯唯否否：《史记·太史公自序》："太史公曰：唯唯，否否，不然。"钱锺书《管锥篇·史记会注考证五八》："盖不欲径'否'其说，姑以'唯'先之，聊减峻拒之语气。"

④ 胚：原作"胚"，据《医断·虚实》改。

凑，其气必虚"是也。然则审其术以攻击之，饮食随其嗜欲，则病去而精气自充畅矣。夫肥瘠强弱，则出自性生，可谓天质。彼不由平常而论虚实也，几何不纷纭其说哉！故目不见其病，唯羸弱是视，遂名以虚症，不亦谬乎？是不正权衡而较轻重者也。且夫所欲补之者非药乎，药者偏性之毒物耳，虽能拔邪气，而不能补精气也。若唯精气之虚，盍以谷肉养之？彼既欲补不能，竟使人不免瘵尔怀疴，以终其身。悲夫！要之，坐①不辨其为失常之名焉耳矣。

毒 药②

药者，草木偏性者也。偏性之气皆有毒，以此毒除彼毒耳。《周礼》曰：聚毒药以供医事。又曰：以五毒攻之。《左传》曰：美疢弗如恶石。古语曰：毒药苦口利于病。《内经》曰：毒药攻邪。古者以药为毒可知已。自后世道家之说混于疾医，以药为补气养生之物，不知其为逐邪驱病之设也，可谓失其本矣。甚至有延龄长年、还少不死等说，庸愚信之，锻炼服食，以误其身。悲夫！

---

① 坐：因为。
② 毒药：本条录自《医断》，文字略有改动。

下　卷

杂　著

万病唯一毒①，众药皆毒物。以毒攻毒，毒去体佳，初无损益于元气也，何补之有？夫病者不知医，医曰补则喜，医曰攻则惧。今世之医不言攻而言补者，是顺人心而行其取利之术耳。彼岂不知补之无效哉？医之祸，莫大于谋利；医之诀，莫先于守廉。业此道者，戒之慎之！

夫圣人先行而后言，其所言乃其所尝行也，故其言也信。自汉而降，儒者各言其所欲言，不思其能行与否，闭户著书，汗牛充栋，圣人之道，所以隐也。凡事人，当溯古而求道之真，何啻医事为然。

扁鹊论赵简子病②，唯“血脉治”三字。余按：此可以为疾医之规则焉。夫人身不过气血也，故气血之宣闭治乱，可以断疾之轻重，治不治在乎此矣。《左传·襄公二十一年》：楚子使医视叔豫，“复曰：瘠则甚矣，而血气未动”。《论衡·别通篇》曰：“血脉不通，人以甚病。”是可以见其义也。

人之生疾感邪，或由精气郁遏，或由精气亏虚；苟精气充盈而宣通焉，瘀浊自然不生，癥癖自然不结，故内患无由而生，外邪不得而入。与《孟子》所谓“人必自侮，然后人侮之；家必自

---

① 万病唯一毒：本段及下段皆录自吉益东洞之子吉益猷、吉益清、吉益辰等所辑《东洞遗稿·杂著·家约》，文字有改动。

② 扁鹊论赵简子病：自此以下四段录自《医余·治术篇上》，文字有改动。

毁，而后人毁之；国必自伐，而后人伐之"正一理也。至疾病已成，则精气益致衰亡。《素问·评热病论》曰："邪之所凑，其气必虚。"《素问·玉机真脏论》曰："邪气盛者，精气衰也。"假使以药攻病，而不养之以饮食，精气焉得旺复乎？《素问·五常政大论》曰："药以祛之，食以随之。"《脏气法时论》曰："毒药攻邪，五谷为养，五畜为益，五菜为充。"可见药食相须，而后病可得而治，精可得而复矣。

《史记》曰："毒药苦于口利于病。"余按：《韩非子·外储说传》《说苑·敬慎篇》，俱作"良药"。盖良以药能言，毒以药性言。毒即能，能即毒，以毒药攻病，毒所以瞑眩而疾愈也。三代医法为然，秦汉以降，道家长生延年之说混于疾医，始有不老久视之方，补虚益气之药。千岁之下，往而不返，虽卓绝如李时珍辈①，尚不能脱其窠臼，可慨也夫！

《礼记》曰："医不三世，不服其药。"余按：古者巫医世业，苟非祖父子孙传业，则术无自而精，术之不精，可服其药乎？后世医籍日多，劣者诚复不少，而亦有独造之士，维持其间，其用药治法，不同流俗，特近世复古之学者不多见耳。

夫医之为方也，虽愚夫愚妇，犹可传也。至修其术，则其人非君子，则难乎为医。君子知命，故不惑乎生死。苟惑乎生死，则可攻而不能攻，可守而不能守。譬如军阵，虽知军法，知队伍，能布其阵，而将非其人，惑乎生死，则宜进而不进，宜退而不退，其军终必大败，故曰非君子则难乎为医。②

医之为道，学之有之，不思也不得焉。思之有之，不学也不

---

① 卓绝如李时珍辈：《医余》原作"卓绝之士"。

② 夫医……为医：本段录自《东洞遗稿·杂著·臀痈一则》，文字略有改动。

得焉。吾见有学之者矣，未见有能思者也。《管子》曰：思之思之，又重思之。思之①而不通，鬼神将通之。非鬼神之力也，精气之极也。②

《吕氏春秋》曰③："流水不腐，户枢不蝼④，动也。形气亦然，行不动则精不流，精不流则气郁。郁处头则为肿为风，处耳则为挶为聋，处目则为䁾为盲，处鼻则为鼽为窒，处腹则为张为疛，处足则为痿为蹶。"余按：精郁则为毒，毒之所在，病必生焉。其发也，或自外而触冒，或自内而感动，病之已成，千状万态，不可端倪，然如其⑤大本，不外于此。

营卫者，即气血之别称也。气血留滞郁阏⑥必成废，瘀为痈为疽，势之所必至也。痈者，毒外漏，故曰溃。疽者，毒内陷，故曰创。二者固为大患，然毕竟郁毒致溃败者，以故治法中肯綮，则可转祸为福，此方伎所以为生生之具也。

人之血脉流通，和煦如春。精神内守，则病无由生。百疾千病，皆自精气亏虚，菀阏生，其穷至血脉闭塞以致死。若悟此理，可以养性，亦可以除病。

治病之要，必先究其疾之所在。《素问·三部九候论》曰："何以知病之所在？"《调经论》曰："其病所居，随而调之。"《灵枢·卫气失常》篇曰："候病之所在。"又《扁鹊传》曰："言疾之所在。"古人疗法以诊得病之所在为要，学者当知其所先矣。

---

① 思之：原脱，据《东洞遗稿·杂著·书于〈类聚方〉、〈方极〉之后与门下范学一则》补，与《管子·内业》合。
② 医之……极也：本段出处参上注，文字有改动。
③ 吕氏春秋曰：自此以下四段录自《医余·疾病篇》，文字略有改动。
④ 蝼：原作"喽"，据《医余》改，与《吕氏春秋》合。
⑤ 其：原脱，据《医余》补。
⑥ 阏（è 遏）：壅塞。

药者①，偏性之物也。偏性之物皆有毒，毒虽有酷薄大小，要无非毒者，毒即能，能即毒。毒者，药之性也；能者，药之才也。其能万不同者，以毒万不同也；毒万不同者，以性之偏也。故勿论草木金石，凡可以供治疾之用者，总谓之毒药。

《周礼》曰：医师掌医之政令，聚毒药以供医事。郑玄曰：毒药，药之辛苦者，药之物恒多毒。《孟子》曰：若药不瞑眩，厥疾不瘳。药之为毒，此古之言也。

古之医职分四②，食医唯掌饮食，其职近于膳宰，兽医不与人相干。毕竟疾、疡二科耳，至治疗之法，虽疾医不可不通疡科之伎，疡科亦不可不知疾医之术，然各修其业，以守其职，故分而治之耳。近世③疾医知疾而不知疡，疡医知疡而不知疾，失古法远矣。

医之为道④，莫要于不使病大；不使病大，莫要于先分虚实；虚实之不分，则一错到底。

临病人于俄顷便处汤剂，何敏捷乃尔？要惟有定识于平时，乃克有定力于片刻。

谚云：十个医，十个法。此言不然。病者只有一个病，自当只有一个法。

学医从《伤寒论》入手，始而难，既而易。从后世分类书入手，初若甚易，继则大难矣。

---

① 药者：自此以下三段录自《医余·治术篇上》，文字有改动。"药者"之前，《医余》原有"逸按"二字，表明本段是尾台逸之论说。

② 古之医职分四：《医余》原作"逸按：职虽分四"，以下文字本是尾台逸针对上文"《周礼》曰：医师掌医之政令"等所加按语。

③ 近世：《医余》原作"贾公彦云"，表明"疾医知疾而不知疡，疡医知疡而不知疾"是引唐·贾公彦注解《周礼》之说。

④ 医之为道：自此以下至文末凡十六段，皆录自《世补斋医书·文十六卷·下工语屑》。

病有必待问而知之者，安得以不问为高？即如脉以合病，而病者之于医，但令切脉，夫寒热表里，此可以脉得之，然一脉关数证，得此脉矣，所病之证，仍不能以脉知也。故医者不可以不问，病者不可以不说。

病有本不是一剂药可愈者，用药亦不必重；病有必赖一剂药建功者，用药则不可轻，轻则药不及病而滋惑①。

仲景法主于存津液，夫人而知之矣。然其所以存津液者，汗、吐、下、和、寒、温之六法皆是也。六法中，尤以急下存阴为刻不容缓。其用滋阴之剂，以为可存津液者，适于六法俱反，故百病无一治。

阳明主津液所生病。病至阳明，未有不伤津液者。汗多亡阳，下多亡阴，皆谓亡津液。而欲保津液，仍在汗下之得其当。

病之自汗出者，是为有汗之病，仍须解肌得汗，方为去病之汗。且必得其去病之汗，其汗乃止。

病之用柴胡而汗出者，上焦得通，津液得下，胃气因和，故汗自作耳，非柴胡发其汗也。升、葛亦然，即荆、防亦然。

未汗而恶寒者，邪盛而表实也。已汗而恶寒者，邪退而表虚也。汗出之后，大邪既散，不当复有恶寒矣。汗后恶寒，谓非阳虚而何？参、附之用，即在其时。

舌为心之外候，其色当赤，而有时白如积粉者。白为肺金之色，反加心火之上，是为侮其所胜，当知有火为金郁者。概以胎白为寒，一遇火郁之病，何以为辨？

药之能起死回生者，惟有石膏、大黄、附子、人参。有此四药之病，一剂可以回春，舍此之外则不能。

水湿之病，多见于太阴脾，水流湿也。火燥之病，多见于阳

① 滋惑：滋生变乱。惑，乱。

明胃，火就燥也。故曰：万病能将火湿分，劈开轩岐无缝锁。

昔人所谓破气药者，谓导其气之滞也。所谓破血药者，谓解其血之结也。气血一结滞，百病丛生，故必破之，使复流通之常。岂谓一用此药，即尽其人之气血而破之乎？

尝见一书云，我最不喜用热药。夫治热自当用寒，治寒自当用热，用热用寒自有病在，岂有视乎医家之爱憎者？乃至补泻温凉，病家亦有爱憎，皆所不可。

续医医琐言

方　法①

药曰方，治曰法，法定而后方定矣。方法之义，不可不知焉。方也者，方隅之方，不可变易者也。麻黄汤治表水，而不能治里水；柴胡汤治里水，而不能治表水。药定于一方，不可变易，故药以方而言也。法也者，法则之法。孔子曰：制而行之谓之法。法必得其人而后成焉，法在医而不在病也。所以推证知物，辨顺逆，明虚实，定所在，分主客者，是之谓法也，施治之规矩也。法立而后转机可见焉，药方可处焉。不知法者，不能得病之条理，故治以法而言也，法成而事从焉。出于一而协于万，统之者谓之道。道者，人人之所由是而之也。虽愚夫愚妇，可学而行焉，岂必俟神明之智哉？故法立而后可授可授矣。持有限之方，而临无涯之病，岂不绰绰然有余裕哉？

证②

证者，证验也，我以此为证据也。在病者，则谓之应也；在治病者，则谓之证也。《扁鹊传》曰"病应见于大表"，《伤寒论》曰"随证治之"是也。以此征之而知其物，故此谓证，推显以知隐也。徒固执其见证以施治，则非我所谓法也。

---

① 方法：本条录自《续医断》，文字略有改动。《续医断》乃日人贺屋恭安辑录其师吉益南涯言论而成之作，刊行于 1825 年。

② 证：本条录自《续医断》。

物①

物者何也？气、血、水是也。体中之物，有斯三而已，其状可知焉，其形可见焉。汗也，小便也，衄也，下血也，是皆目之所能睹也。气也者，精气也，非元气也，非神气也。精气即谷气，故此亦为物。《易》曰"精气为物，游魂为变"是也。凡入口者，不出乎饮食之二，化为三物，常则循行为养，变则停滞为病。其俾病者，谓之毒也，毒不见于证，乘物而后见于证，故不可不知物焉。病无定证，证有定义，知物以证，论证以物，物之与证，相依不离，犹影之于形也。形方则影亦方，形圆则影亦圆，依影以推形，得形以论影。形之方圆，未必一其物焉。同其影而异其形者有之，犹冰炭同形而冷暖夐②异也。然方形终不见圆影，圆形终不见方影，所以不得不依影推形也。形一定，而后条理可得而判焉。虽影与形相依不离，然有形而后有影，影必不先于形也。故《医范》③曰：证缘物而生，物随证而分。证者，末也；物者，本也。故不知物，则不能推定义，何以能论其证乎？不论证而处方，我谓之暗投瞑行也。所以分气、血、水之法，既详见于仲景④。今之所言，唯其绪论而已。

一　毒⑤

万病唯一毒之说，本之《吕氏春秋》精郁之论，有所为焉而言之，示治之非可补也。夫人参、当归之于血，附子、干姜之于

---

①　物：本条录自《续医断》，文字略有改动。
②　夐（xiòng 诇）：程度副词，远也。
③　医范：吉益南涯的代表作。
④　仲景：《续医断》原作"医范"，指吉益南涯之《医范》。
⑤　一毒：本条录自《续医断》。

气，亦唯以此毒攻彼毒而已。气、血、水有急逆凝滞，毒乘之也，岂敢以此药行彼物乎？一者对万之称，诸病皆毒之谓，而示其所归一也，非各病有各毒也。病必害性，故谓之毒。毒者，无形也；物者，有形也。毒必乘有形，既乘有形，然后其证见矣。所乘者一毒，而所变者三物也，故曰一毒，曰三物。俾①病者毒，而所病者即气、血、水也。唯知其为毒，不知所以毒之矣；唯知攻其毒，不问毒去之状矣。盖万病一毒，有所为焉而言之，非事也，非法也。然事与法，必繇②此而出焉。一毒犹易有太极，太极非事也，非法也。然阴阳之义，事物之理，咸莫不繇此而出焉。太极生两仪，既有阴阳，阴阳之外，非更有太极也。太极从物而分，故一生二，二生三，然后妙用可言矣。有气、血，有水，一毒必乘之，故言三物者，三极之道也。

毒　药③

毒药之辨，既详于上卷④，今复论之。夫毒者，无形也；药者，有形也。偏性之气之谓毒，偏性之物之谓药。郑玄曰"药之物恒多毒"是也。司马贞《三皇本纪》：始尝百草，始有医药。《急就篇》注：草木金石、鸟兽虫鱼之类，堪愈疾者，总名为药。药者，语其形也；毒者，语其气也。《博雅》⑤曰：恶也，害也。病者害人身，故谓之毒。药者存偏性，故亦谓之毒，皆以无形言之也。《说文》以药为治病草，以毒为害人草，非古也，不可从焉。

---

① 俾：原脱，据《续医断》补。
② 繇：古同"由"。《尔雅》："繇膝以下为揭，繇膝以上为涉。"
③ 毒药：本条录自《续医断》，文字有改动。
④ 上卷：《续医断》作"医断"，指吉益东洞之《医断》。
⑤ 博雅：即《广雅》，魏张揖撰。后因避隋炀帝杨广之讳，亦称《博雅》。

虚　实①

虚实以精气言之，非谓元气之旺衰也。医经②曰：虚者，亏而不足之谓也；实者，盈而有余之谓也。急逆虚实，谓之四态，皆失常之谓。而虚亦毒也，实亦毒也，有毒而失常，为此虚为此实。所虚实者，精也；所俾虚实者，毒也。《内经》曰：攻病以毒药，养精以谷肉果菜。是分常与变而言之。毒药者，攻病之具也，非保常之物也；谷肉者，养精之物也，非制变之具也。故欲以药物补虚者，妄矣；欲以谷肉养虚者，亦差矣。若夫以虚属元气者，皆后人之论也。元气者，天之所赋，非人力之所能挽回也。先哲尝譬之灯火，火者，元气也，油者，精气也，灯草有长短，犹年寿有长短也，风吹而挠，蛾入而昧，沉滓焦着黏凝，此为疾病也。故寿非医所与也，元气不可补也。精气存在，则元气寄在精气，不自虚，必毒之所致；毒去则精气复焉，元气旺焉。《素问》曰："邪之所凑，其气必虚。"要皆不外乎以此毒攻彼毒也。盖虚实者，病之态也，不知之则不能分证。其证虽同，虚实各异，虚实既异，治亦不同，故必说其虚实也。

所　在③

所在者，病之所在，即病位也。所在有三，以表里内外分之：一身头、项、背、腰，此为表也；外体、面、目、鼻、口、咽喉、胸、腹，此为里也；心、睛、舌、骨、髓，此为内也。四肢属于里，手足反在深矣。外也者，对内之称，自内而言，则表里俱外

---

① 虚实：本条录自《续医断》，文字略有改动。
② 医经：《续医断》原作"医范"。
③ 所在：本条录自《续医断》，文字略有改动。

也，故所在唯有三而已。《说文》曰：内，自外而入也。《韵会》曰：外，内之对表也。故自外而内陷者，以内言之；自内而外出者，以外言之。内外者，出入之辞也。《伤寒论》不言脏腑，唯言心与胃而已。胃者，精气之所由生处也，故有胃气之言。饮食之道路而在血外者，乃亦属于里。所在唯以心为极位也。所谓无表里证者，示病在内也；所谓外证未解者，谓外行不解也。病之所在，即毒之所在也。毒之剧也，或发于所在之外。如桂枝汤之不畅于表位而里位上冲，大陷胸汤之病于胸即心下痛，瓜蒂散之病在胸中而心中满，可以知已。头痛者表也，发热亦表也，然有自里迫者，有自内迫者，宜详其所在也。不分所在，则不可处方。虽证同物同，然所在异，则治不同。观医经①而可见矣。

主 客②

证之有主客，即物之主客也。治其主者，而客者从焉，故治法宜分主客也。主者先见，而客者后出。故吐而渴者，以吐为主；满而吐者，以满为主。桂枝汤，有头痛，有干呕；吴茱萸汤，亦有头痛，有干呕。桂枝汤，头痛主而干呕为客，故头痛在首；吴茱萸汤，干呕主而头痛为客，故头痛在末。凡客者动，而主者不动，汗出、下利雷鸣，皆非水为主也。水为主，则或硬满，或支结，不汗出，不下降，为凝滞状也。泻心汤、桂枝汤之于治衄亦然，衄者气逐血之证，动而不为变者，故亦血为客也。气为主者，则动而不凝滞，有其状而无其形，气散则证自退，是气与水血之别也。成形者，亦未必悉以为主。假令水肿，亦有气不循而水滞者，有水滞而气不畅者。是故欲分主客者，亦必以明

---

① 医经：《续医断》原作"医范"。
② 主客：本条录自《续医断》。

义知物为要也。

脉　候①

　　古者脉分阴阳，而不论三部。《伤寒论》之举脉，莫不皆然。上部为阳，下部为阴，以切总身之脉也。故《扁鹊传》曰：阳脉下遂，阴脉上争。自叔和氏以降，盛论寸关尺，而其所谓寸关尺，亦既非古之寸关尺也。寸关尺在三所，上部为寸，中部为关，下部为尺也。《素》《灵》所言，亦非以手高骨脉分之者。《难经》曰：譬如人之有尺，树之有根。滑伯仁曰："譬如"二字，当在"人之有尺"下。荀悦《申鉴》曰：邻脐二寸谓之关。关者，所以关藏呼吸之气，以禀授四体也。是可以知已。然而别无明征，诊候难复详焉。盖脉亦物之应也，阳脉诊气为主，阴脉诊血为主。阳者升，阴者降。升者气也，降者血也。气无质，故升矣；血有质，故降矣。犹火之升，水之降也，此其所以配气血也。凡《伤寒论》中举脉者，以此示病义，以此分疑途。示病义者，置之证首；分疑途者，置之证末。证者先也，脉者后也，证具则不待脉而物可知焉。若见一证者，必征之脉，此亦所以论证也。无脉之可征，无状之可候，则先气后血，水次之，古之法也。前论已言其大概，今复论之，不厌其详焉。

病　名②

　　圣人之道，谓之名教，立而名之，以教人也。礼云义云，皆非名乎？夫既有名，宜有义，礼不可名乐，义不可以名仁。故《庄子》曰：名者，实之宾也。疾病独可无名乎？亦咸有所以为名

---

① 脉候：本条主要内容录自《续医断》，末句为徐氏所增。
② 病名：本条录自《续医断》，文字有改动。

已。伤寒不可以为中风，太阳不可以为阳明。古者以病状为名，或以病义为名。后世多取诸病因，遂致眩名而失实。故以因名之者，悉删而不取焉。盖证在彼焉者也，法在我焉者也。法犹然，况名乎？我察之状，我设之名，治术岂凭病名哉？教证授义不无病名也，故我执此法，以临彼病，至其断然下治，则既离法矣。方是之时，其何拘拘乎病名哉？此吾①之所以削名也，乃亦所以立极也。

死　生②

死生有命，圣人之言不可诬焉。命，天之令也，自天作之，故谓之命。疾病者，医之所治也，医之所治，则人事也。人事与天命，判然不可混焉。医而欲司死生，以天命为私有也，不亦谬乎！前论③既言之颇详明，而世人犹或惑焉，以不知治疾之要也。夫医之于死生，犹将之于胜败也。死生胜败共在天，非人之所司也。唯尽其术而已，唯精其谋而已。源廷尉逆橹之净，韩淮阴背水之阵，能堪顷暂之苦辛，则得永久之荣吉，所谓瞑眩而疾瘳者也。故将之良者，忘于胜败；医之良者，忘于死生。得之于法，成之于习，功用既就，心不为之乱，坦然安于命，谓之得道之真也，所以尽人事而待天命也。盖察声气色，视其死生，《周官》所立，固无不可，然亦非疾医之要务也。古者④唯重其仁，故唯视其生，是故学者不以知死生为要务，特以安于命为要耳。剧毒不除，因疾病致死者，非命之命欤！不遇良医，而毙于粗工之手者，亦

---

① 吾：《续医断》原作"东洞先生"，指南吉益东洞。
② 死生：本条录自《续医断》，文字有改动。
③ 前论：《续医断》原作"医断"。
④ 古者：《续医断》原作"医断曰"，"医断"指吉益东洞之《医断》。

非命之命欤!《孟子》曰：尽其道而死者，正命也。是以余①尝作
"医非司命官"论，其论死生尽矣。

邪②

邪者，正之对也。不正之气谓之邪，其状逆也。逆者，病之
态，且有逆激之义。邪者，指所病而言之，外袭之状也。若以此
为外气入体中者，非也。我所病则一而已，但以病义不同，故有
种种之别也。

寒③

寒者，病状也，非病形。冷者，形也，抚之觉其冷。寒者，
病人唯觉其寒耳，恶寒、厥寒、手足寒，类皆然。凡冬曰寒不曰
冷，水曰冷不曰寒，其别可以知矣。故寒为闭塞紧缩之义，伤寒
之寒亦然，其状逆也。如曰寒去，则言所闭者解。如曰胸有寒，
则言水见闭于胸也。若以寒为外气入体中者，则诚非矣。

脏　腑④

脏之为言藏也，腑之为言府也。藏蓄血液者谓之脏，受盛饮
食者谓之腑。《字汇》：脏者藏也。《周礼·天官⑤·疾医》疏：以
其受盛，故谓之为腑。又《春官·天府》疏：在人身中，饮食所
聚，谓之六腑。今解体家之所征，亦是而已。腑，其中空也；脏，
其中实也。故脏育精物，腑传化物，此脏腑之别也。脏名既见于

---

① 余：《续医断》原作"先生"，指吉益东洞。
② 邪：本条录自《续医断》。
③ 寒：本条录自《续医断》，文字略有改动。
④ 脏腑：本条录自《续医断》，文字略有改动。
⑤ 天官：原作"天宦"，据《周礼·天官》改。

六经诸书，而未有腑称。《周礼》有九脏之言，《庄子》有六脏之言，《扁鹊传》有五脏之言。所谓九脏，对九窍而言之，谓脏在内已，固未分脏腑为两也。《吕氏春秋》《列子》，亦言脏而不言腑。《淮南子》及《文子》，以肝、肾、胆、脾、肺配风、雨、云、雷、气，去心加胆，亦不言腑。《扁鹊传》则曰肠胃，曰三焦、膀胱，然不见六腑之言，《仓公传》亦然。《抱朴子》亦曰破积聚于腑脏。《前汉·艺文志》曰五脏六腑，《白虎通》曰五脏六腑，《难经》曰五脏五腑、曰六脏六腑。自此之后，益密益紊。要之，皆无裨于治病也。《伤寒论》不说脏腑，独言心与胃者，可因以知其证也。病之迄心也，必系神识矣；病之在胃也，必有谷气之变矣。以证分之，此乃实言，非空论也。是故疾医之所道，特贵治疾之用。

伤　寒①

伤寒者，取义于病状，以命之名也，非为寒所伤之谓也。故虽名为伤寒，未始由伤于寒之所致也。伤也者，戕害也；寒也者，闭塞之义也。风寒皆外袭之状，故假外气之名以名之。伤寒之病，带阴阳状，水血共被闭塞，热结难发，必恶寒体痛，不痛则身重。来于里则逆满结实，必致紧缩状，其病笃剧，异于他病。忽在表，忽在里，又忽在内，变态百出，机宜不一，非詹詹②之所能尽也。其义明具于本论，久于其道者，始能知之耳。

中　风③

外袭之状两途，其一伤寒也，其一中风也。中风亦取义于病

① 伤寒：本条录自《续医断》，文字有改动。
② 詹詹：言词烦琐、喋喋不休的样子。
③ 中风：本条录自《续医断》，文字略有改动。

状，以此命名，亦非为风所中之谓也。故虽名为中风，未始由中于风之所致者也。中也者，当也；风也者，发动之义也。伤寒者，水血共闭；中风者，血气动摇耳。故不热结，发热汗出，不汗出则烦燥。来于里则下利呕逆，必致骚扰之状。其病终不离太阳状，不至阴不成实，故独《太阳篇》论之。而必冒"太阳"字，所以与伤寒异也。伤而闭焉，中而动焉。寒与风，摇塞自殊趣也。譬之草木之叶，摇动于秋风，凋残于冬寒。风则触之，寒则犯之，凄烈①自异向也。是故在风则曰中，在寒则曰伤，其名义不亦较然昭著乎？

时尚阴虚说②

吾不解近世之人，何阴虚者如此其多，药之宜于滋阴者，如此之繁也。凡人以病延医，未有不先道其阴虚者，而医亦不得不说阴虚，于是滋阴之弊遂固结不可解。及问其何者为阴，何者为阴虚，则病者不知也，医亦不知也。夫病之果是阴虚者，自当从阴虚治。此外，则有阴虚即有阳虚，有阴虚即有阴盛，有阴虚且在阳实。阴阳虚实四字，明明当有四病，岂可举其一而置三者于不问乎？其以阳虚作阴虚，以阴盛作作阴虚，犹或迟之，久而方即于危。若伤寒、温热而为阳实之病，则阴与阳反，实与虚反，其四字之尽相反者，且不浃旬而死矣。盖人所病者，寒也，温也，热也，在表宜汗，在经宜清，入腑宜下。当清者再汗则伤，应下者徒清无益，仲景法不外乎此。如法治之，只去其寒与温与热，其人而阴本不虚者，无恙也，即其人而本属阴虚者，亦无恙也。

---

① 烈：原作"列"，据《续医断》改。

② 时尚阴虚说：本条录自《世补斋医书·文十六卷·阴虚说》，文字略有改动。

乃不防阳盛伤阴，而独防阴虚邪恋，于是防其劫津，防其发疹，防其风动，防其热入心包，至末而防其脱。夫既曰劫、曰发、曰动、曰入，则自有劫之、发之、动之、入之之物在，不去其劫之、发之、动之、入之之物，而药反留邪，以劫津引邪以发疹，助邪以动风，领邪以入心包，而同归于脱，防云何哉！乃于老人则曰气血两亏，于小儿则曰小船重载，于妇女则曰素体娇弱，一若无人不虚，无病不虚，而于阳之方盛，徒曰存阴，阴既不能以些微之药而存，而三五日间阳邪之足以伤阴者，方且势如奔马，涸液枯津，是其阴之伤于药后者，不更甚乎！夫人有病邪，则无论强人弱人、壮人羸人，皆谓之实。经曰："邪气盛则实。"邪者，阳也，盛即实也。正谓邪之盛者不死于虚，死于实也。且死于虚者少，而死于实者多也。嗟乎！病为阳实，药则阴虚，药与病反，其祸立见。为此说者，岂不以病家不明虚实，故可总名之曰虚，病家更不知阴阳，故可总名之曰阴虚，况阴虚之说已为病家所习闻，即为病家所乐道哉？此外则如疟之作阴虚治而成痞，痢之作阴虚治而成臌，咳嗽之作阴虚治而成痿，痰饮之作阴虚治而成肿，吐血、泄精之作阴虚治而成劳，湿阻食滞之作阴虚治而成格，凡杂证中或阳虚，或阴盛，一归诸阴虚之途而终无不虚者，病家之所由深信。若以药论，则经言寒热温凉，随其攸利亦明明有四种，如小寒之气调之以温，小热之气调之以凉，即经言微者调之也。大寒之气平之以热，大热之气平之以寒，即经言其次平之也。病不独是阴虚，药岂独尚滋阴。总之，使病速去，阴始不伤，去病不速，阴即难保，用药滋阴，适以助阳，阳得药助，伤阴更甚，欲保其阴，必速去病，去病之药，十余味耳，亦甚平常，并非险峻，有历验者，非空言也。

书《慎疾刍言》后①

探河源者，必穷星宿之海；观日出者，必登泰岱之巅。学医而不通《灵》《素》，后世百家言人人殊，其将何道之从欤？余尝读洄溪先生《慎疾刍言》一书，书仅十余叶耳，而历叙所言，其得力处，尤在潜心《灵》《素》②。如"延医"一章，谓人不可以耳为目，而不考其实学何如，治效何如。此即《内经》病为本，医为标，必使标本相得者是也。其"补剂"一章，谓伤风则防风、荆芥，伤寒则苏叶、葱头，皆历圣相传之定法，千古不能易者。此即《内经》邪之新客，未有定处，推之则前，引之则止者是也。其"阴证"一章，谓阴证无发热之理，而亦无补寒之法，以发热之病，视为阴证，全用温补，直是以药试病。此即《内经》"谨熟阴阳，毋与众谋"者是也。其"老人"一章，谓治老人勿用热药，如其阳之太甚，且当清火，以保其阴。即《内经》年四十而阴气自半，及所谓其阳当隔，隔则当泻者是也。其"中暑"一章，谓暑字名义与寒字相反，乃天行热毒之病，当以香薷饮、藿香正气散主之。此即《内经》后夏至日为病暑，暑当与汗皆出，勿止者是也。至所谓内外十三因，试问何一因是当补者？病去则虚者亦生，病留则实者亦死。此更如《内经》所云身汗得后利则实者活、虚则可治、实则死者是也。味其所言，无一语不本于《内经》，其

---

① 书慎疾刍言后：本条首段录自《世补斋医书·文十六卷·书徐灵胎〈慎疾刍言〉后》，末段录自《东洞遗稿·书一·复惠美三伯书》，文字皆有改动。

② 余尝……灵素：《世补斋医书》原作"洄溪先生为吴江望族，博通经史，复肆力于医学。而其得力处，尤在潜心《灵》《素》。世所传《徐氏六种》，久已泽及海内矣。《慎疾刍言》最为晚出，以其在《六种》之外，几于湮没不彰。余初仅藏钞本，继得陆秋丞观察于皖江刻之，今费芸舫太史视学中州，又刻之，而此书遂以大显。书仅十余叶，而历叙所言"。

于《兰台轨范》，尚不过罗列《内经》于前，此则更撷经义以教人，非第引经以起例也。先生著书，时在乾隆丁亥①，去今垂一百年，而俗尚又一变矣。先生当日所深恶而痛绝者为温补药，今则温补之弊仍在，而又动辄谓人阴虚，即病家习闻此语，亦无不自谓阴虚者，是不独温补之弊，而又为清滋之弊矣。温清似乎不同，而滋之与补，其误一也。且以清滋而加病者其弊隐，更坏于温补而变病者其弊显也。凡新出医书多矣，其立意每不肯教病家。先生之书，则专教病家者也，此其所以可贵也。余生也晚，不获亲炙先生以求进于至道，而恨不能使病家皆知治病之理，则犹是先生之意也。先生虽往，其亦许为私淑之人矣乎。

夫医者，掌治疾病者也。欲治疾病者，须先诊察病之胸腹，邪之所在，而后随证以定方。治疾病唯方已，医教亦唯方已。方有主治，药有主能，详布在《伤寒论》。惟心与目谋，研究切磨，而能治之，则医事毕矣。何论其它？然非君子，则不能为良医。君子知命，故不处毁誉之际，见义而勇，临危而安，万死见一生，唯疾病是治。小人则否，以医为射利之具，是小人之所以不能为良医也。

"邪之所凑，其气必虚"解②

尝读《内经·评热病论》云"邪之所凑，其气必虚"二句，今人好言虚者，每援此为口实。殊不知经文此二句下，尚有"阴虚者阳必凑之，故少气时热而汗出也"。二语合而观之，明即今之偶有感冒，身发表热，一汗而愈之病。盖即《玉机真脏论》"风寒

---

① 乾隆丁亥：乾隆三十二年，即1767年。
② 邪之所凑其气必虚解：本条录自《世补斋医书·文十六卷·答沈沃之问邪之所凑其气必虚书》，文字略有改动。

客于人，使人毫毛毕直，皮肤闭而为热，当是之时，可汗而发"者是也，亦即《八正神明论》凡邪新客，溶溶①没有定处，推之则前，引之则止者是也。《经脉别论》：勇者气行则已，怯者则着而为病。怯，即虚之谓也；着，即凑之谓也。此即气虚邪凑之说也。《九宫八风》论：风雨寒暑不得虚，邪不能独伤人；必因虚邪之风，与其身形，两虚相得。此亦气虚邪凑之说也。凡风从冲后来者，亦谓从虚乡来，即名虚风。若一见虚字，便云当补，则虚乡之风且当先补其风乎！《岁露论》：月郭满，则海水西盛，人血气积。月郭空，则海水东盛，人气血虚。故《八正》篇又曰：以身之虚，逢天之虚，是为两虚。《至真要大论》亦谓乘年之虚，失时之和，遇月之空，是为三虚。空亦虚也。若见一"虚"字，便云当补，则天之虚亦当先补天，月之虚亦当先补月乎？此可见邪因虚凑，不过为一时之邪着而为病。怯者不如勇者之气行，而即已有，必待推之引之，发其汗而邪始去耳。按：《刺志论》曰：气虚形虚，此其常也，反此者病；谷虚气虚，此其常也，反此者病；脉虚血虚，此其常也，反此者病。三言以虚为常，不可见虚之不为病乎？三言反此则病，不更见不虚之即为病乎？又按：《通评虚实论》曰：邪气盛则实，精气夺则虚。而结之曰：虚则可治，实则死。盖病以邪盛为实，实之不去，最足致虚。其曰"夺"者，明乎精气之非自为虚，必有夺之使虚者，而始虚也。否则，盛与衰对，若非因夺而虚，则何以不曰盛则实，衰则虚，而必曰夺则虚乎？且何以不曰实则可治虚则死，而必曰实则死乎？人本虚也，有盛焉者则实；人本不虚也，有夺之者则虚。两"则"字当作如是解。而凡经所言实则泻之，及无实实之训，皆可明矣。许叔微于此段经文，尝下一转语，曰：邪之所凑，其气必虚；留而不去，

---

① 溶溶：和缓貌。

其病则实。灵胎先生解此句曰：其气之虚，固宜补矣；所凑之邪，不当去耶？亦斯意也。至柯韵伯《伤寒论翼·序》，不著撰人名氏，妄谓邪凑之为气虚者，谓邪乘肾气之素虚而伤之，则沿伤寒偏打下虚人之谬，且足为谈夹阴者树其帜。此必非韵伯意也，约系未谙《素》《灵》、仲景书，以意为之耳。

记客问答二则[①]

客问于余曰：子尝论伤寒病属阳明，定为实热，然《伤寒论》有曰胃中虚冷者，攻其热必哕。则阳明亦有虚热，且有虚冷，虚之与实，冷之与热，明明相反，其有说乎？余曰：此尤氏在泾尝言之矣。阳明以有燥屎为实热，故以无燥屎为虚热，虚盖指屎之未定成硬言。此热本不可攻，攻之必殆。本句当重读"攻"字也。伤寒者，寒水之邪，故《内经·热病》必曰伤寒。盖从其病变言之则曰热，从其病本言之则曰寒。凡《伤寒论》中"寒"字，有时须作"热"字看，"冷"字亦然。故曰表有热，里有寒。里有寒者，里有热也。又曰：胸有寒。胸有寒者，胸有热也。阳明之为病，胃家实也。宋本作"胃家寒"。《千金》于病到阳明，不曰胃家实，而曰中有寒。中有寒者，中有热也。寒邪至阳明而成热，故于阳明言寒，即是言热，否则，仲景胡为而主以白虎耶？后人于表有热，里有寒，白虎汤主之句，必改之曰：表有热，里有热，或又改之曰表有寒，里有热，以就白虎之治，是皆未明斯义者也。论其实不必改也。凡阳明之就寒水言者，即是伤寒病成温之始，尚在胃未成实之前，仲景特于此申明，屎未硬不可攻，故曰"攻其热必哕"。所以然者，胃中虚冷故也。是明言冷即热也。又曰胃

---

① 记客问答二则：本条录自《世补斋医书·文十六卷·七答》，文字略有改动。

中虚冷，而饮之水即冷，是明言冷即水也。岂真胃中有与实对待之虚，胃中有与热对待之冷乎！余始亦疑之，读书十年，乃悟此理。

客问于余曰：病之有结，其在成注《太阳病脉证并治法第七篇》言之最详，不知何以结之一字，至今日而寂无闻焉，不几疑病之本无所谓结乎？余曰：此正因乎时尚以为无病不虚，虚宜补，结宜解，解结之药适与补反，有大不利于所谓虚者，故欲潜废其解之法，遂若恶闻此结之名。而凡《伤寒论》中所有心下支结，心中结痛，少腹急结，热结在里，热结膀胱，热入血室其血必结。又有阳微结，阴微结，脏结无阳证，冷结在膀胱、关元。而且言结胸者，如胸胁满微结，水结在胸胁，寒实结胸，小结胸正在心下，利止必作结胸，与夫如结胸状不结胸，反不结胸者，皆置弗道？岂知结之为病，所关甚大，病之为满为闷、为痞、为一闭、为热淤、为寒凝者，总以解结为治，而与补涩、滋腻适相背而更相远。盖以结为病之实，非病之虚，当夫病之未去，直无一不涉于结者，奈何令病家绝不知病之有结，且不知结之宜解，遂不知结一解而病无不去，而徒畏虚喜补，使邪气之盛者，卒至于精气之夺也。至于《内经》之言结，曰：结阳者肿，结阴者便血；又曰：二阳结谓之消，三阳结谓之隔，三阴结谓之水，一阴一阳结谓之喉闭。此更结之大者，寻常病中，或不多见耳。

校注后记

目前学界对于徐延祚与《铁如意轩医书四种》的了解甚少，兹对其人其书及其他相关情况介绍如下。

一、徐延祚其人

徐延祚，字龄臣，以字行，晚清奉天锦县（今属辽宁省锦州市）人。徐氏自幼聪颖，因学而未第，故弃儒而研医。

1. 徐氏生卒年代

目前，关于徐氏出生于何时尚难确知，而 1917 年 6 月 18 日《内务次长暂行代理部长张志潭呈大总统为京师警察厅医员徐延祚积劳病故拟请援例给恤文》一文则明确记载，其因感染疫气于 1917 年 5 月 6 日死于京师内城官医院医长任上。结合徐氏《医医琐言》自序"余自弃儒就医，钻研其道者近十年……于乙亥秋游京师，就正于有道之前"之文，可知至迟在 1865 年其已弃儒习医，故其生年极可能是在 19 世纪 40 年代。

2. 徐氏生平事迹

结合时间与生活地点的不同，兹将其事迹分为 4 个阶段加以介绍。

第一阶段，即首次在京期间，即清光绪元年（1875）秋至清光绪二十一年（1895）。

《医萃精言》杨锡霖序云："（徐氏）以医名一时，病无大小，应手辄奏效，顾自以为弗善也。凡夫《四库》著录，《脉经》《肘后》之名篇，异域方书，日本、朝鲜之古籍，博观约取，审问慎思，而又堂开思半，延名流而会讲，职供医院，应列星而为郎。"可见，在此阶段，徐氏勤于临证，博览中、日、朝古医籍，积极投身医学教育，并有在太医院任职志经历。而据翁同龢清光绪十年二月十七日、十月二十五日日记，可知徐氏思半堂位于翁氏府邸对面。

其间，徐氏的医疗活动有：①清光绪八年（1882），为史支源诊病，并"慨然邀至其宅，俾得随时就诊，及一切药饵饮食，莫不调护周至"（《医萃精言》史支源序）。②光绪十年（1884），二月中旬为绍彭诊治不寐，翁同龢评价说"一依仲景立法，非庸手也"；十月二十五日，为翁同龢诊病，但翁氏嫌其处方稍杂而未用。③光绪十三年（1887）十月末或十一月初，为醇亲王奕譞诊病。徐氏自云："冬初，请醇邸脉，余用桂枝，诸医皆为不宜。后服至十数剂，剂剂皆有桂枝，并用附子等，连服多日，精神、饮食、安寐俱见起色，并觉身体作痒，此皆阳气有回转之兆。"（《医萃精言》卷一·扶阳）又云："醇邸病……群医束手之际而予诊，用通调阳气之药，不十数剂，王之病自是渐有转机矣。后因用鹿茸以通督脉之法，而我皇太后以鹿茸性热，恐与病有碍，传旨停止。盖自是而醇邸亦便，不服他医之药矣。"（《医萃精言》卷二·治不必顾忌）参考翁同龢光绪十三年（1887）十一月二日日记，徐氏"踵门自荐"为奕譞诊病，首诊用"小建中汤加洋人所买鱼油"。此事值得注意者有三：第一，徐氏对自己医术颇为自信，故有自荐之举。或许正是因其不请而至，翁氏称其为"狂诞人"。第二，群医束手而徐氏独主通调阳气，足证其经验丰富。第三，用小建中汤加鱼油，颇似中西医汇通学派甚至是今日中西医结合学者的做法，说明其学术上主张积极纳新。需要指出的是，据翁氏日记，奕譞病情虽在徐氏诊治后略有好转，但奕譞本人却说"徐方实亦未见甚效"，且又经凌绂等人诊治，亦未见好转，与徐氏"自是而醇邸亦便，不服他医之药"之说颇有出入。④为崔永安夫人诊病。此事虽已难知其详，但《医萃精言》崔氏叙文说："余官京师时，内子病且笃……徐君龄臣至，服药不数贴而病爽然若失……未几旋里，而龄臣适有事于羊城，故友重逢。"提示此时距徐氏南下之际已不甚远。

医事之外，尚有一事值得提及，即徐氏曾因甲午中日战争事三次"上书当路"，然"终不见用"（《医萃精言》杨锡霖序），而这在翁同龢清光绪二十年（1894）十二月八日日记中亦有相关记载："在督办处献策者多，太医院医士徐延祚十二条，诋神机营、海军衙门、提督衙门，语甚刻，唯太迂耳。"两相对照，则所谓"当路"或即指翁氏，而翁氏"太医院医士徐延祚"之文，又恰可印证杨氏所说"职供医院，应列星而为郎"。上书未被采用，这极可能是徐氏南下的一个重要原因。

第二阶段，即在粤期间，始于光绪二十一年（1895）秋，止于何年不详。

据《医萃精言》史支源序，大约在光绪二十一年（1895）秋，徐氏业已抵粤。徐氏离开广州的具体时间今虽无考，但《医医琐言》自序说明，至迟在光绪二十三年（1897）六月其仍在粤，故其离开此地最早亦当在光绪二十三年（1897）六月之后，而最晚的时间可据光绪二十八年（1902）五月十二日《大公报》所刊《是国医手也》加以推定。其文云："仆去冬偶抱重恙，屡医无效，耳悉东门冰窖胡同铁如意轩徐龄臣先生，医理精神，即延诊之。"提示其离开广州最迟是在1902年初。

在这两到六年间，徐氏以其寓所"铁如意轩"之名，将《医萃精言》《医意》《医意脏腑图说》《医医琐言》四书依次刊行。

第三阶段，即在津期间，时间大致自光绪二十八年（1902）起，至宣统二年末（1911年初）止。

据上所引《是国医手也》，可知至迟在光绪二十八年（1902）五月十二日，徐氏已在天津生活了一段时间。在津期间，其可考之医事有：①光绪二十八年（1902），针对"时疫流行"制定保命辟瘟丹（《是国医手也》），并在五月二十日《大公报》发表《霍乱考》。此二事说明，面对疫情徐氏曾积极出谋划策。②光绪二十八年（1902）七月二十日在《大公报》刊发广告，宣称自八月初一日起，将在寓所铁如意轩"开演医宗"，并云："凡有志医学者报名按时入座听讲，藉以互相讨论，以为中国医学改良之始基。"十二月十四日在《大公报》发表《论中西医学之异》，从医事制度、用药特点、治疗原则等方面论中西医学之别（此文还曾发表于1887年7月31日的《申报》，因彼时并无署名，故暂将其隶于徐氏名下）。前者表明徐氏曾有普及中医学理、改良学术之努力，后者表明其在西医东渐的大背景下，虽对中医学现状不满，但又不盲从西说，而是积极探究中西医学的差异。③光绪二十八年（1902）二月十七日在《大公报》刊发广告，宣布将于三月初一日在天津东门冰窖胡同铁如意轩开设华医学堂，以期"造就专门之医学""扶植华医之道统"。此事表明，面对西医学的日渐强势，徐氏曾积极投身中医学教育实践。遗憾的是，由于资料的不足，徐氏所作努力收效如何，我们不得而知。

医事之外，宣统二年（1911）九月初九日《大公报》有《文明婚礼》一文，云："巡警公所行政科长朱植君聘定徐龄臣先生之女公子为室，于昨成婚……不唯野蛮风俗概行摈弃，即繁文缛节亦皆删除。似此节省简易，凡我津人大可取法。"透过这场新式婚礼，我们可以测知徐氏观念应当是较为开通的，而这与其积极倡导取西医之长、补中医之短的医学主张在理念上是颇为吻合的。

虽今已难确知徐氏何时离津，但宣统二年（1911）十二月十四日《大公报》所刊《名医回京》可证此时其业已返京。另，该文宣称徐氏于中医学术外，"复研求西医治疗之术，博通古今，兼通内外"，虽难免溢美之嫌，但却在一定程度上反映了其沟通中西医学的主张。

第四阶段，即第 2 次在京期间，大致始于宣统二年（1911）末，直至离世。

如上文所述，徐氏约于宣统二年（1911）末返京，而其后事迹所知者有：①面对天津中医与《大公报》的笔战，宣统三年（1912）二月初九日徐氏在《爱国正宗报》发表《论中西医术互有长短不宜偏重》，对《大公报》"一味偏重西医而轻中医"的立场做了批评与辩护，主张中医人要"各自奋志琢磨，博览医经，更能研究西医之术，取其长而弃其短"。这在今天看来仍不失为持平之论。②至迟在 1914 年 6 月，徐氏已任京师内城官医院医长，并开办铁如意轩医院，此有 1917 年北京市 4 月第二期《市政公告》所刊《京都医院调查表》可证。其间，徐氏曾上呈文建议将遭到囚禁的章太炎迁移居处以利康复。后经吴炳湘批复，章氏于 6 月 16 日被移入东四牌楼本司胡同徐氏开办的铁如意轩医院，直至 7 月 24 日迁出（姜义华《章太炎思想研究》）。最初，二人"谈医书尚洽"，章氏还曾赞其"医道不错"，然终因政见不同而言语甚少，徐氏甚至还有克扣章氏生活费之举（徐一士《一士类稿》）。徐氏能谋得京师内城官医院医长之职，且能与自命"医学第一"的章太炎谈论医理，并获得"医道不错"的评价，想来医术应该是比较高明的。③1917 年 5 月 6 日，徐氏卒于京师内城官医院医长任上。

以上所述徐氏事迹，当有助于更全面地了解其人。

3. 思半堂与铁如意轩

"思半堂"与"铁如意轩"皆是徐氏曾经使用的医寓名。其中，"思半堂"是其首次在京期间所用，而"铁如意轩"则自南下广州之后开始使用。

古人寓名向有深意，"思半堂""铁如意轩"想来也应该体现着徐氏的情怀。《周易·系辞下》云："知者观其象辞，则思过半矣。"张机《伤寒杂病论集》云："若能寻余所集，思过半矣。"
或许，"思半堂"三字，既表明了自己儒医的身份，又表达了对医
圣的敬仰，还体现着一种认为自己于中医学术已"思过半"的自
信。"铁如意"出典虽不甚详，但鲁迅《从百草园到三味书屋》中
曾有关于其师吟诵"铁如意，指挥倜傥，一座皆惊呢～～"的记
述，则以"铁如意轩"为医寓名，或许也是源于一种"倜傥"，源
于对自身医术已臻"一座皆惊"之境的自信。

虽然"思半"与"如意"皆透露出一种自信，但相对说来，
"思半"终究是"思过半"，而非参透，还未达"如意"之境。如
果说"思半"尚透着一丝谦逊，"如意"则更多地是体现出一种自
得。如此看来，徐氏将寓所名由"思半堂"改为"铁如意轩"，不
仅仅是因居处迁徙，更重要的因素恐是自信力的增强，而旅居广
州则为寓所更名提供了一个契机。故自此之后，徐氏皆以"铁如
意轩"名其寓所，直至终老，而未再恢复"思半堂"之旧名。

二、徐氏其书

1. 关于书名

徐氏医著有《医粹精言》四卷、《医意》二卷、《医意脏腑图
说》（又名《医意内景图说》）二卷和《医医琐言》二卷（附《续
医医琐言》一卷），凡十一卷（今目录学类著作云十卷，是未将
《续医医琐言》计算在内）。因四书皆以"铁如意轩"之名刊行，
故学界习称《铁如意轩医书四种》。又因徐氏为奉天锦县人，故亦
称《锦县徐氏医书四种》《奉天徐氏铁如意轩医书四种》。

2. 关于书中内容

《铁如意轩医书四种》乃辑录之作，徐氏自撰者绝少。根据我
们的考察，《医萃精言》一书的主要内容录自《本草通玄》《扁鹊
心书（胡珏评本）》《濒湖脉学》《存存斋医话稿》《妇人大全良

方》《黄帝内经素问集注》《洄溪医案》《简明医彀》《金匮方歌括》《景岳全书》《兰台轨范》《类经》《理瀹骈文》《灵枢经》《侣山堂类辨》《墨余录》《三指禅》《伤寒补天石》《伤寒广要》《伤寒集注》《伤寒论集注》《伤寒论浅注》《伤寒论述义》《伤寒论翼》《伤寒悬解》《神农本草经百种录》《时方妙用》《世补斋医书》《松峰说疫》《素问识》《汤头歌诀》《王氏医存》《吴医汇讲》《药征》《药征续编》《药治通义》《医醇賸义》《医断》《医方集解》《医方论》《医门棒喝》《医賸》《医学从众录》《医学三字经》《医学实在易》《医学心悟》《医学源流论》《医宗说约》《诊家正眼》《质疑录》等至少50部中日古医书或笔记类著作；《医意》一书，除最后一篇"诊候生死要法"录自《金匮翼》，其余主要内容则全部录自《理瀹骈文》；《医意脏腑图说》一书全部自日人小坂元祐所著《经穴纂要》节录而来，目录虽为徐氏新订，反倒不如日人之旧；《医医琐言》上卷皆录自日人著作，其中"用药"一则录自《医余》，其余则源于《医断》，下卷"杂著"凡30段，来源有日人著作《东洞遗稿》《医余》与清代医著《世补斋医书》，所附《续医医琐言》则录自《世补斋医书》及日人著作《续医断》《东洞遗稿》。其选录的中日古籍，共计54部。

古医家著书，辑录他人言论的情况极为常见。在早期，撰著者多不详引文出处，而时至晚清，多数学者已能做到详其来源，这从众多的传世古医籍可以清楚看出。然而通览这四部医书，抛开辑录他人论述不详出处不说，我们还发现徐氏甚至有改动所引原文中能够透露作者信息的文字以防他人看出这些文字是自他书转录而来的主观意图。兹以《医萃精言》为例，略举数例如下：

第一，《医粹精言》卷一"医非小道贱役"一篇，后半部分文字本于陆懋修《世补斋医书·文十六卷·书曾文正公论史迁"扁鹊仓公传"后》，但徐氏删去了"范文正公"句后"我祖宣公称内相于朝，而谪宦忠州，亦有集录古今方之事。此三公皆大人，而皆能医，而皆谓之小人可乎"之文。揆其原由，恐怕只能解释为：徐氏实在无法称唐代的陆贽为"我祖宣公"，干脆一删了之，避人耳目。

第二，《医萃精言》中"论天癸非精血""砭石""霍乱""鼠瘘""带下瘕聚""内结七疝""督脉起于少腹"七则，前五则见于卷一，后两则见于卷二，皆源于日人丹波元简所著《素问识》。而徐氏将这七则原文中的"简按"二字无一例外地都改成了"余按"，不明就里的读者自然会认为这些见解皆出自《医萃精言》的作者徐龄臣。

第三，《医萃精言》卷三"方是方，法是法"与"猪肉辩"二则，分别录自《存存斋医话稿》卷一"十二"条与"十五"条，篇题皆为徐氏所拟，而文字皆有重要改动。前者"昔有一人，因酒后寐中受风，遍身肌肤麻痹，搔之不知痛痒，饮食如常。来寓求诊，余用桂枝汤"一段中，"昔有一人，因"原作"族侄柏堂谓余言，二十一岁时"，而"来寓求诊，余用桂枝汤"则本作"时淮阴吴鞠通适寓伊家，请诊。吴用桂枝汤"。后者"有人病痰饮气喘，身躯肥胖，行不数武，辄喘甚。余以大剂石膏、半夏等，治之数月，喘渐平，痰亦少，身躯顿瘦"一段中，"有人"原作"因忆族兄云涛"，"余"原作"因偕同志聘吴鞠通来绍，时道光乙酉也。吴"。将以上文字加以比照，可知虽仅改动寥寥数字，而一代名医吴鞠通的两则成功治验就轻而易举地成为徐氏的了。

《医粹精言》之外，改动文句以掩饰材料来源的做法亦广泛存在于《医意脏腑图说》与《医医琐言》中。对于徐氏著作中材料的来源与重要改动，我们已就目力所及做了详细注释，可供读者参考，兹不赘述。然限于学力，徐氏辑录之文而我们未能发现者，容或有之，还望读者注意明辨。

三、整理徐氏著作的必要性

《铁如意轩医书四种》辑录了众多书籍中的精辟见解，在当时无疑起到了传播学术的作用。对于今天学习中医的人来说，通读徐氏所读过的这些书籍恐怕并非易事，翻阅浏览徐氏所辑，毫无疑问是一个了解中医精言妙论的捷径。如果读者在品味这些医学见解的同时，能够对相关内容的来源有一大致了解，应该说是大有裨益的。

随着中医学术史乃至一般史学研究的深入，"精耕细作"成了当今学术界的一个重要特征，越来越多的人开始把目光投向前人较少留意的资料。在这种背景下，徐延祚及其著作得到了众多研究者的关注。考察相关研究成果，我们发现，由于缺乏对徐延祚其人其书的全面了解，所得结论皆有可商之处。因此，全面整理研究徐氏医书，对所载内容的来源进行详细考察是十分必要的。只有了解清楚这些问题，我们才能对其做出更为客观的评价，才能更好地利用《铁如意轩医书四种》进行相关研究。

前人有云：校书如扫落叶，扫去一层，旋生一层。虽然我们改正了原书存在的大量讹误，但新产生的错误恐亦难免。对于我们的不足与疏漏，恳请读者指正。

总书目

I

II

卫生编

袖珍方

仁术便览

古方汇精

圣济总录

众妙仙方

李氏医鉴

医方丛话

医方约说

医方便览

乾坤生意

悬袖便方

救急易方

程氏释方

集古良方

摄生总论

辨症良方

活人心法（朱权）

卫生家宝方

寿世简便集

医方大成论

医方考绳愆

鸡峰普济方

饲鹤亭集方

临症经验方

思济堂方书

济世碎金方

揣摩有得集

亟斋急应奇方

乾坤生意秘韫

简易普济良方

内外验方秘传

名方类证医书大全

新编南北经验医方大成

临证综合

医级

医悟

丹台玉案

玉机辨症

古今医诗

本草权度

弄丸心法

医林绳墨

医学碎金

医学粹精

医宗备要

医宗宝镜

医宗撮精

医经小学

医垒元戎

医家四要

证治要义

松厓医径

扁鹊心书

素仙简要

慎斋遗书

折肱漫录

丹溪心法附余

IV